Sebastian Kneipp wurde 1821 in Stephansried bei Ottobeuren geboren und starb 1897 in Wörishofen. Bis zu seinem 21. Lebensjahr war er Weber und studierte dann katholische Theologie in Dillingen und München. 1855 wurde er Kaplan und übernahm 1881 die Stelle als Pfarrer in Wörishofen. Auf der Suche nach Heilung für seine eigene Erkrankung, die sich bereits während seines Studiums abzeichnete, stieß er auf Literatur über Wasserkuren, mit denen er seine angeblich unheilbare Tuberkulose kurierte. Daraufhin baute er die Wasserkuren systematisch aus und wandte sie auch bei anderen Kranken an. Seine Erfolge sprachen sich schnell herum, und bald strömten Heilungsuchende von nah und fern nach Wörishofen.

Von Sebastian Kneipp ist außerdem als Knaur-Taschenbuch erschienen:

»So sollt ihr leben« (Band 4313)
sowie
Dr. med. Josef H. Kaiser (Hrsg.):
»Das große Kneipp-Hausbuch« (Band 4306)

Vollständige Taschenbuchausgabe
Droemersche Verlagsanstalt Th. Knaur Nachf. München/Zürich
Lizenzausgabe mit freundlicher Genehmigung
des Ehrenwirth Verlages, München

Gesamtherstellung Clausen & Bosse, Leck
Printed in Germany · 1 · 12 · 784
ISBN 3-426-04314-9

1. Auflage

Meine Wasserkur

durch mehr als vierzig Jahre
erprobt und geschrieben
zur Heilung der Krankheiten
und Erhaltung der Gesundheit von

Sebastian Kneipp

Neu herausgegeben und bearbeitet
von Dr. med. Christian Fey

Mit zahlreichen Abbildungen

Knaur®

ISBN 3-426-04314-9 880

INHALTSVERZEICHNIS

Dritter Teil: Krankheiten

ZUR EINFÜHRUNG

Vor rund 70 Jahren nahm Kneipp den „Schreibgriffel in seine widerstrebende, bereits zitternde Hand“, um dieses Werk zu schreiben. Nur das anhaltende und ungestüme Drängen seiner Freunde konnte ihn bewegen, seine Erfahrungen darin niederzulegen, damit alle Geheilten, besonders aber alle, die ihn nicht besuchen konnten, daraus lernen sollten.

Sechshunderttausend Bücher sind nun seit dem Herbst 1886, in dem dieses Werk zum erstenmal erschien, in die Hände heilungsuchender Menschen gekommen. Ein Erfolg, den ganz wenige Bücher erreicht haben.

Heute liegt nun das Buch in einer Neubearbeitung vor und erfüllt damit einen Wunsch, den Kneipp bereits 1886 im Vorwort zu diesem Buch ausgesprochen hat. Kneipp wünscht nichts sehnlicher, als daß *„ein Arzt seine Heilmethode in die Hand und Aufsicht nehmen möge“*. (S. Seite 15) Dieser Wunsch ist hier, aber auch in anderen Büchern („So sollt ihr leben“ und „Mein Testament und Codizill“) erfüllt. Sorgfältig und gründlich wurde die „Wasserkur“ bearbeitet und den Fortschritten der medizinischen Wissenschaft angepaßt. Denn jedes Werk, das auf Lebendigkeit Anspruch erhebt, muß sich neuen Erkenntnissen anpassen. Fortschritte und Erkenntnisse hat es auch in der Wasserheilkunde gegeben. Es ist also ganz im Sinne Kneipps gehandelt, wenn seine Worte nicht lediglich nachgedruckt wurden, sondern allen Heilungsuchenden so dargereicht werden, daß sie den größten Nutzen daraus ziehen können. Die Worte des Meisters aber wurden überall dort unverändert gelassen, wo sich keine dringende Notwendigkeit zur Kürzung oder Ergänzung ergab. Sein Wollen und Streben, seine genialen Gedanken aber durchdringen nach wie vor das ganze Werk.

Es ist wohl angebracht, in der Einführung zu diesem grundlegenden Werk einen kurzen Rückblick auf die Entwicklung der Wasserkur zu werfen.

Die Wasserkur ist ein uraltes Heilverfahren, wurde aber in den verschiedenen Zeiträumen der medizinischen Geschichte nicht immer gleich gewertet. Griechen und Römer hatten eine ausgedehnte

Badekultur und bei ihren Ärzten spielten Wasseranwendungen eine große Rolle. Später gab es dann Zeiten, worin das alte Heilwissen fast ganz verloren zu sein schien. In der neueren Zeit, namentlich im vorigen Jahrhundert, wurden die Volksärzte Prießnitz und besonders aber Kneipp mit ihren Heilverfahren berühmt. Auch Kneipp fußte mit seiner Behandlungsmethode auf altem ärztlichen Heilgut. Sein Lehrmeister war das Büchlein des Dr. Johann Siegmund Hahn aus Schweidnitz in Schlesien *„Unterricht von der Kraft und Wirkung des frischen Wassers in die Leiber der Menschen"*. Eugen Ortner hat diesen Abschnitt in Kneipps Leben und Wirken ausführlich behandelt in seinem lesenswerten spannenden Werk *„Ein Mann kuriert Europa"*, die Lebensgeschichte Kneipps.

Der Unterschied zwischen diesen beiden Klassikern der Naturheilkunde liegt darin, daß Prießnitz nur mit kaltem Wasser vorging, während Kneipp außer einem verfeinerten Ausbau der Kaltwassermethodik auch Warmanwendungen in Form von Überschlägen, Wickeln, Kräuterbädern in seine Kuren einführte. Ja er erkannte auch schon den Wert des Wechselreizes. Bei den sogenannten Blitzgüssen wurden außer den Temperaturreizen noch die mechanischen Reize (Wasserdruckmassage) einbezogen. Eine peinlich eingehaltene Abstufung der Reize nach ihrer Stärke und Ausdehnung am Körper (Teilanwendungen) und eine noch genauere Beachtung der Regel des Anpassens aller Reize an die Reaktionskraft des Organismus wurden von Kneipp zur Leitlinie seines Verfahrens erhoben. Außerdem hat Kneipp die arzneiliche Kräuterbehandlung wieder eingeführt. Auf dieser Grundlage haben die Kneippärzte weiter gearbeitet, so daß sich beim heutigen Kneippkurwesen Erfahrungswissen mit physiologischen Erkenntnissen vereint. Heublumenpackungen in Form von Heusäcken, Bäder verschiedener Temperaturgestaltung, weiterer Ausbau des Wechselbad- und Wechselgußwesens, der Wickelmethodik, sind den Kneippärzten zu verdanken. Diese Erweiterungen sind notwendige Bestandteile der Kneippkur geworden.

Was die von Kneipp angeführten Behandlungsbeispiele angeht, so ist zu sagen, daß diese nicht etwa aus sorgfältig geführten Krankengeschichten stammen, sie wurden zumeist aus der Erinnerung Kneipps wiedergegeben. Die Krankheitsbezeichnungen selbst entsprachen auch nicht den wissenschaftlichen Namen. Sie wurden nur annähernd nach den im Vordergrund stehenden Beschwerden gewählt.

Im allgemeinen konnte Kneipp in seiner Kur an die Menschen seiner Zeit mit stärkeren Mitteln herangehen, wie das heute möglich ist. Die Kräfte zur Verarbeitung von Naturreizen haben sich beim Menschen innerhalb eines halben Jahrhunderts unter den Einflüssen der Zivilisation, schwerster Bedrückungen durch furchtbare Schicksale, durch gesteigerten Abbrauch und Tageshetze so gewandelt, daß man heute mehr mit einschleichenden Reizen in der Wasserkur vorgehen muß. Aber diese Anpassung der Methode ist von Kneipp selbst als Lehrgrundsatz hervorgehoben worden. Man muß sich immer vor Augen halten, daß es Kneipps Ziel war, möglichst vielen Menschen Hilfe zu bringen. Der Arzt von heute muß es mit den Grundlagen, die die erweiterte Erkenntnis bietet, in dieser Zeit ebenso tun.

Wenn wir heutigen Kneippärzte an dem fortschaffen, was mit Kneipp aufkam, so ist es kein „Prophetenglauben", der hier etwa treiben würde, sondern einfach die Anerkennung dessen, was dieser Mann Großes und Gutes geschaffen hat. Aufgabe ist es, die Lehrsätze Kneipps mit all dem zu vereinen, was neuzeitliches Wissen gebracht hat. Deshalb muß auch an Hand dieses Buches jeder Leser auf die spätere Kneipp-Literatur aufmerksam gemacht werden. Eine Mahnung klingt uns aus Kneipps Mund immer entgegen, den „inneren Arzt" in sich zur Wirkung kommen zu lassen: durch Vorbeugung und gute Lebensweise, „Lebensordnung", zweckmäßiges Verhalten in der Krankheit nach naturnahen Richtlinien, Anwendung natürlicher Reize. Was hierdurch nicht gemeistert werden kann, dafür ist ärztliche Hilfe erforderlich.

Der Herausgeber

Aus dem Vorwort zur ersten Auflage im Jahre 1886

Als Priester liegt mir vor allem das Wohl der unsterblichen Seelen am Herzen. Dafür lebe ich, und dafür will ich sterben. In den verflossenen vier Jahrzehnten, dreißig bis vierzig lange Jahre hindurch, haben mir indessen auch die sterblichen Leiber viele Arbeit und opfervolle Sorgen bereitet. Ich habe diese Arbeit nie gesucht. Das Kommen eines jeden Kranken war und ist mir (natürlich gesprochen) eine Last. Nur der Aufblick zu demjenigen, der vom Himmel herabgestiegen ist, unser aller Krankheiten zu heilen, und der Gedanke an die Verheißung: „Selig sind die Barmherzigen, denn sie werden Barmherzigkeit erlangen . . .; der letzte Trunk Wasser soll nicht unbelohnt bleiben" waren imstande, die naheliegende Versuchung, alle Bittgesuche ohne Unterschied des Bittstellers in jedem Falle abzuweisen, zu unterdrücken. Diese Versuchung lag um so näher, da nicht Gewinn, vielmehr unberechenbarer Zeitverlust; nicht Ehre, vielfach Verleumdung und Verfolgung; nicht Dank, sondern in gar manchem Falle Undank, Spott und Hohn meine Diäten bildeten. So mußte es gut sein, und ich bin ganz damit zufrieden. Daß ich aber nach solchen Vorgängen nicht besondere Lust zum Schreiben verspüre, begreift ein jeder, zumal bereits das Alter drückt und Geist und Körper sich nach Ruhe sehnen.

Nur das anhaltende und ungestüme Drängen meiner Freunde, die es eine Sünde gegen die Nächstenliebe nennen, wenn meine Erfahrungen mit meinem modernden Körper in die Grube fahren, zahllose Bittschreiben von Geheilten, insbesondere aber das Flehen armer, verlassener Kranken auf dem Lande drücken mir den Schreibgriffel in die widerstrebende, bereits zitternde Hand.

Nichts lag mir ferner, als gegen irgendeine der bestehenden medizinischen Richtungen polemisierend, kämpfend aufzutreten, irgendeine Persönlichkeit, deren Wissenschaftlichkeit und Ruf auch nur im kleinsten Punkte anzugreifen.

Ich weiß sehr gut, daß nur dem eigentlichen Fachmanne derlei Veröffentlichungen zustehen; ich lebe indessen der Überzeugung, daß gerade solche dankbar sein werden, wenn einmal auch ein Laie seine vieljährigen Erfahrungen in dieser Beziehung mitteilt. Jedem aufrichtigen Entgegenkommen werde ich stets mit Freuden die Hand reichen, Korrekturen und Winke dankbar annehmen. Um jenen unschweren Tadel und jene gar leichte Kritik aber, welche

Parteistandpunkten entfließen, werde ich mich durchaus nicht kümmern und den „Pfuscher“ und „Quacksalber“ ruhig hinnehmen.
Ich selbst habe nichts sehnlicher gewünscht, als daß ein Mann von Beruf, ein Arzt, mir diese schwere Last und drückende Arbeit abgenommen hätte, und ich trage kein innigeres Verlangen und Wünschen, als daß endlich die Leute vom Fach allgemeiner und umfassender auch die Wasserheilmethode gründlich studieren und in die Hand und Aufsicht nehmen mögen. Ein solcher wolle diese Laienarbeit als kleines Hilfsmittel betrachten! An dieser Stelle kann ich versichern, daß trotz meines vielfach sehr schroffen und abstoßenden Benehmens das größte Gebäude nicht ausgereicht hätte, all die Kranken und Leidenden, welche ohne Übertreibung nach Tausenden und Zehntausenden zählen, aufzunehmen; daß ich ferner mit Leichtigkeit reich, sehr reich sein könnte, wenn ich nur einen Teil des mir angebotenen Heillohnes hätte annehmen wollen. Viele Patienten kamen und sagten: „Ich gebe hundert, zweihundert Mark, wenn Sie mich gesund machen.“ Der Leidende sucht Hilfe, wo er sie findet, und bezahlt dem Arzt mit Freuden, was ihm zukommt, wenn er ihn heilt, gleichviel, ob die Heilung mit der Medizinflasche oder der Wasserkanne geschieht.
Berühmte Männer aus dem Stande der Ärzte haben die Wasserheilmethode mit Entschiedenheit und großen Erfolgen begonnen. Mit ihnen wurden ihre Winke und Ratschläge und Kenntnisse vielfach begraben. Daß endlich einmal dem Morgenrot ein dauernder heller Morgen folge!
Für jeden im Buche genannten oder angedeuteten Namen stehe ich jederzeit mit voller Verantwortung ein und werde nie anstehen, auf Verlangen denselben öffentlich zu nennen. Manche vielleicht harte Ausdrucksweise möge man auf Rechnung meiner etwas herben und derben Gemütsart schreiben. Mit ihr bin ich alt geworden und es fällt beiden schwer, uns im Alter noch zu verleugnen und zu trennen.
Dem die Wanderung antretenden Büchlein möge vor allem Gottes Segen nicht fehlen!

Wörishofen, 1. Oktober 1886

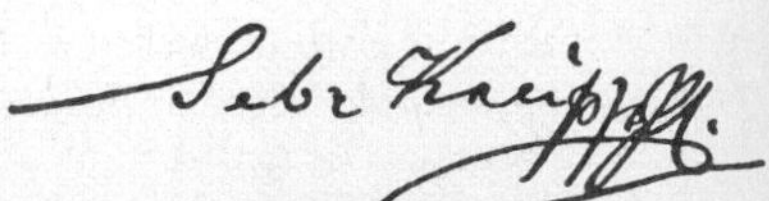

Aus der Einleitung zur ersten Auflage

Kein Blatt am Baume ist dem anderen absolut oder vollkommen gleich, viel weniger ein Menschenschicksal dem anderen. Könnte ein jeder vor seinem Sterben sein Leben schreiben, es wären so viele verschiedene Lebensbilder als Menschen selbst. Verworren sind die Wege, die in deinem Leben kreuz und quer sich durcheinander verschlingen – zuweilen gleich einem unentwirrbaren Knäuel, bei dem die Fäden ohne Plan und Zweck ungeordnet aufeinanderliegen. So scheint es oftmals; in der Tat jedoch ist es niemals so. Das Licht des Glaubens wirft seinen erhellenden Strahl in das wirre Dunkel und zeigt, wie all die verschlungenen Pfade weisen Zwecken dienen und sämtliche auf ein vom allweisen Schöpfer von Anfang an geplantes und gestecktes Ziel hinführen. Wunderbar sind die Wege der Vorsehung!

Wenn ich von der Hochwarte des Alters aus die zurückgelegten Lebensjahre überblicke und die Verschlingungen meiner Wege sehe, so schlängeln diese einigemal scheinbar am Rande des Abgrundes; zuletzt aber münden und führen sie gegen alle Hoffnung auf die Sonnenhöhe des Berufes, und ich habe allen Grund, das liebevolle und weise Walten der Vorsehung zu preisen, um so mehr, als die nach menschlichem Dünken schlimmen und zum Tode führenden Pfade mir und unzähligen anderen den *neuen Lebensquell* zeigten.

Ich war über 21 Jahre alt, als ich mit dem Wanderbuche in der Tasche die Heimat verließ. Das Wanderbüchlein charakterisierte mich als Webergesellen; doch seit meiner Kindheit Tagen stand es auf den Blättern des Herzens anders geschrieben. Mit namenlosem Weh und sehnsüchtiger Ausschau nach Verwirklichung meines Ideals hatte ich auf diesen Abschied lange, lange Jahre gewartet; ich wollte Priester werden. So ging ich, nicht wie man wünschte und hoffte, das Weberschifflein weiter zu rudern, sondern ich eilte von Ort zu Ort und suchte, ob ich niemanden fände, der mir zum Studium behilflich wäre. Da nahm sich der nun verewigte Prälat Matthias Merkle († 1881), der damals Kaplan in Grönenbach war, meiner an, gab mir zwei Jahre hindurch Privatunterricht und bereitete mich mit so unermüdetem Eifer vor, daß ich schon nach diesen zwei Jahren ins Gymnasium aufgenommen werden konnte. Die Arbeit war keine leichte und allem Anschein nach eine vergebliche. Nach fünf Jahren der größten Entbehrung und Anstren-

gung war ich körperlich und geistig gebrochen. Der Vater holte mich einst aus der Stadt, und noch klingen mir die Worte des Wirtes, bei dem wir rasteten, in den Ohren. „Weber", sagte er, „dieses Mal holt Ihr den Studenten zum letztenmal." Der Wirt war nicht der einzige, der so sprach; mit ihm teilten andere dieselbe Ansicht. Ein damals berühmter Militärarzt galt als großer Menschenfreund und als hochherziger Helfer armer Kranker. Im vorletzten Jahre meiner Gymnasialzeit besuchte er mich neunzigmal, im letzten Jahre wohl über hundertmal. So gerne hätte er mir geholfen; aber das fortschreitende Siechtum siegte über seine ärztlichen Kenntnisse und seine stets opferbereite Nächstenliebe. Ich selbst hatte alle Hoffnung aufgegeben und sah mit stiller Ergebung meinem Ende entgegen.
Zur Unterhaltung und Zerstreuung blätterte ich gerne in Büchern. Der Zufall – ich bediene mich dieses gebräuchlichen, aber vagen, das ist nichtssagenden Wortes; denn es gibt gar keinen Zufall – spielte mir ein *unscheinbares Büchlein* in die Hand; ich öffnete es; *es handelte von der Wasserheilkunde.* Ich blätterte hin und blätterte her; da stand Unglaubliches. Am Ende, so blitzte ein Gedanke in mir auf, findest du gar deinen selbsteigenen Zustand! Ich blätterte weiter. Richtig, das paßte, das stimmte, das war fast bis aufs Haar getroffen. Welche Freude, welcher Trost! Neue Hoffnungen elektrisierten den welken Leib und den noch welkeren Geist. Das Büchlein wurde zuerst der Strohhalm, an den ich mich klammerte; nach kurzer Zeit war es der Stab, auf welchen sich der Kranke stützte; heute gilt es mir als das Rettungsboot, welches eine barmherzige Vorsehung mir zur rechten Zeit, in der Stunde der höchsten Not sandte.
Das Büchlein, das von der Heilkraft des frischen Wassers handelt, ist *von einem Arzte geschrieben;* die Anwendungen selbst sind größtenteils sehr schroff und streng. Ich probierte ein Vierteljahr, ein halbes Jahr; ich fühlte keine wesentliche Besserung, aber auch nie Nachteile. Das gab Mut. Es kam der Winter des Jahres 1849; ich war wieder in Dillingen. Wöchentlich zwei- bis dreimal suchte ich eine einsame Stelle und badete einige Augenblicke in der Donau. Rasch war ich der Badestelle zugeeilt, noch rascher marschierte ich nach Hause in die warme Stube. Schaden brachte diese kalte Übung nie, Nutzen, wie ich meinte, nicht viel. Im Jahre 1850 kam ich in das Georgianum nach München. Da fand ich einen armen Studenten, dem es noch viel schlimmer erging als mir selbst. Der Anstaltsarzt weigerte sich, ihm zur Erlangung des für die Weihe notwendigen Tischtitels ein Gesundheitszeugnis zu schreiben; denn,

so lautete das Verdikt, er lebe nicht mehr lange. Jetzt hatte ich einen lieben Kollegen. Ich weihte ihn ein in die Mysterien (Geheimnisse) meines Büchleins, und wir beide probierten und praktizierten um die Wette. Der Freund erhielt binnen kurzem das gewünschte Zeugnis und lebte noch mehrere Jahrzehnte. Ich selbst erstarkte mehr und mehr, wurde Priester und lebe im heiligen Berufe schon über achtunddreißig Jahre. Meine Freunde schmeicheln mir und sagen, daß sie heute noch, wo ich bereits siebzig Jahre zähle, die Stärke meiner Stimme bewundern und über meine Körperkräfte staunen. Ein treubewährter Freund blieb mir das Wasser; wer kann es mir verargen, daß ich ihm gleichfalls treue Freundschaft bewahre?

Wer selbst in Not und Elend saß, der weiß Not und Elend des Nächsten zu würdigen.

Nicht alle Kranken sind in gleicher Weise unglücklich. Wer Mittel und Wege besitzt, sich Heilung zu verschaffen, kann sich leicht mit einer kurzen Leidenszeit versöhnen. Solche Kranke wies ich selbst in den ersten Jahren zu Hunderten und Tausenden ab und ließ sie abweisen. Jener Arme bedarf zumeist unseres Mitleids, welcher, selbst arm und verlassen, *von den Ärzten aufgegeben und von den Medikamenten und Heilmitteln verlassen ist.* Leute dieser Art zähle ich in großer Menge zu meinen Freunden; denn solche Arme und gänzlich Verarmte, die nirgends mehr Hilfe bekamen, habe ich nie abgewiesen. Hart, gewissenlos und undankbar wäre es mir vorgekommen und käme es mir noch vor, solchen Verlassenen die Türe zu verschließen, jene Hilfsquellen zu verweigern, welche mir selbst in meiner Not Heilung und Rettung gebracht haben.

Die große Zahl der Leidenden, die noch größere Verschiedenheit ihrer Leiden spornte an, die Wassererfahrung zu bereichern, die Wasserheilmethode zu vervollkommnen.

Meinem ersten Wasserrate, dem bekannten Büchlein, bin ich für seinen einleitenden Unterricht von Herzen dankbar. Doch bald schon erkannte ich, daß manche Anwendungen zu schroff, für die menschliche Natur viel zu stark und abschreckend sind. „Roßkuren" nannte man mit Vorliebe die Wasserkur; und noch heutzutage lieben es viele, welche das beschimpfen, was sie gar nicht kennen oder nicht gründlich kennen, alles nach Wasser Schmeckende in Bausch und Bogen als Schwindel, Pfuscherei usw. zu bezeichnen. Gerne gebe ich zu, daß manche Anwendungen und Übungen der noch primitiven, das heißt erst entstehenden und noch unentwickelten Wasserkur eher für ein starkmuskeliges und

starkknochiges Roß paßten als für ein von Fleisch weich umkleidetes und mit zarten Nervchen besaitetes Menschengerippe.
An dieser Stelle muß ich es sagen, daß ich nicht alle an unseren zurzeit bestehenden Wasserheilanstalten üblichen Anwendungen billige, manchmal sogar entschieden mißbillige. Dieselben erscheinen mir viel zu stark und – man verzeihe den Ausdruck – viel zu einseitig. Gar zu vieles wird über denselben Leisten geschlagen, und viel zu wenig wird nach meinem Dafürhalten unterschieden zwischen den verschiedenen Patienten, ihrer größeren oder geringeren Schwäche, der mehr oder minder tief eingesessenen Krankheit, deren mehr oder weniger weit fortgeschrittenen Verwüstungen und Folgen. Darin gerade, in der Mannigfaltigkeit aller Anwendungen und in der verschiedenartigen, jedem einzelnen Patienten durchaus angemessenen Applizierung derselben Anwendung, wird und muß sich der Meister zeigen. Es kamen zu mir aus verschiedenen Heilanstalten Kranke, welche bitter klagend sagten: „Es ist nicht zum Aushalten, es hat mich förmlich umgeworfen." Das soll und darf nicht sein. Einst stellte sich mir ein gesunder Mann vor, welcher behauptete, er habe sich beim Waschen in der Frühe verdorben. „Wie haben Sie es denn angestellt?" fragte ich. „Ich habe", lautete die Antwort, „eine Viertelstunde lang den Kopf unter das Brunnenrohr gehalten, welches eiskaltes Wasser ausspie." Ein Wunder, wenn sich ein derart Mutwilliger nicht gründlich verderben würde! Wir spotten und lächeln über ein solch törichtes, unvernünftiges Verfahren. Und doch, wie viele, bei denen man voraussetzen mußte, daß sie vernünftig das Wasser anzuwenden wissen, haben ebenso töricht, nach meinem Dafürhalten noch törichter gehandelt und damit für immer die Patienten vom Wasser zurückgeschreckt! Zahlreiche Beispiele können meiner Behauptung als ebenso viele schlagende Belege dienen.
Ich warne vor jedem zu starken und vor jedem zu häufigen Anwenden des Wassers! Der sonstige Nutzen des Heilelementes kehrt sich in Schaden, das hoffende Vertrauen des Patienten in Furcht und Entsetzen.
Dreißig Jahre lang habe ich sondiert und jede einzelne Anwendung an mir selbst probiert. Dreimal – ich gestehe es offen – sah ich mich veranlaßt, mein Wasserverfahren zu ändern, die Saiten abzuspannen, von der Strenge zur Milde, von großer Milde zu noch größerer herabzusteigen. Nach meiner heutigen, bereits über siebzehn Jahre feststehenden und durch zahllose Heilungen erprobten Überzeugung wendet jener das Wasser mit den vorteil-

haftesten Wirkungen und sichersten Resultaten an, welcher es in der einfachsten, leichtesten, schuldlosesten Form zu gebrauchen weiß. In welchen Formen ich das Wasser als Heilmittel benütze, das besagt der *erste Teil dieses Büchleins,* welcher von den Wasseranwendungen, und der *dritte Teil,* der von einzelnen Krankheiten handelt.

Im zweiten Teil (man lese dessen besondere Einleitung!) habe ich den Landleuten insbesondere einige Mittel für eine Hausapotheke zusammengestellt, welche wie die Wasseranwendungen selbst im Innern des Körpers einen der drei Zwecke: Auflösung oder Ausscheidung oder Kräftigung, verfolgen.

An jeden Fremden, welcher bei mir Hilfe sucht, stelle ich vorerst einige Fragen, um nicht voreilig und zu meinem Schaden zu handeln.

Auch dieses Büchlein schuldet noch in Kürze Antwort auf folgende Fragen:

1. Was ist Krankheit, und aus welcher gemeinsamen Quelle fließen alle Krankheiten?

Der menschliche Körper ist eines der wunderbarsten Gebilde aus der Schöpferhand Gottes. Jedes Gliedchen paßt zum Gliede, jedes strenggemessene Glied zum harmonischen, zu staunenswerter Einheit verbundenen Ganzen. Noch merkwürdiger ist das Ineinandergreifen der Organe und ihre Tätigkeit im Innern. Selbst nicht der ungläubigste Arzt und Naturforscher, auch für den Fall, daß er „mit der Lanzette und dem Seziermesser noch keine Seele gefunden", kann dem unnachahmlichen Menschengebilde die gerechteste und höchste Bewunderung versagen. Der ganze innere und äußere Mensch spielt nur die eine Weise: Alles an und in mir preise den Namen des Herrn! – Dieser Wohlklang und diese Wohlordnung, Gesundheit genannt, wird aufgehoben durch die verschiedenartigsten Störungen, durch die mannigfaltigsten Eingriffe, welche man mit dem Namen „*Krankheit*" bezeichnet. Krankheiten im inneren, Krankheiten, Leiden am äußeren Körper gehören zu dem täglichen Brote, das die meisten Menschen mit Willen oder Widerwillen kauen müssen.

All diese Krankheiten, welche Namen sie immer führen mögen, haben, so behaupte ich, ihren Grund, ihre Entstehungsursache, ihr Würzelchen, ihren Keim im Blute, vielmehr in Störungen des Blutes, mag dieses nun in seiner im gesunden Zustand geordneten Zirkulation gestört oder in seiner Zusammensetzung, in seinen Bestandteilen, durch nicht dahin gehörige schlechte Säfte verdorben sein. Gleich wohlgeordneten Bewässerungsanlagen durchzieht das Adernetz mit seinem roten Lebenssafte den ganzen Körper, alles, jeden Teil, jedes Organ des Körpers in seiner ihm zuträglichen Art nährend, befruchtend. Im Maße liegt die Ordnung; jedes Zuviel und jedes Zuwenig im Tempo des Blutumlaufes, jedes Eindringen fremdartiger Elemente stört den Frieden, die Eintracht, bewirkt Zwietracht, setzt an Stelle der Gesundheit – Krankheit.

2. Wie erfolgt die Heilung?

An den Spuren im Schnee erkennt der geübte Jäger das Wild. Den Spuren geht er nach, wenn er den Hirsch, die Gemse, den Fuchs erjagen will. Der tüchtige Arzt weiß schnell, wo die Krankheit steckt, wo ihr Ursprung ist, welche Ausdehnung sie genommen. Die Symptome zeigen ihm die Krankheit, diese bezeichnet ihm die zu wählenden Mittel. Höchst einfach ist dieses Verfahren, dieser Prozeß, möchte mancher sagen. Zuweilen ja, zuweilen auch nicht. Wenn jemand mit erfrorenen Ohren zu mir kommt, so weiß ich, das hat die Kälte getan; wer am Mühlstein sitzt und plötzlich wegen zerquetschter Finger laut aufschreit, den werde ich nicht fragen, wo es denn eigentlich fehle. Gar nicht so einfach verhält es sich schon mit ganz gewöhnlichen Kopfbeschwerden oder gar mit Magen- oder Nerven- oder Herz- und anderen Leiden, welche nicht nur einer mehr-, ja vielfachen Ursache entstammen, sondern sehr oft von Leiden benachbarter Organe herrühren können, welche Leiden den Magen, das Herz, die Nieren usw. schlimm beeinflussen, nachteilig auf dieselben einwirken. Ein Strohhalm macht das Perpentikel der größten Ganguhr stillestehen. Die kleinste Kleinigkeit vermag das Herz in die peinlichste Unruhe zu versetzen. Die Kleinigkeit sofort zu finden, darin besteht die Kunst. Diese Untersuchung kann oft sehr kompliziert, überaus verwickelt sein, und die mannigfaltigsten Täuschungen sind nicht ausgeschlossen.

Wenn ich mit dem Fuße oder mit einer Axt an den Stamm einer jungen Eiche schlage, so bebt der Stamm, es zittert jeder Ast, und es bewegt sich jedes Blatt. Wie verkehrt, wollte ich schließen: Das Blatt zittert, es muß angegriffen, von irgendeinem Gegenstande berührt worden sein! Nein, weil der Stamm zittert, zittert auch der Ast und das Blatt als Teil und Teilchen des Stammes. Die Nerven sind solche Äste am Baume des Körpers. „Er hat ein Nervenleiden, die Nerven sind angegriffen." Was heißt das? Nein, der ganze Organismus hat einen Schlag erhalten, ist geschwächt worden. Deshalb zittern leider auch die Nerven.

Zerschneide vorsichtig mit der Schere einen vom Mittelpunkt zur Peripherie (zum äußersten Kreis) laufenden Netzfaden des Kunstgewebes der Spinne! Das ganze Netz fährt zusammen; die mit wunderbarer Genauigkeit gesponnenen, wie mit dem Zirkel abgemessenen Vierecke und Dreiecke bilden auf einmal die unregelmäßigsten, ungeordnetsten Figuren. Wie töricht, wollte ich urteilen: Das ist ein verworrenes Ding, die Spinne muß sich vergessen und beim Weben ihres Seidenhauses dieses Mal wesentliche Fehler begangen haben! Spanne den kleinen Faden wieder an, und die frühere, wundersame Ordnung ist augenblicklich hergestellt! Den einzigen winzigen Faden suchen und finden, darin liegt die Kunst. Wer statt dessen im Gespinste herumtappt, wird es ganz zerstören. Die Anwendung überlasse ich einem jeden selbst und schließe nur mit der eigentlichen Antwort auf unsere Frage: *Wie einfach, unkompliziert und leicht*, ich möchte sagen, *fast jede Täuschung, jeden Irrtum ausschließend ist die Heilung, wenn ich weiß, jede Krankheit ruht in Störungen des Blutes! Die Arbeit der Heilung kann nur die zweifache Aufgabe haben: Entweder muß ich das ungeordnet zirkulierende Blut wieder zum richtigen und normalen Laufe zurückführen, oder ich muß die schlechten, die richtige Zusammensetzung des Blutes störenden, das gesunde Blut verderbenden Säfte, Stoffe (Krankheitsstoffe) aus dem Blute auszuscheiden suchen.*

Eine weitere Arbeit, die Kräftigung des geschwächten Organismus ausgenommen, *gibt es nicht.*

3. Auf welche Weise bewirkt das Wasser die Heilung?

Auflösen, ausleiten, kräftigen, diese drei Eigenschaften des Wassers genügen uns, und wir stellen die Behauptung auf:

Das Wasser, im besonderen unsere Wasserkur, *heilt alle überhaupt heilbaren Krankheiten;* denn ihre verschiedenen Wasseranwendungen zielen darauf ab, die Wurzeln der Krankheit auszuheben; sie sind imstande:

a) die Krankheitstoffe im Blute aufzulösen;

b) das Aufgelöste auszuscheiden;

c) das so gereinigte Blut wieder in die richtige Zirkulation zu bringen;

d) endlich den geschwächten Organismus zu stählen, das ist, zu neuer Tätigkeit zu kräftigen.

4. Woher stammt die Empfindsamkeit der jetzigen Generation, woher die auffallend schnelle Empfänglichkeit für alle möglichen

Krankheiten, welche man, zum Teile wenigstens, früher nicht einmal dem Namen nach kannte?

Diese Frage würde mir gewiß mancher gerne schenken. Gleichwohl erscheint sie mir von besonderer Wichtigkeit, und ich zögere nicht, zu sagen: Diese großen Übelstände rühren vorzüglich her *von dem Mangel an Abhärtung.* Die Verweichlichung der heutzutage lebenden Menschen hat einen hohen Grad erreicht. Die Schwächlichen und Schwächlinge, die Blutarmen und Nervösen, die Herz- und Magenkranken bilden fast die Regel, die Kräftigen und Kerngesunden die Ausnahme. Man fühlt sehr empfindlich jeden Wechsel der Witterung; der Übergang der Jahreszeiten geht nie ohne Schnupfen und Katarrh vor sich; selbst der zu schnelle Eintritt von der kalten Straße ins warme Zimmer bleibt nicht ungerächt. Das war doch vor fünfzig, sechzig Jahren noch ganz anders; wohin sollen wir kommen, wenn, wie die allgemeine Klage der Besonnenen lautet, es mit der Menschenkraft und dem Menschenleben so rapid, so auffallend schnell bergab geht, wenn das Hinsiechen schon anfängt, ehe das kräftige Leben noch begonnen? Es ist hohe Zeit, daß man endlich zur Einsicht komme!

Einen kleinen Beitrag zur Heilung solcher Notstände mögen die *wenigen schuld- und gefahrlosen Mittel bieten,* welche ich *zur Abhärtung der Haut, des ganzen Körpers und einzelner Körperteile* den Wasseranwendungen beifüge. Es wurden diese Mittel bereits von zahllosen Personen aus allen Ständen, von manchen mit anfänglichem kopfschüttelnden Lächeln aufgenommen, später aber mit bejahendem Nicken und mit sichtlichen Erfolgen angewandt. Vivant sequentes!

Ebenso wichtige Kapitel wie über die Abhärtung wären zu schreiben über die *Ernährung, Kleidung* und *Lüftung*[1]). Ich weiß, meine Sonderansichten werden auf großen Widerspruch stoßen. Gleichwohl halte ich an ihnen fest; denn eine langjährige Erfahrung erst hat sie gereift. Es sind nicht Pilze, die über Nacht im Gehirn aufschossen; es sind Edelfrüchte, manchem eingefleischten Vorurteile hart und herb, einem gesunden Geistesmagen aber vortrefflich mundend.

Es soll nur angedeutet werden, daß *bezüglich der Ernährung* bei mir die Hauptregel lautet: *Trockene, einfache, kräftige, nicht verkünstelte und durch scharfe Gewürze verdorbene Hausmannskost*

---

1) Darüber siehe Kneipp, „So sollt ihr leben“, neue Bearbeitung von Dr. Fey. Ehrenwirth Verlag, München.

und das unverfälschte Getränk, das in jedem Quell der liebe Herrgott spendet, beides genügsam gebraucht, ist dem Menschenkörper am besten und förderlichsten. Ich bin jedoch nicht Puritaner und gestatte gern ein Glas Wein oder Bier, lege demselben aber durchaus nicht die allgemein beliebte Bedeutung bei. Größere Bedeutung lege ich dem Obst bei. (Unsere heutigen Erfahrungen weisen auf die große gesundheitliche Bedeutung des Obstsaftes selbst bei schwersten Krankheitszuständen, zum Beispiel bei Herzkranken, Stoffwechselkranken, ebenso für Gesunde hin. D. H.)

In der *Bekleidung* folge ich dem Grundsatze der Altvordern: Selbst gesponnen, selbst gemacht, ist die beste Landestracht. *Ich bin zunächst gegen die auffallende Ungleichheit oder vielmehr ungleichmäßige Verteilung der Bekleidung, zumal im Winter – ein großes Verderben für die Gesundheit.* Der Kopf hat seine Pelzmütze, der Hals die feste Halsbinde, darüber den Wollschlips; die Schultern tragen eine drei- bis vierfache Decke, beim Ausgehen noch den Überwurf oder gar den Pelzkragen; die armen, vernachlässigten Füße und Beine allein sind wie im Sommer mit Socken oder Strümpfen, mit Schuhen oder Stiefeln bekleidet. Was folgt aus dieser unvernünftigen Parteilichkeit? Das obere Umgebinde und Umgewinde zieht, wie eine Pumpe das Wasser, Blut und Wärme in den oberen Stock, die unteren Körperteile werden blutarm und kalt; Kopfweh, Kongestionen, Erweiterung der Kopfadern, hundert Übelbefinden und Nöte sind damit gelöste Rätsel. Im weiteren bin ich gegen die direkte, unmittelbar den Leib berührende Wollkleidung und für die Bekleidung mit unverkünsteltem Linnen. Letzteres ist mir die liebste Haut auf der Haut, welche diese nie verweichlicht, vielmehr ihr stets die besten Frottierdienste tut. Das vielzweigige, haarige, fette Wollgeflecht auf bloßem Körper gilt mir als Säfte- und Wärmesauger, als Mitursache der schlechten Blutzirkulation und Blutarmut unserer schwachen, elenden Generation.

Ich komme nun zur *Lüftung*. Den Fischen, die aus Quellwasser kommen, insbesondere den Gebirgsforellen, geben wir bei weitem den Vorzug. Backfische stellen wir zurück; Fische aus Sümpfen und Mooren mit dem ekligen Geschmack schenken wir einem jeden. Es gibt auch eine Sumpf- und Moorluft. Wer sie einatmet, füttert seine Lunge mit „Pesthauch". Die Luft, zum dritten Male eingeatmet, sagt ein berühmter Arzt, wirkt giftartig. Ja, wenn die Leute das verständen und übten, in ihren Wohn- und insbesondere Schlafzimmern stets möglichst reine, frische, sauerstoffhaltige Luft zu haben, viel Unwohlsein und viele Krankheiten blieben ihnen erspart. Die reine Luft wird hauptsächlich durch das Atmen verdorben. Wir wissen gar wohl, daß 1–2 Weihrauchkörnchen, welche man auf der Glut vergehen läßt, ein ganzes Zimmer mit Wohlgeruch erfüllen. Wir wissen auch, daß 15–20 Zigarren- oder Pfeifenzüge hinreichen, einen großen Raum nach Tabaksqualm riechen zu machen. Das Kleinste, Unbedeutendste reicht oft hin, die reine Luft in der einen oder anderen angenehmen oder unangenehmen Weise zu verderben. Ist das Atmen nicht einem solchen Rauche ähnlich?

Wie viele Atemzüge machen wir in einer Minute, in einer Stunde, bei Tag, bei der Nacht.

Wie verdorben muß die reine Luft werden, wenn wir den Qualm auch nicht sehen! Und wenn ich nicht lüfte, d. h. die schlimme, durch Kohlensäure verdorbene Atmosphäre nicht erneuere, welche verdorbene Luft wird in die Lunge einströmen! Die Folgen können und müssen nun gleichfalls schlimme, schädliche sein.

Wie *Atmen* und *Ausdünstung*, ebenso nachteilig wirkt auf die reine, gesunde Lebensluft eine zu *große Wärme*, insbesondere eine zu große Zimmerwärme. Auch sie macht die Luft schlecht und, da sie den Sauerstoff, das die Luft belebende Element, verzehrt, zum Leben unfähig, für das Einatmen schädlich. 15–17 Grad Celsius Wärme sind ausreichend, 18 Grad sollen nie überschritten werden. Man sorge für gründliche Lüftung sämtlicher Wohn- und Schlafräume und führe diese täglich mit Ausdauer durch in einer Ordnung, wie sie niemanden belästigt, der Gesundheit eines jeden nützt! Große Sorgfalt verwende man vor allem auf die Lüftung der Betten!

Ich habe gesagt, was ich an dieser Stelle zu sagen für gut befand. Das Gesagte ist wie das Bild eines anklopfenden Fremden; man möge ihn entweder freundschaftlich einlassen oder ungehört von der Türe weisen! Auf beide Arten des Empfanges bin ich gefaßt. und mit beiden erkläre ich mich zufrieden.

ERSTER TEIL

Wasser-Anwendungen

Allgemeines

Die von mir gebrauchten und in diesem ersten Teile beschriebenen *Wasseranwendungen* teilen sich in: *Waschungen – Gießungen, Blitzgüsse – Wickel, Aufschläger, Auflagen, Packungen – Bäder – Dämpfe.*

Dem *Wesen aller Krankheiten* entsprechend, wonach diese durch Störungen des Blutes und der Gewebsflüssigkeit, nämlich durch anormalen, fehlerhaften Blutumlauf oder durch dem Blute und Gewebssaft beigemischte verdorbene fremdartige Bestandteile, die Krankheitsstoffe, stehen, *verfolgen* die Wasseranwendungen den *dreifachen Zweck:* des *Auflösens,* des *Ausscheidens* der Krankheitsstoffe und der *Kräftigung* des Organismus.

Im allgemeinen kann gesagt werden, daß der erste Dienst des Lösens von warmen Kräuterbädern und Dämpfen besorgt wird; der zweite Dienst des Ausscheidens von sämtlichen Wickelungen, zum Teil von den Gießungen, Waschungen und Aufschlägern; der dritte Dienst der Kräftigung von allen kalten Bädern, allen Gießungen, zum Teil von den Waschungen, endlich von den gesamten Mitteln der Abhärtung.

Ins einzelne kann und will ich an dieser Stelle, um nicht zu Mißverständnissen Anlaß zu geben, nicht eingehen.

Da *eine jede* Krankheit in den oben angegebenen Blutstörungen wurzelt, so leuchtet ein, daß auch in einem jeden Krankheitsfalle *alle drei Arten der Anwendung* oder mit anderen Worten verschiedene Anwendungen vorkommen müssen, welche mehr oder weniger *auflösen, ausleiten* und *kräftigen;* ferner, daß *nicht der kranke Körperteil allein, etwa der Kopf oder der Fuß oder die Hand, in Behandlung kommt, sondern stets der ganze Körper,* den ja in solchem Falle krankes Blut durchströmt: die kranke Stelle mit Vorzug und besonderer Berücksichtigung, der übrige Körper als Mitleidender. Es wäre einseitig und gefehlt, in diesen zwei wichtigen Punkten anders handeln zu wollen. Manche Beispiele im dritten Teile werden meine Behauptung rechtfertigen.

Wer immer das Wasser, so wie ich es denke und wünsche, als Heilmittel gebraucht, dem sind die *Anwendungen niemals Selbstzweck*, das heißt, er wird nie eine Anwendung vornehmen, weil es ihm jetzt gerade so gefällt; er wird nie wie ein Tor Vergnügen daran haben, daß er mit recht vielen, mit Dämpfen und Güssen und Wickeln, „hantieren und prahlen und wüten" kann. Die Anwendungen werden einem Verständigen stets nur *Mittel zum Zweck* sein. Erreicht er diesen durch das gelindeste Wässerchen, er wird glücklich sein; denn seine Aufgabe ist ja nur, der nach Gesundheit, das ist nach selbsteigener und selbständiger Tätigkeit, ringenden Natur, zu dieser Freitätigkeit zu verhelfen, die Krankheitsbande, die Leidensketten zu lösen, auf daß sie ungehindert und frisch und freudig alle Arbeit wieder allein tue. Nach Vollendung dieser Aufgabe zieht der Heilende sofort und gerne seine Hand zurück.

Diese Bemerkung ist wichtig, noch wichtiger das Darnachhandeln. Gar *nichts* nämlich *bringt das Wasser als Heilelement so sehr in Verruf und Mißkredit* als maß- und vernunftloses Anwenden, scharfes, strenges, schroffes Verfahren. Diejenigen, ja allein diejenigen, ich kann es nicht oft genug wiederholen, welche sich als Sachverständige im Wasserheilverfahren aufspielen, aber mit ihren endlosen Wickeln, Bädern und Dämpfen u. a. jeden Patienten abschrecken, richten den größten Schaden an, der nur überaus schwer wieder gutzumachen ist. Ich heiße das nicht das Wasser zu Heilzwecken gebrauchen, ich heiße solche Gewalttaten – man verzeihe den Ausdruck – dem Wasser Schande antun.

Wer immer die Wirkungen des Wassers versteht und in seiner überaus mannigfaltigen Art anzuwenden weiß, besitzt ein *Heilmittel*, welches von *keinem anderen* wie immer genannten Mittel *übertroffen* werden kann. Keines ist mannigfaltiger in der Wirkung als das Wasser. In der Schöpfung beginnt es mit dem unsichtbaren Luft- oder Dampfkügelchen, setzt sich fort im Tropfen und schließt ab mit dem den größten Teil der Erde erfüllenden Weltmeer. *Das muß jedem ein Fingerzeig sein und ihm sagen, daß eine jede Anwendung, mag sie Wasser in tropfbar oder dehnbar flüssiger Form erfordern, der Steigerung von dem gelindesten bis zum höchsten Grade fähig sei, daß in jedem Einzelfalle nicht der Patient sich nach dem Wickel, dem Dampf usw., sondern jederzeit jedwelche Anwendung sich nach dem Patienten zu richten habe.*

In der Auswahl der zu treffenden Anwendungen zeigt sich der

Meister. Der Heilende wird den zu Heilenden ohne jede Auffälligkeit *streng prüfen.* Zuerst werden die *sekundären Leiden* in die Augen springen, das sind die Nebenkrankheiten, welche wie Giftpilze aus dem inneren Krankheitsboden hervorschießen. Sie lassen in der Regel schnell auf den Herd der Krankheit, auf das Hauptleiden, schließen. Man frägt und sieht nach, wie weit die Krankheit vorangeschritten, welches Unheil sie bereits angerichtet. Dann schaut man den Patienten an, ob er alt oder jung, schwach oder stark, mager oder korpulent, ob er blutarm, nervös usw. sei. All diese Punkte und noch andere mehr zeichnen in den Geist das richtige Krankenbild; und erst wenn dieses klar und fertig ist, greift man in die Wasserapotheke und wendet an nach dem Grundsatz: *Je gelinder, je schonender – desto besser und wirksamer.*

An dieser Stelle mögen noch folgende allgemeine *Bemerkungen* Platz finden, welche die *sämtlichen Wasseranwendungen* angehen. *Keine* wie immer genannte *Anwendung kann schaden, wenn sie in der vorschriftsmäßigen Weise genommen wird.*

Die *meisten* derselben geschehen *mit kaltem Wasser,* sei es Brunnen-, Quell-, Flußwasser u. a. In allen Fällen, in denen nicht extra warmes Wasser verordnet ist, gilt der Ausdruck „Wasser" stets nur von kaltem Wasser. Dabei folge ich dem Erfahrungsgrundsatze: *Je kälter, desto besser.* Zur Winterszeit mische ich für Gesunde in das zu Güssen bestimmte Wasser noch kältenden Schnee. Man werfe mir nicht Schroffheit vor; denn man bedenke die überaus kurze Dauer meiner Kaltwasseranwendungen! Wer es einmal gewagt hat, hat für immer gewonnen; alle Vorurteile sind ihm genommen. Indessen bin ich nicht unerbittlich.

Anfängern in der Wasserkur, *schwächlichen,* insbesondere *ganz jungen* und *älteren, hochbetagten Personen; Kranken,* welche das Kalte zurückschreckt; Leuten, welche wenig Naturwärme haben; *Blutarmen* und *Nervösen* gönne ich namentlich zur Winterszeit zum gewärmten Bad- und Gießraume (17–19 Grad Celsius) mit Freuden für den Beginn laues, *„abgeschrecktes"* Wasser zu einer jeden Anwendung. Die Fliegen locke ich ja auch mit Honig, nicht mit Salz oder Essig.

Die *warmen Anwendungen* erhalten in jedem einzelnen Falle bezüglich der *Wärmegrade,* der *Dauer* usw. genaue, *spezielle Vorschriften.* Betreffs der *kalten Anwendungen* schulde ich (im dritten Teile ist dieser Punkt oftmals betont und des weiteren erörtert) in Kürze noch einige Winke, welche *das Verhalten vor, während und nach der Anwendung* regeln.

Niemand wage es, bei Kältegefühl, Frösteln usf. irgendeine kalte Anwendung vorzunehmen, wenn dieses an der betreffenden Stelle nicht extra erlaubt ist! Die Anwendung soll *tunlichst schnell* (jedoch ohne Angst und Hast) vorgenommen werden; auch beim *Aus- und Ankleiden* sollen durchaus *keine Verzögerungen* eintreten, zum Beispiel durch langsames Zuknöpfen, Binden. All diese Nebenarbeiten können geschehen, wenn der ganze Körper einmal ordentlich bedeckt ist. Ein kaltes Vollbad soll, um ein Beispiel anzuführen, zum Auskleiden, Baden und Ankleiden die Zeit von vier bis fünf Minuten nicht übersteigen. Es bedarf dazu nur einer Übung. *So oft bei einer Anwendung steht: „Zehn Sekunden", soll damit die kürzeste Zeitdauer ausgedrückt werden; wenn es heißt eine halbe bis eine Minute, so soll die Kälte wohl nachhaltiger, aber doch nicht länger einwirken.*

Nach *keiner* wie immer genannten *kalten Anwendung* wird (außer dem Kopfe und den Händen bis zur Handwurzel – letzteres, um beim Anziehen der Kleider diese nicht naß zu machen) *der Körper je abgetrocknet.* Den nassen Körper bedeckt man sofort mit dem trockenen Hemde und den anderen Kleidungsstücken; man tut dieses möglichst schnell, wie gesagt wurde, um tunlichst bald alle nassen Stellen luftdicht abzuschließen. Dieses Verfahren erscheint manchen, ja den meisten eigentümlich, da sie meinen, sie müßten jetzt den ganzen Tag „naß herumlaufen". Bevor sie ein Urteil fällen, mögen sie es nur *einmal probieren.* Sie werden es alsbald fühlen, wozu das Nichtabtrocknen taugt und gut ist. Das Abtrocknen ist ein Reiben und erzeugt, da es unmöglich an allen Stellen auf ganz gleichmäßige Weise geschehen kann, ungleichgradige Haut- und Naturwärme, was bei Gesunden wenig, bei Kranken und Schwachen oft sehr viel zu bedeuten hat. Das Nichtabtrocknen verhilft zu der geordnetsten, gleichmäßigsten und schnellsten Naturwärme. Es geschieht gleichsam, wie wenn man Wasser ins Feuer spritzt. Die innere Körperwärme benützt das am äußeren Körper anklebende Wasser als Material zu rascher Bildung intensiver, größerer Wärme. Wie gesagt, nur auf *eine* Probe kommt es an.

Dagegen verordne ich strenge, daß der Angekleidete *nach jeder Wasseranwendung* sich, falls nicht Bettruhe vorgeschrieben ist, *Bewegung* mache (Arbeit oder Spazierengehen), welche *so lange* dauere, *bis alle Teile des Körpers vollkommen trocken und normal warm* sind. Im Beginne der Bewegung kann man etwas rascher gehen, nach Eintritt der Wärme langsamer. Man fühlt selbst am besten, wann die normale Körperwärme eingetreten ist und die Bewegung, das Gehen aufhören kann. Solche Patienten, welche schnell erhitzt sind und leicht in Schweiß kommen, sollen gleich von Anfang an langsamer und eher etwas länger gehen und ja nicht schwitzend oder erhitzt sich setzen, selbst nicht im warmen Zimmer. Ein Katarrh wäre die unausbleibliche Folge.

Als Regel für alle kann gelten, daß die *Minimalzeit*, die kleinste Zeit der *Bewegung* nach einer Anwendung, *stets eine Viertelstunde* betragen soll. Wie dieselbe ausgefüllt werde (durch Gehen, körperliche Arbeit usw.), bleibt sich, wie gesagt, gleich[1].

Bei denjenigen *Anwendungen, die das Bett vorschreiben*, vornehmlich bei Aufschlägern und bei Wickelungen, bestimmten Formen von Waschungen, ist das an Ort und Stelle angegeben, ebenso das einer jeden besonderen Übung Eigenartige. Wer bei einer solchen Anwendung einschläft, den soll man im Frieden schlafen und ruhen lassen, selbst wenn die vorgeschriebene Zeit vorüber ist. Wie beim kleinsten und größten Bedürfnis, versieht auch hier die Natur selbst die besten und genauesten Weckuhrdienste.

Sind *Tücher* notwendig, so verstehe ich darunter niemals feine Leinwand, sondern *körniges*, wo möglich *gröberes Reisten*. Wenn

---

1 Anmerkung des Herausgebers: In der Kritik zu dieser Anordnung ist zum Beispiel von Hauffe eingewandt worden, daß die Wärmebildung durch Bewegung die Hauptsache sei, die kalte Voranwendung Nebensache; ferner, daß warme Anwendungen wertvoller wären als kalte. Abgesehen davon, daß einer Vielzahl von Patienten die kalte Anwendung wohler bekommt als warme Anwendungen, besonders vielen Kreislaufgestörten, Stoffwechsel- und Nervenkranken, ist diese Kritik unzulänglich und einseitig, da Kreislaufgeschehen und Wärmebildung im Organismus nicht nur mechanisch aufgefaßt werden können. Die passive Erweiterung der Gefäße der Körperaußenteile durch Wärmeanwendungen ist etwas anderes als eine aktive Erweiterung infolge der anregenden Einwirkung des kalten Wassers. In der Kneippschen Anordnung erleben wir den aktiven Antrieb der körpereigenen Kräfte. Eine mechanische Auffassung des Kreislaufs und der Verteilung der Blutmassen im Körper und der damit im Zusammenhang stehenden Wärmebildung sieht das ganze Problem einseitig unter dem Gesichtspunkt einer Zufuhr von Wärme, wo Wärme fehlt. Das ist nur zum Teil richtig und dem Grundsatz der Schonung für den Anfang einer Behandlung entsprechend. Die körpereigene zu verbessernde Blutverteilung und Blutbildung folgt nicht dem Grundsatz der Schonung, sondern dem der Übung durch langsam gesteigerte Belastungen. Leistungszuwachs folgt im Prinzip nur einer Übung und Reizeinwirkung durch Belastung als einem Grundgesetz der lebendigen Funktion im Gegensatz zu mechanischen Vorgängen. In der Geschichte der Hydrotherapie ist bemerkenswert, daß „einseitige Wärmekultur einem Niedergang der Hydrotherapie entspricht“ (Bohn).

einfache arme Leute statt dessen nur *abgenützten Zwillich* (Zwilch), einen *hänfenen Kaffeesack* oder noch Ärmere einen weichen „Rupf“ o. a. zur Hand haben, so sind sie nicht im Nachteil. Zum Abwaschen des Körpers, was oft vorkommt, taugt ebenfalls am besten ein ziemlich grobes linnenes oder hänfenes Tuchstück. Außerdem bin ich gegen die Wolle als Kleidungsstück auf bloßer Haut. Dagegen dient mir der *Wollstoff vorzüglich als Umhüllung*, zum Beispiel des kalten Wickels. Er entwickelt rasche und reichliche Wärme und steht in dieser Beziehung unübertroffen da. Aus dem gleichen Grunde empfehle ich bei solchen Anwendungen das *Federbett als Zudecke.*
Das sogenannte *Frottieren,* ob es nun durch Reiben oder Bürsten oder sonst einen Gewaltakt geschehe, schätze ich nicht. Den einen Zweck desselben, der im Erwärmen besteht, erfüllt bei mir gleichmäßiger und egaler das Nichtabtrocknen; den andern, nämlich die Öffnung der Poren, die Steigerung der Hauttätigkeit usw., besorgt das grobe Linnen- oder Reistenhemd, wieder mit dem Vorteile, daß dieses nicht, wie die Bürste, minutenlang, sondern bei Tag und bei Nacht, ohne Opfer von Zeit und Kraft, arbeitet. Wenn an manchen Stellen von *kräftiger* Abwaschung die Rede ist, so verstehe ich darunter lediglich ein schnelles Abwaschen der ganzen zu behandelnden Stelle. *Das Naßwerden, nicht das Geriebenwerden ist die Hauptsache.* (Hiermit legt Kneipp Wert auf die genaue Ausführung seiner Anwendungen. Er will den Ablauf der körpereigenen Reaktion bei der Wasseranwendung nicht durch weitere Maßnahmen gestört haben. Diese Ablehnung des Frottierens bedeutet jedoch nicht eine absolute Verurteilung des Frottierens und Reibens, wie es zum Beispiel beim Luftbad mit Trockenfrottieren, Körperreiben und Bürsten gerne geübt wird. Das geht auch aus einer Anweisung Kneipps hervor, in der er einmal für einen Blutarmen das Reiben der Haut vor einer kalten Anwendung empfahl. Maßgebend müssen immer die individuellen Notwendigkeiten sein, und es gilt der Grundsatz: Alles, was hilft, ist gut. D. H.)
Ein Punkt möge hier noch erwähnt werden. Die *Anwendungen am Abend*, in der Zeit vor dem Schlafengehen, behagen den meisten Menschen nicht; sie werden dadurch aufgeregt, gleichsam aus dem beginnenden Schlafe gerüttelt. Andere dagegen wiegt eine gelinde Abendanwendung in sanften Schlaf. Ich empfehle solche Anwendung im *allgemeinen* nicht, rate indessen einem jeden, er möge in diesem Stücke nach seinem Gutdünken, nach seinen Erfahrungen handeln, da ja er allein die Folgen zu tragen haben wird.

Bezüglich der speziellen Kenntnisse für eine jede besondere Anwendung verweise ich auf den ganzen ersten Teil, bezüglich des Gebrauches derselben für Kranke, insbesondere auf den dritten Teil dieses Büchleins. Daselbst ist auch angegeben, welche Anwendungen für sich allein als sogenannte *ganze* und welche nur als *Teilanwendungen*, das heißt als solche, welche nur in Verbindung mit anderen auftreten, zu gelten haben; ebenfalls, welche der Anwendungen (Dämpfe) besondere Vorsicht erheischen.
Ich schließe diesen allgemeinen Teil mit dem Wunsche, daß durch die Wasserübungen recht viele Gesunde noch mehr erstarken und recht viele Kranke genesen mögen, und beginne vorerst mit einer kurzen Aufzählung der Abhärtungsmittel, sodann mit der eigentlichen Abhandlung über die bei mir im Gebrauche stehenden Wasseranwendungen.

Einfache Abhärtungsmittel

Als Abhärtungsmittel nenne ich: 1. das Barfußgehen; 2. das Gehen im nassen Grase; 3. das Gehen auf nassen Steinen; 4. das Gehen im neugefallenen Schnee; 5. das Gehen im kalten Wasser; 6. das Kaltbaden der Arme und Beine (Füße); 7. den Knieguß (mit oder ohne Oberguß).
1. Das natürlichste und einfachste Abhärtungsmittel besteht im *Barfußgehen.*
Dieses kann entsprechend den verschiedenen Ständen und Lebensaltern auf die *mannigfaltigste Weise* geübt werden.
Ganz kleine Kinder, welche noch gänzlich auf die Hilfe anderer angewiesen und in die Windeln, ins Tragkissen, ans Zimmer gebannt sind, sollen wo möglich *nie eine Fußbekleidung* tragen. Könnte ich doch dieses allen Eltern, besonders den allzu besorgten Müttern, als Kanon, als feststehende, unumstößliche Regel tief einprägen! Mit Vorurteilen behaftete Eltern, die sich dazu nie verstehen wollen, mögen sich der kleinen Unbeholfenen erbarmen und zum mindesten für eine solche Fußbekleidung sorgen, durch welche die frische Luft leicht auf die Haut dringen kann.
Kinder, welche bereits stehen und gehen können, wissen sich schon selbst zu helfen. Ohne alle Menschenrücksichten werfen sie die lästigen, die Füße quälenden Schuhe und Strümpfe von sich und sind ganz glückselig, besonders zur Frühjahrszeit, wenn man sie sich frei herumtummeln läßt. Manchmal blutet eine Zehe; doch das hält sie nicht ab, bald wieder barfuß zu gehen. Die Kinder tun

dieses ganz instinktiv, einem gewissen Naturtrieb folgend, den wir Alten auch verspüren würden, wenn die überfeinerte, schablonierende, alles Natürliche wegdrechselnde Bildung uns nicht vielfach allen gesunden Sinn genommen hätte.

Die Kinder der Armen werden in ihrem Vergnügen selten gestört. Weniger vom Glücke begünstigt sind die *Kinder der Bessergestellten,* und sie fühlen wahrscheinlich das Bedürfnis nicht weniger als ihre Kameraden aus armem Stande. Ich sah einst die Knaben eines hohen, angesehenen Beamten. Kaum glaubten sie sich aus der Schußweite der durchdringenden Augen des gestrengen Herrn Papas, da flogen auch schon die feinen Schühchen und die noch feineren roten, gelben, weißen Strümpfchen über alle Hecken, und fort ging's im Galopp über die saftig grüne Wiese. Die Mama, eine Frau mit gesundem Sinne, sah dies nicht ungern; erblickte aber zufällig der Papa seine Prinzen in solchem ungehörigen Aufzuge, dann gab es lange Strafpredigten und noch längere Standesunterweisungen über Unbildung und Bildung und Standesgefühl und Standesehre. Das ging den Kleinen so zu Herzen, daß sie anderntags noch munterer barfuß im Grase hüpften. Nochmals sage ich: Lasse man wenigstens den noch nicht verbildeten Kindern ihre Freude!

Einsichtige *Eltern,* welche solches gern gestatten wollten, aber *in der Stadt* leben und keinen einsamen Garten oder Rasenplatz besitzen, können den Kleinen das Barfußgehen zu gewissen Zeiten *in irgendeinem Zimmer, auf irgendeinem Gange* usw. gestatten, wenn nur die Füße wie Gesicht und Hände zuweilen einmal frei aufatmen, nach Fußeslust frische Luft einsaugen, sich in ihrem Elemente bewegen können.

Erwachsene Leute der ärmeren Kreise, insbesondere auf dem Lande, brauche ich nicht zu ermahnen; dieselben gehen viel barfuß und beneiden nicht den reichsten Städter um seine vornehmen, ausgeschnittenen oder nicht ausgeschnittenen, lackierten oder geschnürten Fußfoltern, die pressenden und die Füße fesselnden Schuhe und Strümpfe. Törichte Landleute mit städtischen Manieren, die sich schämen, es den Ihrigen gleichzutun, sind durch ihren Eigendünkel gestraft genug; die altmodischen Konservativen sollen an der guten Tradition treu festhalten! In meiner Jugendzeit ging auf dem Lande alles barfuß: Kinder und Erwachsene, Vater und Mutter, Bruder und Schwester. In die Schule, zur Kirche waren die Wege stundenweit; die Eltern gaben uns ein Stück Brot und einige Äpfel zur Reisezehrung, so auch Schuhe und Strümpfe als Fußbekleidung. Doch diese hingen wir bis zum Eintritt in die Schule oder in die Kirche über die Arme oder über die Achsel, nicht allein zur Sommers-, sondern auch in der kälteren Jahreszeit. Kaum machte im beginnenden Frühling auf der Höhe meiner Heimat der Schnee Miene, sich zurückzuziehen, da traten unsere bloßen Füße schon ihre Spuren in den mit seinem Wasser getränkten Boden, und wir fühlten uns froh, heiter und gesund dabei.

Erwachsene in den Städten, gar solche, welche besseren, ja den vornehmen Ständen angehören, können dieser Übung sich nicht unterziehen, das ist klar. Wenn sie in ihrem Vorurteile bereits so weit gekommen sind, daß sie meinen, sie könnten, wenn ihre zarten Füße beim Aus- und Ankleiden nur einen Augenblick auf dem bloßen Boden des Salons, nicht auf warmen, weichen Teppichen stehen, Rheumatismus, Katarrh, Halsleiden oder ähnliches sich zuziehen, so lasse ich sie vollkommen ungestört. Wenn aber manche doch etwas tun und sich abhärten wollten, was hindert sie, abends unmittelbar vor dem Schlafengehen oder in der Frühe beim Aufstehen zehn Minuten, 1/4 Stunde, 1/2 Stunde lang eine derartige Promenade zu machen: Dieselbe könnte die ersten Male, damit der plötzliche Beginn nicht zu stark empfunden wird, in den Strümpfen, später mit bloßen Füßen und noch später barfüßig also geschehen, daß vor dem Zimmer-Spaziergange die Füße bis über die Knöchel einige Augenblicke in kaltes Wasser getaucht werden. Bei guter Einteilung, bei gutem Willen, bei wahrem Streben nach Erhaltung seiner Gesundheit wird ein jeder, selbst der Vornehmste, selbst der in seinem Berufe Angestrengteste, noch so viel Zeit gewinnen, um sich selbst diese Wohltat zu spenden.

Eine Reihe Namen von Personen der höheren und höchsten Stände stünde mir zu Gebote, die den wohlmeinenden Ratgeber nicht verachteten und zu guter Jahreszeit bei Morgengängen im einsamen Walde oder auf abgelegener Wiese durch Barfußgehen sich abzuhärten suchten.

Einer aus dieser verhältnismäßig noch immer sehr kleinen Zahl gestand mir, er habe im Jahre selten eine Woche erlebt ohne einen, wenn auch nur kleinen Katarrh. Diese überaus einfache Übung habe ihn für immer von dieser Empfindsamkeit und Empfänglichkeit befreit.

Den *Müttern* widme ich an dieser Stelle noch ein besonderes Wort. Es kann kurz sein; denn an anderer Stelle habe ich versprochen, ihnen, wenn Gott mir Leben und Gesundheit schenkt, später einmal einige praktische Winke für eine gute, hauptsächlich den Leib betreffende Erziehung zu geben. Die Mütter sind in erster Linie dazu berufen, für die Heranbildung eines stärkeren, widerstandsfähigeren Geschlechtes zu sorgen, die wuchernde, so arge Lücken in die menschliche Gesellschaft reißende Verweichlichung, Entkräftung, Blutarmut, Nervosität und wie alle die Lebenssauger und Lebensabkürzer heißen, beseitigen zu helfen. Das geschieht durch Abhärtung, durch weise Abhärtung des Kindes vom zartesten Alter an. Luft, Nahrung, Kleidung sind Bedürfnisse, welche der Säugling ebenso notwendig braucht wie der Greis. Sie bilden zugleich das Gebiet der Abhärtung. Je reiner die Luft ist, welche das Kleine einatmet, desto besser das Blut. Um dieses schwache Geschöpflein recht schnell an den Aufenthalt in frischer Luft zu gewöhnen, tun diejenigen Mütter gut, welche nach den täglichen warmen Bädern das Kleine zwei bis drei Sekunden in kälteres, wie von der Sonne erwärmtes Wasser tauchen oder es rasch kalt abwaschen. Das warme Wasser allein macht schlaff und verweichlicht; die abschließende kalte Waschung stärkt, härtet ab und sichert eine gesunde Körperentwicklung. Die anfänglichen Zeichen einer weinerlichen Empfindsamkeit werden bei der dritten oder vierten Anwendung von selbst ausbleiben. Diese Abhärtung stählt die noch ganz kleinen Kinder gegen die so häufigen Erkältungen und deren Folgen und erspart den Müttern, welche diesen Übelständen vorbeugen wollen, die jeden denkenden Menschen wahrhaft entsetzenden Einmummungen und Einhüllungen in Wolle und andere schwere, jeden Luftzutritt hindernde Stoffe. In diesem Stücke wird furchtbar gegen die Gesundheit gesündigt. Die zarten Körperchen stecken in förmlich verbrennenden Wollöfen: Der kleine Leib keucht unter der Last der Binden und Decken, das Köpfchen ist eingepuppt, daß ihm Hören und Sehen vergehen müssen; der vor allem abzuhärtende Hals trägt außer den allgemeinen noch besondere Wärmemittel, die ihn gegen die äußere Luft vollends abschließen. Schon wenn der oder die Kleine auf dem Arme des Kindermädchens ruht, um ausgetragen oder ausgefahren zu werden, sieht die verzärtelnde Mama nochmals nach, ob ja jedes Winkelchen und jede Ecke sorglichst verschlossen sei. Wen darf es bei solchen Umständen, bei diesem gänzlichen Mangel der leisesten Spur von rationellem Abhärtungssinne wundern, wenn Katarrhe, Diphtheritis, Halsbräune usw. jährlich eine unzählbare Schar der kleinen, ich möchte sagen jedem Windhauche erliegenden Wesen hinwegraffen? Wenn viele Familien von Schwächlingen gleichsam wimmeln? Wenn die Mütter über hektische, krampfhafte und andere, früher fast unbekannte Zustände, insbesonders bei den Mädchen, täglich Klage führen? Und wer erst vermöchte die geistigen Gebrechen zu zählen, diese tauben Blüten und faulen Früchte eines Körpers, welche vor der normalen Entwicklung und Kräftigung schon sein langsames Siechtum beginnt? Mens sana in corpore sano. Eine gesunde Seele wohnt nur in einem gesunden Körper. Eine Hauptvorbedingung der Entwicklung einer ausdauernden Gesundheit bildet die frühzeitigste Abhärtung. Daß doch alle Mütter ihre diesbezügliche Aufgabe und Verantwortung früh genug und tief erfaßten und keine Gelegenheit versäumten, aus guten Quellen sich guten Rat zu holen!

2. Eine besondere, überaus wirksame Art des Barfußgehens ist das *Gehen im nassen Grase*[1], gleichviel, ob dieses durch Tau, Regen oder Wasseraufguß genäßt sei. In meinen Büchern wird man dieser Abhärtungsübung sehr oft begegnen, und ich kann dieselbe jung und alt, Gesunden und Kranken, unbehindert jeder anderen Anwendung, bestens empfehlen.

Je nässer das Gras ist, je länger die Übung fortgesetzt und je öfter dieselbe wiederholt werden kann, desto vorzüglicher wird der Erfolg sein. In der Regel dauert der Graslauf einige Minuten bis zu einer Viertelstunde.

Nach vollendeter Fußpartie werden alle nicht an die Füße gehörigen Anhängsel, wie Laubgras oder Sand, rasch abgewischt, die Füße indessen nicht abgetrocknet, sondern in statu quo, das ist naß, wie sie sind, sofort mit trockener Fußbekleidung versehen. Auf das Gehen im Grase folgt jetzt ein Gehen mit bekleideten Füßen auf trockenem, mit Sand oder Stein bedecktem Wege, im Beginne etwas schneller, allmählich im gewöhnlichen Tempo. Die Dauer des Gehens hängt ab von dem Trocken- und Warmwerden der Füße und dürfte eine Viertelstunde nicht übersteigen.

Ich ermahne dringend, die Worte *„trockene Fußbekleidung"* wohl zu bemerken und niemals sich nach dieser Anwendung nasser, angefeuchteter Strümpfe zu bedienen! Die Folgen würden sich in Kopf und Hals bald schon melden; das hieße nicht aufbauen, sondern einreißen. Es dürfte angemessen sein, junge, schnelle, unbesonnene Leutchen an die Vorsicht zu mahnen, die ausgezogenen Schuhe und Strümpfe nicht ins nasse Gras zu werfen, sondern im Trockenen bereitzuhalten, daß sie später die naßkalten Füße warm

---

[1] Das Gehen im nassen Grase ist dem Gehen auf nasser Erde bei weitem vorzuziehen.

empfangen und bald wieder in die gehörige Wärme bringen. Diese Übung, wie das Barfußgehen überhaupt, kann vorgenommen werden, selbst wenn die Füße kalt sind.

3. Dem Gehen im nassen Grase kommt in der Wirkung ziemlich gleich das *Gehen auf nassen Steinen*, das vielen bequemer und leichter ist. Jedes Haus und Häuschen hat im Parterre oder in einem Stockwerke, in der Waschküche oder Backküche usw. ein größeres oder kleineres Steinpflaster; beide genügen zu unserem bloßfüßigen Spaziergange auf nassen Steinen. Im langgestreckten Steingange wird man mit beflügelten Schritten hin und her wandern, auf dem Fleckchen von 4–5 Steinplatten wird man die Steine treten, wie der Winzerbube die Trauben, wie an manchem Ort der Bäckerlehrling den Teig tritt. Die Hauptsache besteht lediglich darin, daß die Steine naß sind und daß man nicht ruhig auf denselben stehe, sondern in ziemlich rascher Bewegung gehe. Zum Benetzen der Steine nimmt man am besten eine Gießkanne oder einen Krug, zieht eine den Raumverhältnissen entsprechend dicke Wasserlinie, welche man durch das Treten erweitert. Sollten die Steine rasch trocknen, so müßte das Aufgießen ein-, zuweilen zwei- bis dreimal erneuert werden; hierbei dient das kälteste Wasser am vorzüglichsten.

In Fällen, in denen dieses Abhärtungsmittel zu Heilzwecken verwendet wird, darf seine Anwendungszeit die Dauer von 3–15 Minuten nicht überschreiten. Diese wird sich richten nach dem Zustande des Patienten, ob er stärker oder schwächer, blutarm usw. sei; in der Regel dürften drei bis fünf Minuten ausreichen. Als reines Abhärtungsmittel bei Gesunden kann die Übung bis zu einer halben Stunde und noch länger ohne Schaden ausgedehnt werden. Ich empfehle sie allen jenen, welche eine solide Abhärtung beginnen wollen. Selbst der Schwächste und Empfindlichste möge sich nicht abschrecken lassen!

Wer an kalten Füßen leidet, Halsbeschwerden, Katarrhen leicht zugänglich ist, Blutandrang zum Kopfe und von letzterem erzeugtes Kopfweh hat, trete oft diese Steinwanderung an! Er tut gut, wenn er dem aufzugießenden Wasser etwas Essig beimischt.

Für die Bekleidung und Bewegung gelten dieselben Regeln wie beim Gehen im Grase. (Wenn man im Zweifel ist, was gut sei, dann mag man ein warmes Fußbad von 38° C und fünf Minuten Dauer der Kaltanwendung vorausgehen lassen. D. H.)

4. Größere Wirkung als durch die beiden vorhergehenden Übungen wird erzielt durch das Gehen *im neugefallenen* frischen Schnee.

Wir bemerken ausdrücklich: im *neugefallenen*, frischen Schnee, der sich ballt oder wie Staub den Füßen anlegt, nicht in altem, starrem, festgefrorenem Schnee, welcher zu empfindlich kältet und nichts taugt. Zudem soll diese Wanderung nie angetreten werden bei schneidend kaltem Winde, wohl aber, wenn bei der Frühlingssonne der Schnee schmilzt. Eine kleine Überwindung kosteten nur die ersten Minuten des Beginnes; später zeigte sich von Unbehagen oder besonderer Kälte keine Spur mehr. Die regelmäßige Dauer dieses Schneeganges ist drei bis vier Minuten. Ich betone ausdrücklich: Es darf nicht stillegestanden, es muß *gegangen* werden.

Zuweilen kommt es vor, daß gar zu zarte, der äußeren Luft ganz entwöhnte Zehen die Schneekälte nicht ertragen können und Schneefieber bekommen, das ist trocken, heiß werden, schmerzhaft brennen und aufschwellen. Man erschrecke nicht! Die Sache hat keine Bedeutung, und die Heilung erfolgt schnell, wenn man die trockenen Zehen öfters mit Schneewasser tränkt oder mit Schnee leicht reibt.

Die Schneetour kann im Herbste zum Beispiel ersetzt werden durch einen Gang im *Grase mit Reif*. Das Kältegefühl ist hier viel empfindlicher, da der Körper in dieser Übergangszeit noch zu wenig der Sommerwärme entwöhnt ist. Im Winter selbst vertritt den Schneegang ein Gang auf Steinplatten, welche mit Schneewasser getränkt wurden. Bezüglich des Ankleidens und der Bewegung lese man die in den vorherigen Abschnitten angegebenen Regeln! Das sind Torheiten, Narrheiten usw., so lauten in der Regel die Empfehlungen gerade dieser Abhärtungsübung, von der man Erkältungen, Rheumatismen, Halsleiden, Katarrhe, alles mögliche fürchtet. Es kommt alles nur auf eine Probe und kleine Überwindung an; man wird sich bald überzeugen, wie unbegründet die Vorurteile sind und wie der schreckliche Schneegang statt der Nachteile große Vorteile bringt.

Das wäre der *Schneelauf* von Gesunden; es folgt ein Fall, welcher zeigen soll, wie *erfolgreich* man ihn *bei manchen Leiden* anwendet. Eine Person litt viele Jahre hindurch zur Winterszeit an *Frostbeulen*, welche aufbrachen, eiterten und große Schmerzen verursachten. Im ersten Herbstschnee fing sie, meinem Rate folgend, die Schneegänge an, wiederholte diese öfters und blieb von den lästigen Beulen gänzlich verschont.

Niemals darf das Schneegehen stattfinden, wenn nicht der ganze Körper warm ist. Wen friert oder fröstelt, der suche zuerst durch Arbeit oder Bewegung die normale Leibeswärme sich zu verschaffen. Personen, die an Fußschweiß, offenen Füßen, aufgesprungenen oder eiternden Frostbeulen leiden, können selbstverständlich niemals im Schnee gehen, bis anderweitige Heilung (siehe Fußbad oder Fußdampf) eingetreten.

5. *Im Wasser gehen.* So einfach es scheint, bis an die Waden im Wasser zu gehen, so dient doch gerade diese Anwendung a) zur Abhärtung; es wirkt diese Anwendung auf den ganzen Körper, kräftigt die ganze Natur; b) sie wirkt günstig auf die Ableitung des Harnes; c) sie wirkt recht gut auf die Brust, erleichtert das Atmen und wirkt günstig auf die Gasbildung im Leib; d) sie wirkt besonders gegen Kopfleiden, Eingenommenheit des Kopfes, Kopfschmerzen. Man kann dieses Abhärtungsmittel anwenden, indem man in einer Badewanne (auch Schaff, Zuber) oder in einem Bache (Wassertretstelle), anfangs bis über die Knöchel, im kalten Wasser Bewegung macht. Wirksamer ist es, wenn die Abhärtung gesteigert wird und man bis an die Waden im Wasser geht, am wirksamsten, wenn das Wasser bis zu den Knien reicht.

Die Dauer betreffend, so kann man anfangen mit einviertel bis drei Minuten. Je kälter das Wasser, um so besser. Nach solcher Anwendung ist Bewegung im Winter im warmen Zimmer, im Sommer im Freien bis zur vollständigen Erwärmung zu machen. Im Winter kann Schnee ins Wasser getan werden. Bei Schwächlingen kann man mit Wasser anfangen, das nicht sehr kalt ist, nach und nach dann zum kälteren und schließlich zum ganz kalten übergehen. Nachher trockene Strümpfe anziehen!

6. *Zur Abhärtung speziell der Extremitäten, der Arme und Beine,* dient folgende Übung in vorzüglicher Weise: Man stellt sich ins kalte Wasser bis an oder über die Knie, nicht länger als eine Minute. Beim Armbad entblößt man die Arme bis zu den Achseln und hält auch diese eine Minute in das kalte Wasser. (Wechsel-Fuß- und Armbäder sind oft noch besser. D. H.)

Nach manchen Krankheiten wende ich diese Übung gerne an, um den Fluß des Blutes nach den Extremitäten zu steigern.

Das Eintauchen der Arme allein tut gute Dienste all denen, welche an Frostbeulen und kalten Händen zu leiden haben. Gut tut, wer die Hände (nicht Arme) nach dem Eintauchen gleich abtrocknet, weil scharfe Luft den freien Stellen sonst Hautsprünge verursachen könnte. Die Vornahme dieser Übung fordert, daß der Körper sich normal warm fühlt (nicht fröstelt). Füße, welche bis über die Knöchel (nicht bis über die Waden), Arme, die bis zum Ellbogen kalt sind, sollen von der Anwendung nicht abhalten.

7. Als letztes Abhärtungsmittel sei der *Knieguß* aufgezählt. Man suche die Art seiner Ausführung bei den Gießungen! Er ist der besondere Freund der Füße, indem er das Blut in deren blutleere Adern lockt[1]. An dieser Stelle habe ich nur zu bemerken, daß ich den Knieguß, wenn ihn Gesunde zur Abhärtung benutzen, in stärkeren Formen gebe. Es wird dieses zum Beispiel dadurch erreicht, daß ich den Strahl höher auffallen lasse, daß ich zur Winterszeit das Wasser durch Schnee und Eis noch mehr kühle usw. Die Übung kann nur vorgenommen werden, wenn der Körper warm ist (nicht fröstelt). Bis zu den Knöcheln kalte Füße sollen die Anwendung nicht hindern. Desgleichen darf der Knieguß allein, das ist ohne von einer anderen Anwendung begleitet zu sein, nicht zu lange fortgesetzt werden (nicht über drei bis vier Tage). Wer ihn länger gebraucht, gebraucht ihn im Wechsel mit dem Oberguß oder dem Eintauchen der Arme (siehe Nr. 6), in der Frühe die eine, nachmittags die andere Anwendung.

Diese angeführten Abhärtungsmittel mögen genügen! Dieselben können zu jeder Jahreszeit vorgenommen, im Winter und Sommer fortgesetzt werden. Im Winter wird man die eigentliche Anwendung etwas abkürzen, dagegen die Bewegung nach derselben um ein wenig verlängern. Ungewohnte tun gut, die Abhärtungsübungen nicht gerade im Winter zur kalten Jahreszeit zu beginnen. Vornehmlich gilt dieses allen, welche an Blutarmut, innerer Kälte viel leiden und durch Wollkleidung verwöhnt, verweichlicht, empfindlich geworden sind. Ich sage dies, nicht als ob ich Schaden befürchte; ich fürchte lediglich das Abgeschrecktwerden von einer überaus guten Sache.

Gesunde und Kränkelnde können ohne Bedenken sämtliche Übungen vornehmen, beide mit Vorsicht und die Anweisungen genau befolgend. Schlimme Folgen sind niemals der Anwendung, sondern stets irgendeiner größeren oder kleineren Unvorsichtigkeit zuzuschreiben. Selbst bei Schwindsüchtigen, bei denen das Leiden schon ziemliche Fortschritte gemacht hatte, habe ich die in den Abschnitten 1, 2, 3, 6 angegebenen Abhärtungsmittel mit großen Erfolgen angewendet.

All die Leutchen, denen mein Büchlein in erster Linie gilt, brauche ich nicht zur Abhärtung aufzumuntern. Ihr Beruf, die täglichen

---

[1] Bei einem hohen Herrn bildete sich anstatt der Nägel an den Zehen nur mehr eine weiche Masse. Die Kniegüsse reichten hin, das Blut also zu treiben, daß es auch den Nägeln wieder gab, was ihnen gehörte. Sie wurden fest wie früher.

Pflichten bringen täglich, oft stündlich das eine oder andere der genannten und viele, unzählige ungenannte Abhärtungsmittel von selbst mit sich. Sie mögen ruhig ausharren und niemanden beneiden, der es scheinbar besser hat als sie! Das sind Täuschungen, sehr oft, ja meistens große Täuschungen.

Diejenigen meiner verehrten Leser, welche die angeführten Dinge vielleicht noch niemals, auch nur dem Namen nach gehört haben, lade ich ein, vor dem Verdammungsurteil eine kleine, die kleinste Probe anzustellen! Wenn diese zu meinen Gunsten ausfällt, soll es mich freuen, nicht meinetwegen, sondern wegen der Wichtigkeit der Sache. Es brechen im Leben viele Stürme über die Gesundheit der Menschen herein. Wohl dem, der ihre (der Gesundheit) Wurzeln durch die Abhärtung gut gefestigt, in die Tiefe geleitet und gegründet hat!

Anwendungen der Wasserkur mit ergänzenden Angaben nach dem heutigen Stande des Verfahrens vom Herausgeber

A. Waschungen

Vorbemerkung

Unter allen Wasseranwendungen stellen die Waschungen die mildeste Form dar.

Das Nichtabtrocknen bedingt eine sich wiederholende Einwirkung des Kältereizes infolge der Verdunstungskälte. Diese regt die Blutgefäße zu aktiven Zusammenziehungen an, was besonders zur Vermeidung von Erschlaffungszuständen des Kreislaufs bei Infektionskrankheit wichtig ist. Sowohl bei Blutleere der Haut als bei Stauungszuständen (blasse Haut oder marmorierte Haut), wie sie sich besonders häufig beim weiblichen Geschlecht finden, wird die Blutdurchströmung vermehrt und beschleunigt. Bei Herzschwäche wirkt sich dies in einer Entlastung des Herzens aus. Hautstoffwechsel und körpereigene Wärmebildung werden erhöht.

So erzeigen sich Waschungen zunächst einmal als förderlich bei den Störungen der Blutzirkulation.

Bei Fieberzuständen sind Waschungen das beste Mittel zur Herabsetzung ungünstig hoher Temperaturen. Lassen wir die Waschungen als sogenannte *Serienwaschungen*, das heißt also alle halbe oder dreiviertel Stunden bis zu vier- bis sechsmal nacheinander folgen, so wirken sie bei Fieber stark ausleitend, dann aber durch die Steigerung ihrer Dunstwirkung schweißtreibend, und es kommt ihnen die Wirkung eines schweißtreibenden Wickels zu mit dem angenehmen Unterschiede, daß jede Beengung fortfällt. Solche Waschungen sind das Mittel der Wahl zum Beispiel bei Grippe, Lungen- und Rippenfellentzündung, Nierenentzündung, Bauchfellentzündung, vor allem bei Halsentzündungen, die mit hohem Fieber einhergehen, ebenso auch bei akutem Gelenkrheumatismus. Auch chronisch katarrhalische Zustände der Luftröhre und chronische Lungenkatarrhe, chronische Störungen des Stoffwechsels sprechen auf Waschungen gut an.

Beim Gesunden und zu Zwecken der Vorbeugung wirken Waschungen gleicherweise über die Erhöhung der Hautdurchblutung ausscheidungsfördernd und abhärtend. In der Kur werden die Waschungen meist als Frühanwendungen vom Bett aus vorgenommen. Danach legt man sich noch für etwa dreiviertel Stunden ins Bett bis zur Beendigung ihrer Nachwirkung. Man lese, was Kneipp über die Technik und die Wirkung selbst schreibt!

Die Waschungen teilen sich in *Ganzwaschungen* und in *Teilwaschungen.* Von beiden wird im folgenden die Rede sein. Im *allgemeinen* kann vorausgeschickt werden, daß die Grundsätze bezüglich des Frottierens, des Nichtabtrocknens auch hier gelten. *Bei einer jeden Waschung* liegt die *Hauptsache* (der *Schwerpunkt)* darin, daß der ganze Körper oder der einzelne zu waschende Teil *gleichmäßig naß werde.* Vom Gerieben-, Geknetetwerden ist nirgends die Rede. Wenn zuweilen bei den Krankheiten von kräftiger Abwaschung gesprochen wird, so verstehe ich darunter stets eine schnelle Handlung, bei der man nicht zögert und zaudert. *Diejenige Ganz- oder Teilwaschung* wird die *beste sein, die am gleichmäßigsten geschieht* und am *kürzesten dauert;* über eine, längstens zwei Minuten darf keine währen. Darnach mag man beurteilen, wie sehr mein Verfahren von den in gewissen Anstalten geübten verschieden ist; und man verschone mich mit dem Vorwurfe, daß ich die Patienten unmäßig lange im kalten Wasser belasse, was den also Mißhandelten Rheumatismen, Gelenkrheumatismus u. a. notwendigerweise zuziehen müsse! Ich sündige wahrlich nicht durch ein Übermaß!

Noch sei bemerkt und *eingeschärft* wie beim kalten Vollbade: *Wessen Körper kalt ist, wen fröstelt oder friert,* der nehme *nie eine Waschung,* vor allem nie eine Ganzwaschung vor! Die ohnedies geringe Naturwärme würde so noch bedeutend geschwächt und nur schwer und lange nicht ersetzt werden. Fieber, Katarrh u. a. müßten die unausbleiblichen Folgen sein.

1. Die Ganzwaschung

a) Die Ganzwaschung für Gesunde

Die Ganzwaschung erstreckt sich, wie der Name besagt, auf den ganzen Körper (den Kopf ausgenommen), welcher von oben bis unten in einem Zuge gewaschen wird.

Am leichtesten geschieht sie in folgender Weise:

Man nimmt ein rauhes, grobes Handtuch (mit dem kleinen Badeschwamm geht es zu langsam), taucht es ins kalte Wasser und beginnt die Waschung an beiden Armen; dann wäscht man den Hals und geht mit großen Längsstrichen über Brust und Leib, dann Beine und Füße! In gleicher Weise wird der Rücken gewaschen und zum Schluß die Fußsohlen. Zwischendurch wird das gefaltete Waschhandtuch gewendet und mehrmals frisch benetzt.

Man kann eine solche Waschung auch ohne Hilfsperson selbst an sich ausführen. Dabei wird ebenso, wie oben angegeben, verfahren. Die Waschung des Rückens nimmt man hierbei zuletzt vor, indem das vorher gefaltete Handtuch auseinandergefaltet und lang über dem Rücken mehrmals hin und her gezogen wird. Alles muß in einer, längstens in zwei Minuten fertig sein. Jede Waschung, die darüber währt, kann vom Übel sein. Zudem hüte man sich, die Waschung an einem Orte vorzunehmen, an dem der Körper der freien Luft ausgesetzt ist. Das hieße sich absichtlich verderben wollen.

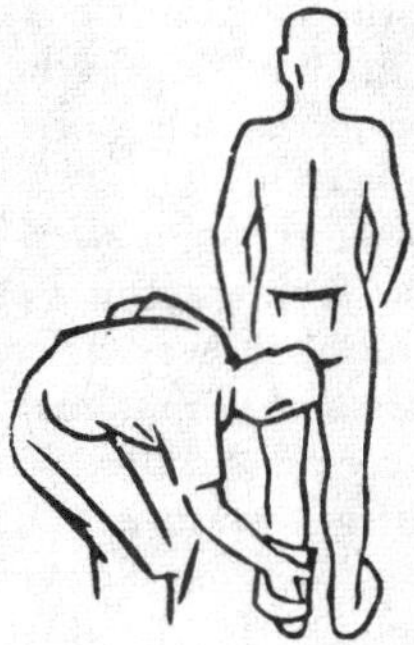

Abb. 1 Ganzwaschung

Ohne abzutrocknen, zieht man möglichst rasch die Kleider an und sucht Arbeit oder Bewegung bis zur völligen Erwärmung und Trocknung der Haut!

Wann und wie oft können Gesunde die Ganzwaschung vornehmen? Einmal, in der Frühe nämlich, wäscht sich jedermann Gesicht und Hände. Auch die Ganzwaschung wäre in der *Morgenfrühe* gleich beim Aufstehen vortrefflich angebracht. Da ist die Naturwärme, weil durch die Bettwärme gesteigert, am stärksten; die Waschung wäre eine angenehme Abkühlung, Auffrischung, die sofort den Halbschlaf vertreiben und schon beim Beginne des Tagewerkes tüchtig, lebendig und frisch machen würde. Von Zeitverlust kann da nicht die Rede sein, denn in einer Minute ist die Ganzwaschung geschehen, und es kann sofort zur Arbeit geschritten werden.

Wie mancher in der Stadt macht im Frühjahr und im Sommer seinen *Morgenspaziergang!* Er probiere *vor demselben* die Ganzwaschung! Ich bin überzeugt, ich brauche ihn zum zweiten Male *nicht* aufzumuntern.

Solche, welche nach dem Ganzbade weder Bewegung machen noch an eine Arbeit gehen können und darin eine Entschuldigung suchen, tun unklug. Sie sollen die Ganzwaschung ruhig vornehmen und sich nach derselben ein halbes Stündchen zu Bette legen. Auch dieses geht an.

Wer es über sich bringt – es ist eine so kleine Überwindung! –, eine Zeitlang täglich oder wenigstens alle 2–3 Tage seinem Körper diesen Dienst zu erweisen, der dient demselben in Wahrheit gut und erwirbt sich selbst den besten Lohn.

Hat jemand in der Morgenfrühe keine Zeit, so ist *jede Tagesstunde* eine gute Stunde zur Waschung. Man ziehe sich zwei, drei Minuten in seine Schlafkammer, in die Waschküche usw. zurück, und die wohltuende Arbeit ist vorüber. Daß wir doch nicht so überaus bequem und wasserscheu wären!

Wenn der Schmied und Schlosser seine Werkstatt schließt, so wäscht er sich den Ruß und den Kohlenstaub vom Gesichte; wenn der Landmann, der auf Reinlichkeit was hält, vom Felde heimkehrt, so wäscht er sich die Hände und nimmt zur heißen Sommerszeit vor jeder anderen Erfrischung einen Schluck Wasser, um sich Mund und Gaumen auszuspülen. Wie gut wäre es erst, wenn beide nach *dem ermüdenden Tagewerk* den letzten Schweiß sich in einer Ganzwaschung abwischen würden! Ich wünschte, diese erquickende und stärkende Übung wäre viel mehr bekannt.

Abends vor dem Schlafengehen kann nicht jeder eine Wasseranwendung vornehmen, da diese manche Personen aufregt. Wer sie ertragen mag, verliert gerade da die wenigste Zeit und wird fester und ruhiger schlafen, als er sonst gewöhnt ist.

Gar vielen, welche nachts nicht einschlafen konnten, habe ich statt der Ganzbäder die leichtere Ganzwaschung und meistens mit gutem Erfolge empfohlen.

Zur Winterszeit rate ich stets an, zuerst ungefähr zehn Minuten ins Bett zu legen und erst, nachdem der ganze Körper warm geworden, die Waschung vorzunehmen.

b) Die Ganzwaschung für Kranke

Gerade bei Kranken habe ich stets die Erfahrung gemacht, nicht nur wie wenig die Reibungen, Frottierungen usw. nützen, sondern auch wie sie vielmehr gar oft schaden durch ungleichmäßige Erwärmung, durch Aufregung u. a.

Vor allem *dringe* ich bei der Ganzwaschung der Kranken *darauf,* einmal, *daß der ganze Körper,* die Fußsohlen sogar inbegriffen, *gewaschen* werde, und dann, daß er *gleichmäßig gewaschen* werde: gleichmäßig sowohl in Bezug auf das an alle Stellen des Körpers verwendete Quantum Wasser als auch in Bezug auf die Reibung, die mit jedem, selbst dem gelindesten Waschen verbunden ist. So nur wird die Naturwärme sich gleichsam natürlich, ungezwungen, gleichmäßig bilden; bei den angedeuteten Unregelmäßigkeiten müßte ihr Eintreten ebenfalls unregelmäßig, an den verschiedenen Stellen verschieden und, wenn nicht gerade von schädlicher, doch weniger günstiger Wirkung sein.

An *Kranken* lasse ich die Waschungen *stets in folgender Weise* vornehmen: Der Kranke setzt sich im Bett auf oder wird, wenn er allzu schwach ist, aufgesetzt und gestützt. Man wasche ihm schnell die Arme, dann Brust, Leib und Rücken, die ganze Wirbelsäule auf und ab! Der Kranke legt sich nieder. Noch kräftige, nicht allzusehr geschwächte Personen tun dieses in der Regel selbst. In längstens einer Minute ist auch dies geschehen. Nun kommen die Beine an die Reihe. In drei, längstens vier Minuten ist alles vorüber, und der Kranke fühlt sich wohl, ja wie neugeboren.

Man kann auch in zwei Abschnitten waschen: Zuerst den Oberkörper; dabei bleiben die Beine zugedeckt. Dann wird der Oberkörper wieder zugedeckt, und es folgt die Waschung der Beine und des Unterkörpers (Gesäßgegend).

Wie ich *jedem,* selbst *dem schwer Erkrankten,* täglich Gesicht und Hände waschen kann, gerade so leicht kann ich mit gutem Willen und mit liebevoller Sorgfalt diese Waschung vornehmen. Das zweite- und drittemal wird auch die Praxis schon eine bessere und größere sein.

Sollte einem Schwerkranken die Waschung des ganzen Körpers in der Tat auf einmal zuviel sein, dann *teilt man die Ganzwaschung in zwei oder gar drei Teilwaschungen!* Man wäscht in der Frühe Brust, Unterleib und Arme, nachmittags den Rücken und die Füße; oder man wäscht in den Morgenstunden die Brust und den Unterleib, gegen Mittag den Rücken, nachmittags die Arme und die Beine. Eine vorsichtige, schnelle Waschung kann niemals schaden, selbst wenn sie mit dem frischesten Wasser – was das Beste ist – vorgenommen wird.

Wann und wie oft bei Kranken die Ganzwaschung zu geschehen habe, ist bei den einzelnen Krankheiten angegeben.

Ich bemerke hier nur noch, daß namentlich *bei heftigem Fieber,* dann bei allen von heftigem Fieber begleiteten Krankheiten, besonders beim *Typhus* und den *Blattern*, die Ganzwaschungen eine Hauptrolle spielen und stets an die Stelle der kalten Ganzbäder treten, wenn diese aus irgendeinem Grunde nicht genommen werden können.

Beim Fieber zeigen die sich steigernde Hitze und die damit verbundene Bangigkeit stets selber die Zeit der jedesmaligen Wiederholung der Waschung an, die unter Umständen jede halbe Stunde geschehen kann. (Siehe Vorbemerkung, Serienwaschung!)

Viele Krankheiten habe ich durch die Ganzwaschungen allein geheilt.

Bei *schwächlichen Naturen* verwende ich zur Waschung statt des Wassers sehr oft den *Essig* (mit Wasser verdünnt). Abgesehen davon, daß er gründlicher die Haut reinigt, die Poren öffnet, stählt er auch.

Gar oft bekommt man zu hören, daß *Waschungen mit Wein, Spiritus* (den Essig nehme ich aus) usw. ganz außerordentliche Wirkung hervorbringen sollen. Ich habe solche Waschungen recht oft probierend und forschend vorgenommen, bin aber über den Bereich der ordentlichen, manchmal der recht mittelmäßigen Wirkung nie hinausgekommen. Manchmal hat mich ein Versuch ohne jeglichen Erfolg gelassen.

Vor Jahren galt der Franzbranntwein als unübertreffliches Waschungsmittel; Tausende von Flaschen wurden verkauft und gekauft. Die Sache ruhte dann einige Jahre, und erst seit den letzten Jahren macht dieser Geist wieder in der ganzen Welt die Runde.

Derlei Mittel kamen und verschwanden zu verschiedenen Zeiten wie die Kometen. Sie ziehen oft einen großen Schweif nach sich, dann aber verschwinden sie für immer. Es sind nicht die regulären, die gewohnten Sterne, die allnächtlich auftauchen und ruhig, aber ohne Unterbrechung und ohne Aufhören leuchten. Mit letzteren möchte ich das Wasser vergleichen. Es wirkt, und seine Anwendungen werden bleiben, wenn derlei „außerordentliche" Strömungen längst zu fließen aufgehört haben, zum Teil, weil sie die Probe nicht bestanden.

Ich wünschte nur recht lebhaft, daß das Wasser sich allgemein Bahn bräche, besonders in die Kreise hinein, die zu seiner nutz- und segensvollen Verbreitung und Anwendung alles tun könnten.

2. Die Teilwaschung

Die Teilwaschung betrifft nicht den ganzen Körper, sondern einen Teil desselben. Sie *wird* mit einem gröberen Handtuch und frischem Wasser *vorgenommen.* Im weiteren gelten ganz die gleichen Regeln wie oben.
Ob der Finger oder die Zehe, der Fuß oder die Hand oder was immer entzündet sei – überall und stets lösche man, wo und wann es brennt!

a) Die Oberkörperwaschung

Sie wirkt vorzugsweise auf die Zirkulationsverhältnisse der Brustorgane, also der Lunge, des Rippenfells, und auf das Herz, und kommt somit bei folgenden Erkrankungen zur Anwendung: Schnupfen, Bronchitis, Hals- und Nasenkatarrh (akut und chronisch), Grippe, Lungenentzündung, Rippenfellentzündung, Tuberkulose, Herzklappenentzündungen. Bei Neurasthenie sind Oberkörperwaschungen ein Mittel, das man besonders leicht selbst anwenden kann. Bei Basedowkranken sind Oberkörperwaschungen vielfach verträglicher als Ganzwaschungen.
Die Technik: Man beginnt am rechten Arm, vom Handrücken an aufwärts bis zur Schulter, dann auf der Innenseite des Armes zurück und wieder aufwärts bis zur Achselhöhle, nach deren Benetzung die Waschung der Brust, des Leibes und der Seiten des Rumpfes in vier bis fünf großen Strichen folgt.

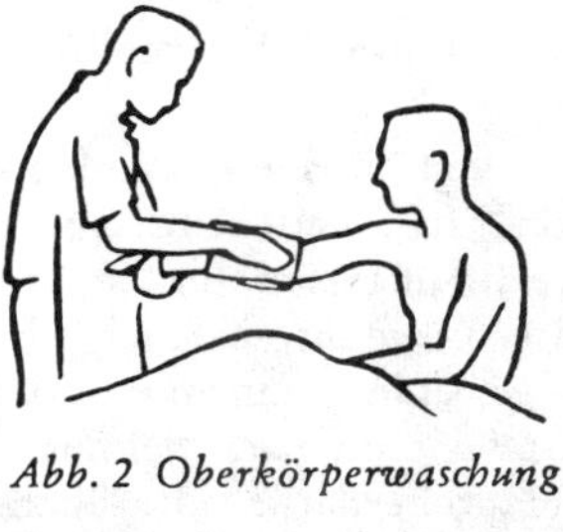

Abb. 2 Oberkörperwaschung

Nun wäscht man den linken Arm wie vorher den rechten und schließlich den Rücken mit großen Längsstrichen. Der Unterkörper des zu Behandelnden bleibt während der Waschung bedeckt. Das Handtuch wird zwischendurch einmal frisch ins Wasser eingetaucht. Es folgt rasches Ankleiden (Überziehen des Hemdes) und Erwärmung durch Bewegung oder im Bett.

b) Die Unterkörperwaschung

Sie wirkt auf die Zirkulation in den Beinen, auf Bauchorgane, Pfortaderkreislauf, ebenso ableitend auf den Oberkörper und ist demnach günstig bei folgenden Störungen: bei kalten Füßen, Krampfadern, Venenstauung und -entzündungen, Beingeschwüren unter Umgehung der wundhaften Stellen, Magengeschwüren, Entzündungen des Bauchfells und Beckenbindegewebes, bei Blasenstörungen, zur Ableitung bei Stauungserscheinungen der Brustorgane und bei Schlaganfall, bei Lähmungen der unteren Extremitäten, ferner bei Schwerkranken im Rahmen der allgemeinen Hautpflege zur Anregung von Hautstoffwechsel und Zirkulation. Die Technik: Nach Entkleidung des Unterkörpers beginnt man die Waschung am rechten Bein, vom Fuß an der Außenseite des Beines aufwärts streichend bis zur Hüfte, und an der Innenseite zurück. In gleicher Weise die Hinterseite des Beines und die Fußsohle. Nach frischem Eintauchen des Handtuches wird das linke Bein ebenso gewaschen, nachdem das gewaschene rechte bereits zugedeckt war. Es folgt die Waschung des Leibes und des Gesäßes in großen Kreistouren unter leichtem Seitwärtsbewegen des zu Behandelnden.

c) Die kleineren Teilwaschungen

Sie erfolgen sinngemäß wie die obigen an den betreffenden Teilen des Körpers.

B. Begießungen

Die besondere Form von Wasseranwendungen, die Kneipp in seinen Güssen entwickelt hat, stellt seine eigentliche Erfindung dar. Der verstorbene Dr. Baumgarten, der nach dem Tode Kneipps einer der ersten und erfolgreichsten Kneippärzte war, charakterisiert den Guß wie folgt: „Unter einem Guß im Kneippschen Sinne versteht man eine Anwendung, bei welcher Wasser in der Weise auf eine Stelle der Hautoberfläche oder über den ganzen Körper gegossen wird, daß ein gleichmäßiger, gebundener, nahezu druckloser Wasserstrahl sich über die zu behandelnde Stelle so verbreitet, daß eine spiegelglatte und vollständig gleichförmige Wasserplatte dieselbe bedeckt, je nachdem auch umschließt.“ Der Guß soll an den herzfernsten Teilen zuerst beginnen, damit der kalte Reiz sich langsam einschleicht. Hierdurch wird die im allgemeinen bei Kaltanwendungen eintretende Schockwirkung vermieden. Demselben Gedanken wird auch mit der Bevorzugung der Teilgießungen, zum Beispiel Knieguß und Armguß, Rechnung getragen. Unter dem intensiven Kältereiz tritt die Reaktion fast sofort ein. Sie erfaßt nicht nur die Gefäße der Haut, sondern auch die größeren Gefäßstämme. Die eintretende Reaktion gilt als Maßstab der Dauer eines Gusses; und indem Kneipp hierauf besonderen Wert legte, bildete er eine Form von Wasseranwendungen fast unerschöpflicher individueller Anpaßbarkeit aus. Die örtliche Wirkung eines Gusses besteht in einer bedeutenden Anregung der aktiven Durchblutung der begossenen Körperstelle infolge des einwirkenden Kältereizes. Sie unterscheidet sich nach Flamm von den ähnlichen Wirkungen bei kalten Bädern

1. durch die Tatsache des langsamen Reizzuwachses (Einschleichen des Reizes),
2. durch ihren größeren Kältedauerreiz. Sie führt daher zu einer intensiven Reaktion von längerer Nachwirkung.

Daraus ergibt sich ihre Verwendung bei örtlichen Zirkulationsstörungen, und durch die Begießung bestimmter Hautabschnitte kann man auch die Zirkulation der diesen Hautstellen zugeordneten inneren Organe beeinflussen, zum Beispiel bei der Haut des Oberkörpers und der Arme, die der Lunge und des Herzens, aber auch im Sinne der Ableitung durch eine Begießung entlegener Körperstellen. Es ist Sache des Arztes, ob er bei einem Guß die eine oder andere Einwirkung bevorzugen will, wie auch die Stärke der jeweiligen Anwendungen nach dem Kräftezustand des Kranken zu bestimmen. „Wegen ihrer stoffwechselanregenden Wirkung können Güsse bei fast allen Krankheitszuständen Anwendung finden. Bei ausgesprochen fieberhaften Zuständen sind sie weniger angezeigt, es sei denn, daß es sich mehr um örtlich begrenzte Temperaturerhöhungen handelt, wie beim akuten Gelenkrheumatismus. Durch die Intensität der Reizwirkung erfährt das Nervensystem verhältnismäßig eine starke Anregung. Aus diesem Grunde ist es zweckdienlich, bei stark reizbaren Menschen, also bei der erregbaren Neurasthenie, aber auch beim Basedow anfangs weniger Gießungen in Anwendung zu bringen. Andererseits sind Güsse überall dort angezeigt, wo eine allgemeine Anregung und Kräftigung erforderlich ist. Sie sind auch bereits im Kurbeginn bei Menschen mit Arterienverkalkung zu verwenden, wenn das subjektive Empfinden der Ermüdung und die objektiven Zeichen der Schwäche im Vordergrund des Krankheitsbildes stehen.“ (Flamm.)

Bei der Durchführung der Güsse ist die Beachtung der Wärmeverhältnisse bei den Erkrankten zu berücksichtigen. So ist besonderer Wert auf eine gründliche Vorerwärmung zu legen. Nach dem Gusse werden nur die der Luft ausgesetzten Körperteile abgetrocknet, Gesicht, Hände; von den übrigen Körperstellen werden die anhaftenden Tropfen mit der Hand abgestreift. Nach raschem Ankleiden ist durch Bewegung oder Einpackung im vorher angewärmten Bette für Dauererwärmung und vollständige Trocknung der Haut zu sorgen. Anfangs bediente sich Kneipp bei der Durchführung der Güsse eines kleinen Holzkübels mit überstehendem Stiel, der etwa fünf Liter Wasser faßte; dann kam die Verwendung der Gießkanne in Gebrauch, die auch heute noch dort notwendig ist, wo ein Schlauch, der an die Wasserleitung angeschlossen wird, fehlt. Mit dem Schlauch lassen sich der größeren Bequemlichkeit wegen die Güsse am leichtesten durchführen.

Der Gußschlauch ist ein gewöhnlicher Gummischlauch von etwa 1½ bis 2 Meter Länge und 2 Zentimeter lichter Weite. Wenn die aus dem Schlauch ausströmende Wassersäule bei Senkrechthaltung etwa handbreit übersprudelt, hat man die richtige Stärke des Gießstrahls. Das Wasser darf nicht hoch auf den Körper auffallen, sondern es soll ruhig über den Körper hinunterlaufen; und zu diesem Zweck halte man die Schlauchmündung etwa 10–15 Zentimeter vom Körper entfernt. Der Schlauch wird am besten von der Hand in Bleistifthaltung, also zwischen Daumen und Zeigefinger gefaßt, geführt. Die Schlauchmündung soll nach unten gerichtet sein, um ein gleichmäßiges Abfließen des Wassers zu ermöglichen. Nur bei einigen Wasseranwendungen, zum Beispiel beim Rücken- und Vollguß, wird der Schlauch in Kletterhaltung nach oben geführt. Der Guß muß ohne Unterbrechung durchgeführt werden, und es darf keine Zeit mit Wasserholen verlorengehen. Deshalb stellt man bei Verwendung der Kanne vorher genügend Wasser bereit. Für gewöhnlich werden die Güsse von einer zweiten Person ausgeführt; man kann aber auch kleinere Güsse, zum Beispiel Knie-, Schenkel- und Armguß, an sich selbst durchführen.

Unter *Wechselgüssen* versteht man die abwechselnde Anwendung von heißem und kaltem Wasser. Wechselgüsse werden von vielen Patienten bevorzugt. Die Technik ist hierbei dieselbe, nur ist die Zeitdauer der Einzelbegießung etwas kürzer als beim einfachen kalten Guß. Es wird ein- bis dreimal gewechselt; man beginnt mit dem heißen Wasser, die Beendigung des Gusses muß jedoch unbedingt die kalte Begießung bilden. Wir kennen heute vier

Arten von Wechselgüssen: a) Wechselguß einschleichend (34–40 Grad aufsteigend und allmählich auf 22–16 Grad fallend); b) Wechselguß leicht – einmaliger Wechsel; c) Wechselguß normal – zweimal wechseln; d) Wechselguß stark – drei- bis viermal wechseln. In Fällen, wo wir nur die Warmwirkung bevorzugen (Krampfzustände – Spasmen), kommt auch der Heißguß als Hauptprinzip zur Anwendung, es wird danach sofort Bettruhe eingenommen oder nur eine kalte Nachwaschung der begossenen Teile vorgenommen.

1. Der Knieguß

Die Füße werden bis über die Knie entblößt, die Beinkleider möglichst weit zurückgeschlagen, um sie vor Nässe zu schützen. Man beginnt am rechten Fuß rückwärts und führt den Wasserstrahl über den Vorderfuß zur Ferse und geht langsam an der Wade hoch bis über die Kniekehle und hält hier den Schlauch so, daß die ganze Rückseite des Unterschenkels von einem gleichmäßigen Wassermantel umgeben ist. Nach einigem Verweilen an dieser Stelle geht man an der Innenseite des Unterschenkels bis zur Ferse zurück. Dann beginnt man am linken Fuß in der gleichen Weise wie vorher am rechten Fuß und führt wiederum den Wasserstrahl bis in die Gegend der Kniekehle, verweilt hier einige Zeit, wechselt einmal unmittelbar zur rechten Kniekehle über, dann wieder zurück zur linken Kniekehle und geht an der Innenseite des linken Unterschenkels zur Ferse abwärts.

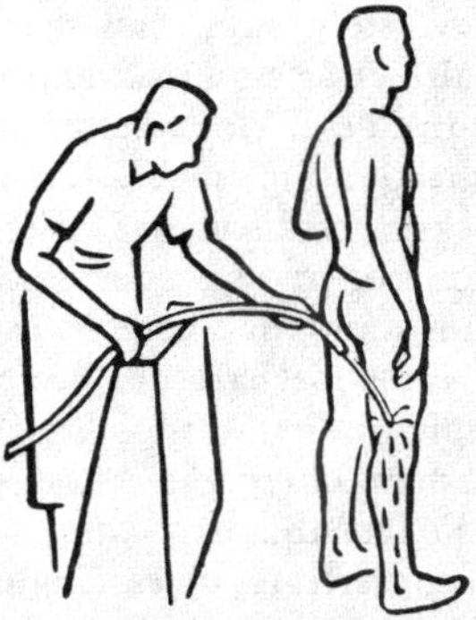

Abb. 3 Knieguß

Die Vorderseite wird in der gleichen Weise begossen. Wiederum am rechten Fuße beginnend, führt man den Wasserstrahl bis über

die Kniescheibe und bleibt hier einige Zeit stehen, wobei die Vorderseite des Unterschenkels von einer gleichmäßig fließenden Wasserplatte umspült wird. Die Begießung des linken Unterschenkels mit kurzem Wechsel nach dem rechten Unterschenkel erfolgt wie bei der Begießung auf der Rückseite. Man vermeidet eine direkte Begießung des Schienbeins und geht mehr über die seitlichen Muskelteile auf- und abwärts. Bei blutarmen Personen und solchen mit einem schlechten Reaktionsvermögen sollen die ersten Begießungen kurz sein; die Dauer der einzelnen Begießung schwankt gewöhnlich zwischen drei bis zehn Sekunden für die Vorder- oder Rückseite des rechten oder linken Unterschenkels. Sie ist aber streng individuell zu handhaben. Sobald die Reaktion eingetreten ist, die man an der Rötung der Haut oder dem subjektiven Wärmegefühl erkennt, muß die Gießung sofort abgebrochen werden. Eine bläuliche Verfärbung der begossenen Stellen deutet an, daß die Gießung zu lange gedauert hat.
Der Knieguß regt die örtliche Durchblutung der Haut, der Muskulatur und des Knochensystems des Unterschenkels an. Sie erstreckt sich aber auch auf die Organe des kleineren Beckens unter Beeinflussung des Nervensystems, sowie auf die Harnwege und den Dickdarm. Die ableitende Wirkung erstreckt sich auf die Organe des Oberbauches und Oberkörpers, Leber, Magen, Brustorgane, Kopf und Hals. Kopfkongestionen (Blutwallungen zum Kopfe) lassen sich demnach durch Begießung der Unterschenkel beeinflussen, ebenso Stauungszustände der Lunge wie Stauungen im Pfortaderkreislauf. Es versteht sich, daß der Knieguß besonders günstig auf chronisch kalte Füße einwirkt, und wir beobachten nach längeren Kuren eine günstige Beeinflussung dieser und der damit im Zusammenhang stehenden Störungen. Die ableitende Wirkung bei Herzfehlern, bei katarrhalischen Zuständen, zum Beispiel Hals- und Bronchialkatarrh, ist seit jeher geschätzt.
Man kann den Knieguß auch im Sitzen verabreichen, bei Bettlägerigen, indem die Beine außerhalb des Bettrandes in ein Gefäß zum Auffangen des abfließenden Wassers gestellt werden. Hierbei wird ein kleines Bänkchen unter die Füße gestellt, damit das Wasser auch von den Füßen ablaufen kann. Die Benetzung des Bettrandes kann durch Unterlegen eines Gummituches, das bis in das Gefäß hinabreicht, vermieden werden. Benutzt man zur Gießung Gießkannen, so können deren zwei bis fünf verwendet werden. Über die Anwendung bei Kranken und Schwächlichen sagte Kneipp: „Sie halten den Guß beim ersten Anprall sehr schwer aus.

Kein Anfänger tut ganz leicht. Schon Männer, welche zuerst über das Bagatellverfahren witzelten, dann die elektrischen Schlägen gleichende, bis ins Innerste hinein erschütternde Wirkung verbeißen wollten, habe ich wie Espenlaub zittern und vor Schmerz weinen sehen. Es ist das der beste Beweis für die elektrisierende, auffrischende, stärkende Wirkung dieses Gusses. Rekonvaleszenten, blut- und säftearmen Personen, deren Fußknochen nicht kernige Muskeln, sondern nur dünne, armselige Fleischmäntelchen tragen, rate ich, die erste Zeit nie mehr als zwei bis drei Güsse zu nehmen; auch bei jedem Anfänger soll das erstemal die Zweizahl nicht überschritten werden. Sie können in den folgenden Tagen auf vier bis sechs steigen. Nach acht bis zehn Kniegüssen ist jedes Schmerzgefühl verschwunden. Mit Behagen, mit einem gewissen Sehnen, erwartet man den nächsten Strahl, der in so kurzer Zeit die verweichlichten Füße so bedeutend gestärkt hat."

Insbesondere wird in der Einleitung von Wasserkuren oder als Abhärtungsmittel vom Knieguß weitgehendster Gebrauch zu machen sein.

In der vorstehenden Beschreibung der Technik, wie in den folgenden Abschnitten, wird jeweils nur die „Strichführung" für eine einzelne Begießung dargestellt. Diese Strichführung gilt sinngemäß auch für die Wechselgüsse.

2. Der Schenkelguß

Der Schenkelguß besteht darin, daß außer den beim Knieguß begossenen Stellen die Oberschenkel bis zur Hüfte in den Guß einbezogen werden. Man entkleidet sich also bis zur Gürtellinie, behält jedoch die Oberkörperkleidung an, um Wärmeverlust zu vermeiden. Der Guß beginnt rückwärts am rechten Fußrand wie beim Knieguß. Von hier führt man den Wasserstrahl langsam an der Außenseite des Beines bis zur Hüfte, von wo man das Wasser in breiter Platte über das Bein hinabfließen läßt, dann Abwärtsgang an der Innenseite des Schenkels bis zur Ferse. In gleicher Weise erfolgt nun links, vom äußeren Fußrande aufwärts bis zur Hüfte, die Begießung des linken Schenkels. Es wird dann einmal unterhalb der Gesäßmuskulatur bis zur rechten Hüfte hinüber gewechselt, dann wieder zurück zum linken Schenkel, wobei meist die Reaktion schon eingetreten ist. Abwärtsgang an der Innenseite des linken Schenkels bis zur Ferse. An der Vorderseite wird die Begießung rechts und links bis zur Leistenbeuge durchgeführt.

Beim Wechseln von links nach rechts geht man über die Mitte des Oberschenkels, nicht jedoch direkt über Blase und Unterleib.
Die Wirkung des Schenkelgusses ist die erhöhte Wirkung eines Kniegusses; er wird meistens im Anschluß an eine Serie von Kniegüssen und damit erfolgter Gewöhnung durchgeführt. Er wirkt intensiver als der Knieguß, insbesondere auf die Blase, Unterleibsorgane, auf Leber und Pfortadergebiet, und regt die Zirkulation mächtig an. Seine Heilanzeigen erfassen demnach die des Kniegusses, zum Beispiel ausgedehnte Krampfadern, Rheumatismus der Muskelgruppen des Oberschenkels, Lähmungen der unteren Glieder, ferner Ischias, hier besonders in der Form der Wechselschenkelgüsse, sowie Veränderungen am Hüftgelenk (Entzündungen, chronisch arthritische Veränderungen, hier auch im Wechsel mit heißen Packungen von Heublumen oder im Anschluß an heiße Bäder). Bei Nierenblutungen ist jedoch der Knieguß zu bevorzugen. Der Schenkelguß ist ein Mittelding zwischen Knieguß und Unterguß oder verstärktem Schenkelguß. Der Guß ist vielgebräuchlich auch als Wechselguß.

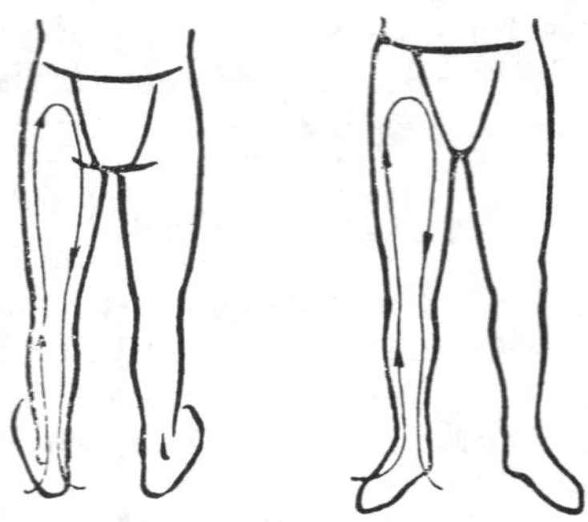

Abb. 4/5 Schenkelguß

3. Der Unterguß

Beim Unterguß wird der Körper vom Fuße beginnend rückwärts bis über die Hüften benetzt, in gleicher Weise auch von vorne, so daß der ganze Unterkörper, vorzüglich aber Kreuz- und Lendengegend, gut bespült wird. Weil er sich über den ganzen Unterleib erstreckt, ist sein Name „Unterguß" auch gerechtfertigt. Vorne wird der Strahl bis zum Rippenbogen hochgeführt. Die Wirkung ist eine noch intensivere als beim Schenkelguß und gleicht dem kalten Halbbad. Wir bevorzugen ihn bei Stauungszuständen im Magen und Darmkanal, bei Ausscheidungsveränderungen des Magens (Übersäuerung), bei krampfhafter Zusammenziehung der Magen- und Darmmuskulatur wie auch bei Erschlaffungen derselben. Stauungen im Pfortaderkreislauf, Schwellung der Leber, Gasstauung, Neigung zu Grieß- und Steinbildungen gehören zum Anwendungsgebiet des Untergusses. Im übrigen bestehen für den Unterguß die gleichen Heilanzeigen wie für Knie- und Schenkelguß. Eine Abart des Schenkelgusses bzw. Untergusses in der Form des *Schenkelgusses* mit *Leibspirale* ist bei chronischer Verstopfung gebräuchlich. Hierbei wird an der Vorderseite nach Begießung der Schenkel der Strahl spiralenförmig um den Nabel herum geführt. Als Wechselguß ist er wie der einfache Unterguß viel gebräuchlich.

4. Der Rückenguß

Beim Rückenguß wird die Gesamtrückseite des Körpers begossen. Man beginnt am rechten Fuß, führt den Wasserstrahl an der Außenseite des Körpers bis zur Hüfte langsam hinauf und geht an der Innenseite zur Ferse zurück. Die linke Seite wird in gleicher Weise bis zur Hüfte begossen. Von der linken Hüfte geht man dann über das Gesäß zum rechten Arm, wobei der Gießer zunächst den ganzen Rücken des Patienten mit einer Handvoll Wasser vorwäscht, damit der Kältereiz nicht zu schroff auf den Rücken trifft. Am rechten Arm wird nun der Schlauch in senkrechter Haltung (Mündung nach oben, sogenannte Kletterhaltung) bis zur Höhe des rechten Schulterblattes geführt, wo man einige Zeit verweilt und darauf achtet, daß die rechte Rückenhälfte mit Arm von einem gleichmäßigen Wassermantel bedeckt wird. Weiter führt man den Schlauch am Rücken abwärts und über das Gesäß zum linken Arm. Hier geht man aufwärts bis zum linken Schulterblatt, verweilt wieder einige Zeit und wechselt nun mehrmals von einer Rückenhälfte zur anderen. Beim Wechsel bevorzugt man den Gang über das Gesäß, um eine direkte Begießung der Wirbelsäule zu vermeiden. Da der Rückenguß eine starke Wirkung ausübt, fordert man den Patienten auf, während der Begießung ruhig und gleichmäßig ein- und auszuatmen. Auch beim Hochführen des Wasserstrahls am Rücken gehe man langsam vor! Sobald die Reaktion eingetreten ist, gehe man an der linken Seite bis zur Ferse abwärts. Zweckmäßig ist es auch, wenn sich der Patient, bevor die Begießung des Rückens erfolgt, mit ein wenig Wasser die Brust abwäscht.

Schwächlichen Kranken und solchen, denen das Stehen schwerfällt, kann der Guß auch in sitzender Haltung verabreicht werden, wobei der Patient sich auf ein Brett, das auf eine Sitzbadewanne gelegt ist, setzt. Hierbei werden die Beine nicht begossen. Um Schockwirkungen zu vermeiden, ist auch hier ein Vorwaschen des Rückens und der Brust zweckmäßig.
Der Rückenguß ist eine sehr starke Anwendung und wird von vielen als noch stärker wie der Vollguß empfunden. Atmung und Herztätigkeit werden stark angeregt; ebenso ist die Wirkung auf die Baucheingeweide auffallend. Zu seinen Heilanzeigen gehören: Schwäche der Rückenmuskulatur, Verkrümmung der Wirbelsäule. Beim Bronchialasthma wird der Auswurf gefördert. Die stoffwechselanregende Wirkung wird bei der Fettsucht geschätzt; auch wirkt er anregend auf die blutbildenden Organe. Schwache Patienten und nervös Überreizte vertragen den Rückenguß nicht. Als Rückenguß/heiß mit nachfolgender kühler Waschung ist er oft verträglicher.

5. Der Armguß

Wie die Beine bei Knie- und Schenkelguß für sich allein in Behandlung kommen, so kann es öfters auch zweckdienlich sein, die Arme speziell zu begießen. Der Oberkörper wird vollständig entblößt, und bei leichter Rumpfbewegung werden die Arme auf ein kleines Bänkchen oder ein besonderes Gestell gestützt. Wir beginnen die Begießung an der rechten Hand und führen den Wasserstrahl über den Handrücken langsam den Arm hinauf bis zur Schulter; hier wird einige Zeit verweilt, so daß das abfließende

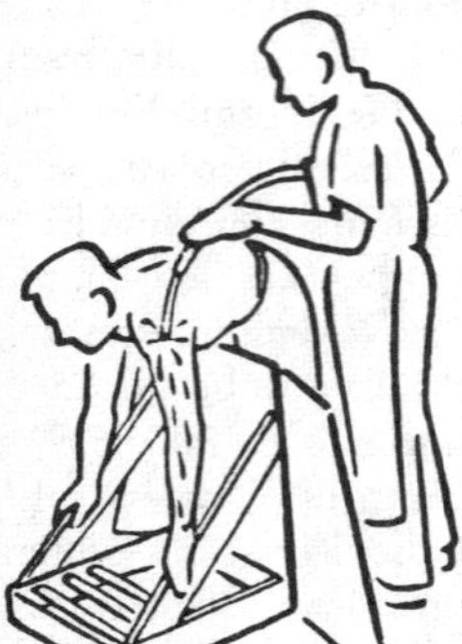

Abb. 6 Armguß

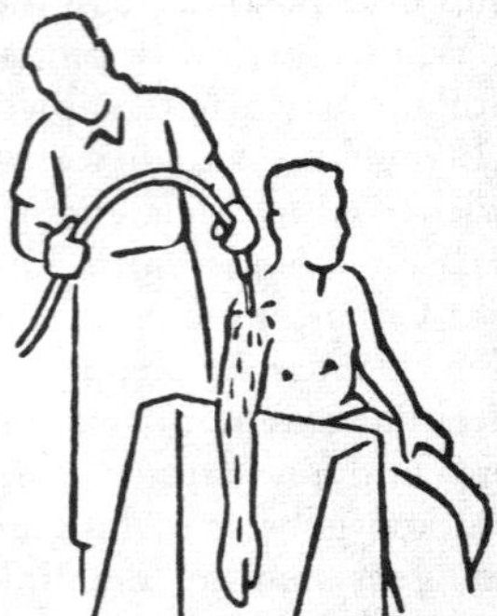

Abb. 7 Armguß im Sitzen

Wasser in einem breiten Mantel den ganzen Arm umfließt. Dann wird der Strahl den gleichen Weg wieder zurückgeführt und der linke Arm ebenso begossen. Beim zweiten Wechsel dreht der Patient den Arm etwas nach außen, und der Wasserstrahl geht nunmehr über die Innenfläche der Hand, an der Innenseite des Armes hinauf und hinunter. Die Begießung kann ein- bis zweimal wiederholt werden.
Wird das Gießen in gebückter Haltung nicht gut vertragen, zum Beispiel bei Blutandrang zum Kopf und Schwindelgefühl, so kann man den Guß auch im Sitzen verabreichen. Der Patient hält hierbei jeweils den rechten und linken Arm zur Begießung bereit, indem er in sitzender Haltung den Körper leicht seitwärts neigt.
Einfachsterweise kann der Armguß unter einem fließenden Wasserhahn genommen werden, indem man die Arme jeweils rechts und links von der Hand an aufwärts bis zur Schulter unter dem Wasserstrahl herbewegt. Die Wirkung des Armgusses bezieht sich in erster Linie auf eine Zirkulationsanregung, dann auf den Stoffwechsel und das Nervensystem der Arme. Reflektorisch wirkt der Armguß auch auf die Durchblutungsverhältnisse des Herzmuskels ein. Die Atmung wird angeregt. Bei allen Zirkulationsstörungen der Arme, Neigung zu kalten Händen und rheumatischen Veränderungen in den Armen ist der Armguß angezeigt. Ferner wirkt er auf nervöse Störungen (Schreibkrampf), vor allem nervöse Herzstörungen, Basedow. Bei Herzklappenfehlern und Veränderungen der Herzmuskeln, Herzmuskelschwäche und Verminderung der Herzkraft übt er eine günstige Wirkung aus. Bei Erkrankungen anderer Organe und gleichzeitiger Anstrengung des Herzens kommt ihm eine die Herzkraft unterstützende Wirkung zu. Stark ableitend wirkt er auf Kopf und Hals, und so ist er bei Blutandrang zum Kopfe, Benommenheit, Schwindelgefühl und bei katarrhalischen Veränderungen der oberen Luftwege angezeigt. Einleitend bei Kuren wird oft der Wechselarmguß genommen.

6. Der Oberguß

Der Oberguß ist das Gegenstück zum Unterguß und stellt eine Begießung des gesamten Oberkörpers, also von Brust, Rücken, Hals und Armen, dar. Der zu Behandelnde entkleidet sich bis auf die Beinkleider, jedoch muß jede Einschnürung durch Hüftgürtel vermieden werden. Das Einfließen des Wassers in die Unterkörperbekleidung wird durch ein übergelegtes Handtuch verhütet. Der

Oberkörper wird dann nach vorne geneigt, wobei sich die Hände auf das Obergußgestell (siehe Abb. 6) stützen sollen, so daß das Wasser von der Kreuzbeingegend zum Nacken hinabfließen kann. Steht kein Obergußgestell zur Verfügung, so können die Hände auch auf ein Bänkchen, das in irgendein Gefäß zum Auffangen des Wassers, Badewanne oder Waschschaff, gestellt ist, gestützt werden. Das Gefäß, in welches das Wasser abfließt, kann aber auch statt auf der Erde selbst auf einem Stühlchen stehen. Der Kopf wird hochgehalten, jedoch nicht steif, und man läßt den zu Begießenden leichte drehende Bewegungen des Kopfes ausführen. Wie bei allen Begießungen ist die Aufforderung zum tiefen Ein- und Ausatmen während der Begießung wichtig. Man beginnt am rechten Arm, indem man an der Innenseite bis zur Schulter aufwärts geht, um dann sofort an der Außenseite des Armes zur Hand wieder zurückzugleiten. Unter dem rechten Arm hindurch wird dann der Schlauch zur Innenseite des linken Armes, von der Hand an aufwärts bis zur Achselhöhle geführt, von hier in Aufrechthaltung der Schlauchmündung zur Begießung der Brust mit einigen Kreistouren, bei Frauen in Achterform. Dann geht man mit dem Wasserstrahl langsam von der rechten Brustseite her auf die linke Seite über und läßt das Wasser in einem breiten Mantel über den Rücken fließen, wobei der Patient immer wieder zum Tiefatmen aufzufordern ist, da hierbei häufig eine kurze Atmungsstockung eintritt. Die Wirbelsäule darf nie von einem direkten Strahl getroffen werden, und man wechselt die Auftreffstellen des Strahles mit leichten Hin- und Herbewegungen rechts wie links gleichmäßig. Vorher legt der Gießer seine freie Hand in den Nakken des Patienten, so daß das Wasser ohne Benetzung der Haare über die Schultern abfließen kann. Nach Eintritt der Reaktion wird der Wasserstrahl über den linken Arm außen abwärts geführt.

Im Beginn einer Kur und bei schwächlichen Personen kann der Oberguß zunächst auch als verstärkter Armguß verabreicht werden. Hierbei begießt man zunächst den rechten Arm bis zur Schulter, geht dann über das Schulterblatt bis zum Rücken und läßt nun das Wasser, indem die Schlauchmündung armwärts gehalten wird, über die rechte Rückenhälfte zu Schulter, Brust und Arme abfließen. Der Strahl wird dann wieder bis zur Hand zurückgeleitet. Auf der linken Seite verfährt man ebenso. Nach Schluß der Begießung streift der Gießer mit den beiden Händen den Rücken des Patienten nackenwärts ab. Es folgt die rasche Bedeckung des Körpers; Hände, Hals und Haare, soweit sie benetzt worden sind, werden abgetrocknet. Frauen benutzen zweckmäßig eine Badehaube. Der Oberguß ist eine der schönsten Kneippschen Anwendungen, die wir kennen; das Erfrischungsgefühl ist sehr stark und von längerer Dauer. Die Wirkung ist eine starke örtliche und allgemeine. Sie umfaßt die großen Hautflächen des Oberkörpers und die Muskelgruppen des Schultergürtels, weiterhin die Organe der Brusthöhle, Lunge mit Brust- und Rippenfell, ferner das Herz. Vorsicht ist geboten bei Überfüllung der Lungengefäße, bei Lungentuberkulose, wenn Blutungsneigung besteht, bei Arteriosklerose der Brustschlagader und der Lungengefäße. Die Begießung des Halses regt die im verlängerten Rückenmark liegenden zentralen Schaltstellen für Atmung und Kreislauf stark an. Ohne ärztliche Verordnung soll der Oberguß nicht genommen werden. Bei Neigung zu Katarrhen der oberen Luftwege ist er ein ausgezeichnetes Mittel, ebenso bei engem Brustkorb, bei chronischer Bronchitis, bei Bronchialasthma, bei der Lungenblähung. Bei Tuberkulose der Lunge wird die Zirkulation geregelt, jedoch müssen, wie oben angedeutet, die Fälle zunächst ausgeschieden werden, bei denen Neigung zu Blutungen besteht. Nach Eingewöhnung innerhalb der Kur mittels Waschungen und Auflagen kann der Oberguß aber auch bei schlimmeren Krankheitszuständen angewandt werden. Gewöhnlich beginnt man mit dem Wechseloberguß oder Wechselarmguß mit Brustbegießung, bevor man zum kalten Oberguß in der Kur übergeht. Bei Erkrankungen des Halses und Kehlkopfes (Stimmbänder) ist der Oberguß ebenfalls von Vorteil. Herzkranke nehmen den Oberguß erst nach längerer Eingewöhnung mit Kniegüssen, Armgüssen, Armbädern usw. Auch bei Erkrankungen der Bauchorgane kann der Oberguß im Wechsel mit dem Schenkelguß und Unterguß zur Anwendung gelangen. Ableitend wirkt er bei Kopfkongestionen, Benommenheit und nervösen Erregungszuständen. Ebenfalls ist die ableitende Wirkung bei Stauungszuständen im Unterleib und bei Krampfadern geschätzt.

7. Der Kopfguß

Dabei gießt man das Wasser über den Kopf, indem man hinter dem rechten Ohr beginnt und den Wasserstrahl an der Haargrenze entlang über den Hinterkopf am linken Ohr vorbei über die Stirne führt. Weiter umkreist man den Kopf in immer enger werdenden Spiralen bis zum Scheitel. Hier bleibt man einige Sekunden stehen und läßt das Wasser über den Kopf fließen; sodann geht man den gleichen Weg zurück. Länger als 1/2 Minute darf niemals gegossen werden. Nach dem Guß werden Gesicht und Haare abgetrocknet. Der Kopfguß wird selten verwendet, und die Empfindung dabei ist nicht immer angenehm, außer bei starkem Hitzegefühl. Bei Benommenheit des Kopfes kann er mit anderen Anwendungen in Frage kommen.

8. Der Gesichtsguß

Man beugt sich leicht nach vorne und stützt dabei die Hände auf; um den Hals legt man ein Handtuch. Mit abgeschwächtem Gießstrahl beginnt man rechts unterhalb der Schläfe und umkreist langsam das Gesicht. Dann führt man den Strahl mehrere Male über die Stirne, gießt in langsamen Strichen von der Stirne zum Kinn das ganze Gesicht ab, ohne jedoch den Patienten zwischendurch beim Einatmen zu behindern. Die Beendigung des Gusses erfolgt mit einer ovalen Begießung des Gesichtes. Es folgt die Abtrocknung. In seiner Wirkung ist die Anregung der Hautzirkulation des Gesichtes bemerkenswert, was zu seiner Bezeichnung als Schönheitsguß beigetragen hat. Bei geistiger wie auch körperlicher Ermüdung wirkt dieser Guß sehr erfrischend, besonders bei Ermüdung der Augen nach Kopfarbeit und Lesen. Bei Migräne, jeweils auch zur Linderung der Zahnschmerzen, kann dieser Guß ebenfalls in Frage kommen.

9. Der Ohrenguß

Kopf und Rumpf werden wie beim Gesichtsguß gehalten; eine leichte Seitwärtsdrehung des Kopfes ist zweckmäßig. Beginn der Gießung hinter dem Ohr mit abgeschwächtem Strahl und Umkreisung der Ohrmuschel mehrmals. In das Innere des Ohres soll das Wasser nicht eindringen. Zu diesem Zwecke kann man den Gehörgang mit Watte verstopfen. Dieser Guß wirkt auf die Zirkulationsverhältnisse im Innenohr sowie auf die knöchernen Teile des Gehörganges und seine Umgebung. Bei Ohrensausen, Gehörnervenschwäche und Schwerhörigkeit wird seine unterstützende Wirkung der Behandlung geschätzt.

10. Der Augenguß

Man schwächt den Strahl stark ab und preßt die Schlauchöffnung mit Daumen und Zeigefinger etwas zusammen, so daß der Strahl fächerartig wird. Die Kopfhaltung ist wie beim Gesichtsguß. Man beginnt am rechten Auge, indem man von der Schläfe aus etwa dreimal das Auge langsam umkreist, ebenso links. Auch hier ist darauf zu achten, daß der Patient beim Wechseln von rechts nach links Zeit zum Atemholen hat. Die jeweilige Begießung des einen oder anderen Auges darf nur ein bis zwei Sekunden dauern. Zweckmäßig ist es, zwischendurch mit der Begießung etwas auszusetzen. Die Wirkung dieses Gusses regt die aktive Durchblutung der Haut um das Auge, der Augenbindehäute und des Augeninnern an. Daher ist er bei geschwächten Augen (Brillenträgern), Ermüdung der Augen durch Lesen und Kopfarbeit sehr geschätzt. Auch Augenmuskellähmungen gehören zum Anwendungsgebiet dieses Gusses.

11. Der Vollguß

Der Vollguß oder Ganzguß erstreckt sich, wie der Name besagt, auf den ganzen Körper. Man beginnt am rechten Fuß rückwärts und führt den Wasserstrahl an der rechten Außenseite des Körpers langsam bis zur Hüfte und sofort wieder zur Ferse langsam abwärts. Auf der linken Seite geht man ebenfalls langsam hoch bis zur Hüfte, gibt dem zu Begießenden etwas Wasser in die linke Hand, damit er sich die Brust abwaschen kann; gleichfalls wäscht der Gießer mit der freien Hand den Rücken vor. Über das Gesäß wird nun der Wasserstrahl zum rechten Arm und hier aufwärts bis zur Schulter geführt, von wo man das Wasser gleichmäßig über die rechte Körperhälfte fließen läßt. Der größere Teil des Wassers soll hierbei über die Rückseite, der kleinere Teil über die Vorderseite des Körpers fließen. Nun führt man den Schlauch am Rücken abwärts über das Gesäß zum linken Arm und hier aufwärts zur linken Schulter, gießt in gleicher Weise wie rechts die linke Körperseite ab, wechselt über dem Nacken nach rechts und wieder nach links und geht nach Eintritt der Reaktion an der linken Körperseite abwärts. Bei der Begießung von vorne beginnen wir nicht an den Füßen, sondern gleich am rechten Arm und führen den Wasserstrahl aufwärts bis zur Schulter, von wo wir die größere Wassermenge auf die Vorderseite und den kleineren Teil nach der Rückenseite abfließen lassen. Dann geht man an der Vorderseite des Rumpfes abwärts und wechselt über die Mitte der Oberschenkel, also nicht über den Leib, zur anderen Seite und geht am linken Arm aufwärts zur linken Schulter, wo wiederum die gleichartige Begießung wie rechts erfolgt, und wechselt über dem Brustbein von einer Seite zur anderen; nach Eintritt der Reaktion führt man den Wasserstrahl linksseitig abwärts. Mit dem Vollguß erreichen wir eine sehr tiefgreifende Anregung der gesamten Zirkulationsverhältnisse. Es versteht sich, daß der Vollguß nur von Personen mit gutem Allgemeinbefinden vertragen wird; in allen Fällen wird er jedoch erst nach einer Reihe anderer kleinerer Anwendungen und der dadurch erfolgten Eingewöhnung genommen. Dann hinterläßt er ein starkes Gefühl der Erfrischung und einer allgemeinen Leichtigkeit. Mit dem Reaktionseintritt werden die Blutmassen in die Hautdecke und in die inneren Organe geleitet, womit das sogenannte Kesselgebiet des Kreislaufs entlastet wird. Das Hauptanwendungsgebiet des Vollgusses sind Abhärtungskuren für kräftige Personen und die Behandlung von Stoffwechselstörungen, wie Fettsucht. Auch bei örtlichen Stauungszuständen in der Blutzirkulation kann der Vollguß in Frage kommen, nicht jedoch bei fortgeschrittener Arterienverkalkung, Versagen der Herzleistung (Herzinsuffizienz), abnorm niedrigem Blutdruck und bei depressiven Erregungszuständen:

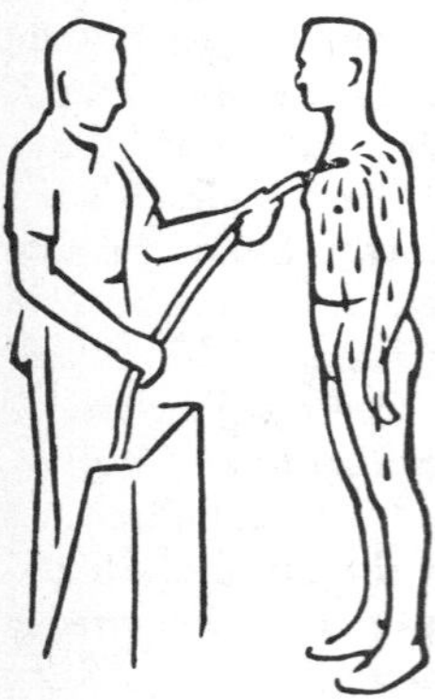

Abb. 8/9
Ausführung des Vollgusses

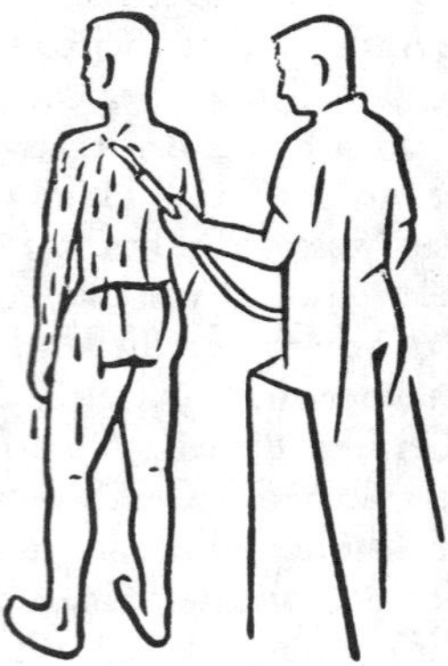

12. Über die einfache Abgießung nach Warmanwendungen

Es ist eine wohlbegründete Regel bei Kneipp, warmen Anwendungen, Vollbädern zum Beispiel, eine kurze kalte Begießung folgen zu lassen, um das Ermüdungsgefühl zu beseitigen und die weit geöffneten Poren zu schließen.

Die Begießung erfolgt rasch über den ganzen Körper, ähnlich wie beim Vollguß, jedoch mit mildem Wasserstrahl, zu welchem Zwecke der Schlauch an seiner Öffnung etwas zusammengepreßt wird. Bei schwächlicheren Personen und solchen, die leicht zu raschen Verschiebungen der Blutmassen im Körper, zu Herz- und Kopfkongestionen, höherem Blutdruck neigen, empfiehlt es sich, die Begießung zunächst in Form des verkürzten Schenkelgusses durchzuführen und den Oberkörper mit der Hand kalt abzuwaschen, oder man gießt den Rumpf temperiert ab, Arme und Beine kalt, was fast jeder verträgt. Dem Grundsatz der Anpassung kann es in besonders gelagerten Fällen auch entsprechen, daß nur eine kalte Waschung statt einer Abgießung durchzuführen ist.

13. Blitzgüsse

Allgemeines

Zum Kältereiz der einfachen Gießung tritt beim Blitzguß noch die gleichzeitige Einwirkung des mit größerer Kraft auftreffenden Wasserstrahls. Der Blitzguß „klopft und hämmert am ganzen Körper“; er entleert zunächst mechanisch die Hautgefäße und die Gefäße der Muskulatur. Dadurch entsteht eine intensive Bewegung der peripheren Blutmenge, die sich besonders dort als günstig erweist, wo eine lähmungsartige Erweiterung bzw. Stauung der Blutgefäße vorliegt. Erfahrungsgemäß ist letzteres nicht nur bei Zuständen beginnenden Versagens der Kreislauf- und Herzfunktion der Fall, sondern auch bei vielen Stoffwechselgestörten und solchen mit einer Neigung zur Gewebsverschlackung. Insbesondere werden der Lymphstrom und der Wasserhaushalt des Körpers durch Blitzgüsse stark beeinflußt. Die Verbrennungsvorgänge erfahren eine starke Anregung. „Unter der kräftigen Druckwirkung des Wasserstrahls werden zahlreiche Zellen der Haut zertrümmert. Die hierbei auftretenden Zerfallsstoffe der Zellen wirken im Sinne einer körpereigenen Reiztherapie und veranlassen die Bildung von auflösenden, entgiftenden und ausscheidenden Substanzen. Dies kann bei Anwesenheit von spezifischen Krankheitsstoffen Ursache zur Fieberbildung sein“ (Flamm).
Aus diesen Wirkungen leiten sich auch die Heilanzeigen ab:
Stoffwechselstörungen, insbesondere Fettsucht, Zustände des Versagens des peripheren Kreislaufs, ausgenommen bestimmte Herzfehler, z. B. Mitralstenose und Erweiterungszustände des Herzens (wie bei Aortenklappenfehlern). Nicht unter allen Umständen sind Herzfehler eine Gegenanzeige, besonders wenn Teilblitzgüsse angewandt werden und eine langsame, vorsichtige Gewöhnung durch

andere Anwendungen stattfand. Erkrankungen der Ischiasnerven, chronische Gelenkveränderungen und viele Zustände, die unter dem Sammelnamen des Rheumatismus zusammengefaßt sind, ausgenommen natürlich akuter Gelenkrheumatismus und alle entzündlichen Formen können den Blitzguß angezeigt erscheinen lassen.

Es versteht sich, daß ein Blitzguß nur auf ärztliche Verordnung hin genommen werden darf.

In der letzten Zeit haben wir aus praktischer Erfahrung heraus auch den *Heißblitz,* insbesondere auf die Rückenzonen, im Sinne einer Reflexzonenmassage mit dem Wasserstrahl, in die Kneippkur eingeführt. Es hat sich erwiesen, daß diese Art Güsse sich zur Umstimmung des gesamten Vegetativums (unbewußtes Nervensystem) recht gut bewähren, z. B. in der Behandlung der chronischen Magen- und Zwölffingerdarmerkrankungen, vorausgesetzt, daß keine Blutungsgefahr besteht, ferner bei Periodenstörungen, ja Wegbleiben der Periode, selbstverständlich auch zur mehr örtlichen Behandlung bei Wirbelsäulenveränderungen (Spondylose, Osteochondrose, Bandscheibenschäden), soweit nicht feststellende (fixierende) Behandlung erforderlich ist. Nach dem Guß folgt dann entweder nur eine kühle Waschung oder ein Sprühregen, oder es unterbleibt jede kalte Nachanwendung bei ausgesprochenen Spastikern (nervlich bedingte Krampfzustände), aber jedesmal muß unmittelbar anschließend eine Bettruhe von ein bis zwei Stunden eingehalten werden.

Eine Steigerung des Heißblitzes stellt das *Blitzgußmassagebad* (nach Fey) dar, das sich bei im allgemeinen kräftigen Personen mit Notwendigkeit einer allgemeinen Stoffwechselanregung, bei Wirbelveränderungen, Bandscheibenschäden, gleichfalls mit der oben angegebenen Einschränkung, bei Periodenstörungen, Amenorrhoen (Unterentwicklung der Unterleibsorgane oder hormonale Störungen als Ursache) bewährt und in Konkurrenz mit den Unterwassermassagebädern tritt, die eine teure Apparatur zur Voraussetzung haben. Diese Bäder sind in jeder einfachen Kneippanstalt durchführbar, bei denen eine genügende Heißwasserbereitung besteht. Ausführung: 5 Minuten 3/4 Wannenbad, mit oder ohne Zusatz, 37 Grad Celsius. Darauf Patient aus Wanne steigen lassen zum Heißblitz/Rücken oder auch Vollblitz/heiß, dann soll Patient wieder in die Wanne steigen, worin das Wasser stehen blieb, und bei 37 Grad fünf Minuten weiter baden. Es folgt dann nochmals ein Heißblitz wie vorher, zum Schluß übergehend zum kurzen kalten Blitz, oder es folgt eine kühle Waschung. Unbedingt anschließend zwei bis drei Stunden strenge Bettruhe. – Zur Ausführung ist ein Wasserdruck von 1–3 Atmosphären notwendig. Am Ausflußende des Schlauches wird ein Blitzgußmundstück aufgesetzt, das aus einem etwa zehn Zentimeter langen Metallrohr und einem sich auf einem etwa zehn Zentimeter verengenden Ausflußende besteht. Der Patient stellt sich in drei bis vier Meter Entfernung vom Gießer auf. Das Mundstück wird mit der rechten Hand so gehalten, daß der Zeigefinger in gestreckter Haltung über die Mündung hinausreicht, um stets eine Abschwächung des Strahles mit Druck auf den Wasserstrahl ausführen zu können. Auch der Sprühregen, der am Schluß einer Anwendung erfolgt, wird mit Druck des Zeigefingers ermöglicht.

a) Der Knieblitz

Der Patient muß sich völlig entkleiden, höchstenfalls darf er den Oberkörper bis zum Gesäß mit einem Bademantel umhüllen. Nachdem der Gießer die richtige Druckstärke des Gusses auf die Entfernung von drei bis vier Meter, ohne dabei den Patienten zu begießen, ausprobiert hat, beginnt der Guß mit einem Sprühregen und von der Rückseite des Patienten. Es wird der Fußrücken rechts seitlich einmal begossen, dann führt man den Wasserstrahl an der Wadenmuskulatur seitlich aufwärts bis über die Kniekehle und von dort zur Innenseite des Unterschenkels bis zur Ferse zurück. In gleicher Weise werden der linke Fuß und Unterschenkel begossen und je nach Verträglichkeit das Ganze ein- bis dreimal wiederholt; dann werden beide Unterschenkel abgepeitscht. Das Abpeitschen besteht in einem Auf- und Abwärtsstreichen des Wasserstrahls über die begossenen Partien. Nun kehrt sich der Patient um. Der Blitzstrahl geht nun, am rechten Fuß beginnend, seitlich über die Wade bis zur Kniescheibe, umkreist das Kniegelenk in zwei bis drei kleinen Bögen und geht dann an der Innenseite des Unterschenkels unter Vermeidung des Auftreffens des vollen Strahls auf das Schienbein wieder zum Fuß zurück. Beim Abwärtsgehen wird der Wasserstrahl durch Fingerdruck abgeschwächt. Die Begießung am linken Unterschenkel folgt darnach in derselben Art; die Wiederholung der Gießung wie das Abpeitschen folgen genau wie rückwärts. Nun läßt man den Patienten eine Viertelumdrehung ausführen, so daß er dem Gießer die rechte Seite in Schrittstellung, also unter Voransetzung eines Fußes, zukehrt. Es folgt die Begießung der rechten Außenseite des

Fußes und Unterschenkels bis über das Knie, zweimalige Abgießung und Peitschung. Die Innenseite des linken Fußes wird mit abgeschwächtem Strahl begossen; auch unterbleibt hier das Peitschen. Die entgegengesetzte Kehrseite des Patienten wird in gleicher Weise begossen. Zum Schluß läßt man abwechselnd die Fußsohlen sich entgegen zeigen, so daß diese abgeblitzt werden können. Die gesamte Anwendung wird mit einem Sprühregen beendet, der durch Fingerdruck des Gießers auf den Strahl erzeugt wird. Der Knieblitz wird häufig als Übergangsmaßnahme zum Schenkelblitz angewendet. Der Knieblitz wird auch im Wechsel gegeben.

b) Der Schenkelblitz

Die Ausführung ist die gleiche wie beim Knieblitz; es wird bei völliger Entkleidung des Patienten der Wasserstrahl bis zum Gesäß durchgeführt. Hier erfolgen mehrere Kreistouren, dann geht man an der Innenseite bis zur Ferse abwärts, ebenso am linken Bein. Wiederholung der Gießung und Peitschung beider Beine, ähnlich wie beim Knieblitz. Auf der Vorderseite des Patienten führt man den Wasserstrahl bis zur Leistenbeuge und von hier ohne längeres Verweilen mit abgeschwächtem Strahl an der Innenseite des Oberschenkels abwärts. Das Kniegelenk wird jedoch mit vollem Gießstrahl umgossen; der Unterschenkel wird unter erneuter Abschwächung bis zu den Füßen abgeblitzt. Das linke Bein wird in gleicher Weise begossen, ebenso folgen Wiederholung der Gießung und vorsichtiges Abpeitschen mit abgeschwächtem Strahl. Nach der Viertelswendung erfolgt wie beim Knieblitz die Begießung der Seitenflächen, nur geht man bis zur Hüfte aufwärts. Stärkere Fettentwicklung an der Hüftgegend darf etwas länger begossen werden; es folgen Abblitzung der Fußsohlen und Abgießung durch Sprühregen bis zur Hüfte, indem man dabei den Patienten sich drehen läßt. Knie- und Schenkelblitz sind hervorragende Mittel bei veralteten Stauungszuständen und bei Beinwassersucht. Bei Hexenschuß und Ischias darf aber erst nach dem Abklingen der akuten Entzündungserscheinungen die Gießung angewendet werden. Auch chronische Gelenksveränderungen gehören zum Anzeigengebiet der Blitzgüsse. Nach dem, was wir in der Einleitung schon ausführten, ist der Blitzguß bei Fettsucht ein geschätztes Mittel. Venenentzündung und größere Krampfadern lassen den Blitzguß als nicht geraten erscheinen. Der Schenkelblitz wird auch als Wechsel-Schenkelblitz oder nach einem warmen Halbbad gerne gegeben.

c) Der Vollblitz

Zuerst erfolgt Sprühregen, dann werden zunächst beide Beine nacheinander bis über Hüfthöhe abgeblitzt; über das rechte Gesäß geht man dann am rechten Arm aufwärts bis zum Schulterblatt, umkreist dieses dreimal und geht am rechten Arm wieder abwärts, wechselt über das Gesäß zum linken Arm hinüber und geht auch hier hinauf bis zum Schulterblatt, nach dessen Umkreisung wieder am linken Arm abwärts und über das Gesäß zur rechten Rückenhälfte. In senkrechten Strichen vom Gesäß bis zum Halse unter Auswärtshaltung des Gießstrahles von der Rückenmitte ab wird nun die ganze rechte Rückenseite abgeblitzt. Das gleiche erfolgt auf der linken Rückenhälfte, dann führt man den Wasserstrahl im Zickzack von unten nach oben und wieder zurück über den Rücken, um am linken Fuß bis zur Ferse wieder hinabzugehen. Dann peitscht man die ganze Rückenseite des Körpers ab. Nach Kehrtwendung werden an der Vorderseite zuerst beide Beine bis zur Leistenbeuge und zurück abgeblitzt; dann leitet man den Strahl an der rechten Außenseite über den rechten Arm zur Brust, die mit dreimaliger Umkreisung und abgeschwächt begossen wird. Abwärtsgang am rechten Arm zurück und etwa über die Mitte der Oberschenkel zur linken Seite und zum linken Arm. Hier führt man den Strahl aufwärts zur Brust und begießt wie rechts. Abwärtsgang am linken Arm zurück; darnach erfolgt die Begießung des Leibes mit stark abgeschwächtem Strahl in Kreistouren. Abwärtsgang am linken Bein. Das Abpeitschen der Vorderseite wird am besten auf die Arme und Beine beschränkt. In der Schrittstellung wird dann zunächst die rechte und darauf die linke Körperseite begossen, indem man die Außenseite des Körpers bis zur Achselhöhe unter Hochhaltenlassen des Armes abblitzt. Nach Peitschen der Außenseite werden die Fußsohlen kräftig abgeblitzt sowie der ganze Körper mit einem feinen Sprühregen bei langsamem Drehen des Patienten auf der Stelle berieselt. Der Vollblitz darf nicht länger als fünf Minuten dauern.

Der Vollblitz regt den Stoffwechsel im allgemeinen sehr stark an; er belastet den ganzen Kreislauf sehr stark. Demnach ist er bei Fettsüchtigen und solchen mit gleichzeitiger Wasseransammlung im Organismus mit Auswahl anwendbar. Vor allem muß die Herzkraft eine genügende sein. Wechsel-Vollblitz bei besonders kräftigen Personen.

C. Wickel, Aufschläger, Auflagen, Packungen

Der kalte Wickel

Der kalte Reiz, der beim Anlegen eines feuchtkalten Wickels entsteht, ruft eine aktive Erweiterung der Gefäße der Haut und der tiefer liegenden Bezirke hervor. Dadurch kommt es zu einer vermehrten Durchblutung; ebenso wird der Lymphstrom stark angeregt. Auch die den einzelnen Hautpartien zugeordneten tiefer liegenden Organe werden von diesem Vorgang beeinflußt. Wie wir schon in der einleitenden Vorbemerkung zu diesem Buche ausführten, ist die Wirkung auf den allgemeinen Stoffwechsel besonders hervorzuheben. Durch den gesteigerten Blutumlauf wird es ermöglicht, daß die im Gewebe abgelagerten Schlackenstoffe aufgesaugt und fortgeschafft werden können. Fast alle nicht zu großen Wickelungen wirken vor allem beruhigend auf das Nervensystem. Die Tätigkeit der Haut und ihrer Gebilde wird insofern angeregt, daß die Talgdrüsen und Schweißdrüsen eine vermehrte Ausscheidung zeigen. Der Gasaustausch der feuchten Haut ist etwa um das Zehnfache gegenüber der trockenen Haut gesteigert.

Beobachten wir die Wirkung des Wickels auf den Wärmehaushalt, so sehen wir, daß diese je nach der Dauer der Anwendung verschieden ist. Zunächst gibt der Körper Wärme an das feuchtkalte Tuch ab, und deswegen spricht man von einer kühlen, wärmeentziehenden Wirkung des Wickels. Je nach dem Grade der körpereigenen Reaktion tritt nun bald ein Wärmeausgleich zwischen der Haut und dem umgebenden Medium ein. Die Tränkflüssigkeit des Tuches beginnt dabei zu verdunsten. Soll der Wickel wie bei Entzündungen, Ergüssen hauptsächlich der Wärmeentziehung dienen, so wird er beim Eintritt der Dunstwärme abgenommen. Lassen wir den Wickel länger liegen, so bleibt die vermehrte Hautdurchblutung bestehen, während eine weitere Wärmeabgabe nicht mehr erfolgt. Die Wärmebildung wird demnach erhöht. Um den bedeckten Körperteil bildet sich eine Schicht feuchtwarmen Dunstes. Im weiteren Verlauf werden die Wickeltücher immer trockener, und sie können keine Wärme mehr aufnehmen. Der Stoffwechselprozeß der Haut läuft aber unter der Wärmestauung weiter bis zur Schweißbildung. Wir können demnach drei verschiedene Anwendungsgebiete für den kalten Wickel unterscheiden:

1. zur Wärmeentziehung bei örtlichen Entzündungen, Gelenkergüssen, Verstauchungen, Venenentzündungen;

2. zur Steigerung des Stoffwechsels bei chronischen Krankheitsprozessen mit mangelhafter Wärmebildung, wobei der Wickel ein bis eineinviertel Stunden liegenbleiben soll;
3. als schweißtreibende Anwendung zur Behandlung von Erkältungs- bzw. Infektionskrankheiten und zur stärksten Stoffwechselanregung wie bei der Behandlung der Fettsucht. Solche Wickel bleiben für die Dauer von eineinhalb bis zwei Stunden und länger liegen.

Der warme oder heiße Wickel

Beim warmen Wickel kommt es durch Zufuhr der Wärme zu einer sofortigen Erweiterung der Hautgefäße. Es handelt sich aber um eine passive Erweiterung im Gegensatz zu einer aktiven Erweiterung (wie durch den kalten Wickel). Daher ist der warme Wickel nur dort anzuwenden, wo das Reaktionsvermögen herabgesetzt ist. Heiße Wickel sollen örtlich vermehrt Blut anziehen. Sie wirken aber auch entspannend, z. B. bei Krampferscheinungen, Koliken. Es kommt zu einer schnellen stärkeren Durchblutung der tieferen Hautschichten und der darunterliegenden Gewebe, was besonders zur Beeinflussung von Entzündungsprozessen wichtig ist. Keinesfalls braucht im Wickel jedesmal geschwitzt zu werden.

Die genannten Wirkungen gelten jedoch nur für die besondere Form der Kneippschen Wickelungen, nicht jedoch für Wickel, bei denen irgendwie undurchlässige Zwischenlage (Billrothbatist, Guttapercha) verwendet wird.

Heilanzeigen der *kalten Wickel:* Fieberhafte Erkrankungen, bei denen die Hitze ausgeleitet werden soll, entweder durch einfache Wärmeabgabe oder über die Schweißbildung. Gleichfalls dienen sie hier zur Beseitigung der durch die Infektion entstandenen Stoffwechselprodukte. Die entzündungswidrige Wirkung läßt sie bei örtlichen Eiterungen und Flüssigkeitsausscheidungen in entzündeten Gelenken zum Gebrauch empfehlen. Bei Knochenbrüchen werden sie in unmittelbarem Anschluß an den Unfall oder zur Beschleunigung der Aufsaugung des Blutergusses verwendet. Auf nässende Ekzeme wirkt der kalte Wickel austrocknend; aber auch trockene Ekzeme gehören zu seinem Anwendungsgebiet. Bei der Arteriosklerose sind kleinere Wickel einerseits zur Ableitung und andererseits zur leichteren Stoffwechselbeeinflussung zweckmäßig. Größere Wickel dienen bei der Fettsucht zu einer allgemeineren Anregung des Stoffwechsels.

Warme und heiße Wickel sind günstig bei chronisch veränderten und versteiften Gelenken und chronisch rheumatischen Muskelzuständen. Bei örtlichen Infektionen und zur Verhütung ausgedehnter Zellgewebseiterungen, wie bei Eindringen von Krankheitserregern in die Blutbahn, sind heiße Heublumenwickel oft von guter Wirkung im Sinne einer Lokalisierung des Krankheitsprozesses. Die Tiefenwirkung heißer Wickel wird zur Beeinflussung von Koliken im Bereich des Darmes, der Gallenblase, der Niere, der Blase und der weiblichen Unterleibsorgane schon seit je geschätzt. Im späten Stadium einer Sehnenscheidenentzündung dient der warme Wickel zur Aufsaugung entzündlicher Ablagerungen.

Vorbedingungen und Technik der Wickelanwendungen

Als Grundregeln merke man sich: Sämtliche Wickel sind im Bett und im gut durchwärmten Zimmer anzulegen. Ist der zu wickelnde Körperteil kalt, so darf an ihm kein kalter Wickel angelegt werden, sondern man muß für vorhergehende Erwärmung sorgen, entweder durch Vorwärmung im warmen Bett, unter Umständen mit Wärmekrügen, oder durch warmes Bad. Vor allen Dingen müssen die Füße warm sein; ferner ist die Darreichung von warmen Getränken (Kräutertees oder Fruchtsäften) in solchen Fällen zweckmäßig. Für vorherige Entleerung von Blase und möglichst auch Darm muß man besorgt sein.

Als zweckdienlich hat sich die Verwendung von drei Tüchern statt zweien erwiesen:

1. ein grobes Leinentuch, grobfädig und porös, das als sogenanntes nasses Tuch unmittelbar auf die Haut kommt;
2. ein einfaches, poröses Leinentuch, das sogenannte Zwischentuch, zur unmittelbaren trockenen Bedeckung des feuchten Tuches;
3. ein Woll- oder Flanelltuch als Abschlußumwickelung.

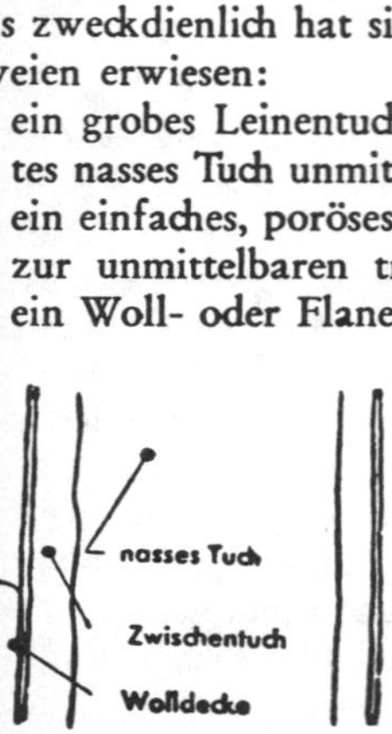

Abb. 10 Die drei Wickellagen

(Das Zwischentuch, das mindestens so breit, wenn nicht breiter als die Wolldecke liegen soll, ist in der obigen Zeichnung, wie auch in den folgenden, nur aus zeichnerischen Gründen kleiner erscheinend!)

Das trockene Zwischentuch wird hauptsächlich aus hygienischen Zwecken angewandt, um zu verhindern, daß ausgedünstete Stoffe in die schwer zu reinigende Wolldecke gelangen.
Vor Anlegung eines Wickels lege man sich alles zurecht, was notwendig ist! Bei kleineren Wickeln kann man bei Einhaltung der Grundregeln sofort mit dem Wickeln beginnen; bei den mittleren und größeren Wickeln breitet man Zwischentuch und äußere Umhüllung am besten vorher im Bette aus und läßt den Patienten diese Tücher schon etwas anwärmen, ehe der eigentliche Wickel, also die innere feuchte Umhüllung, angelegt wird. Kalte Wickel werden für gewöhnlich mit frischem kalten Wasser gemacht. Bei starker fieberhafter Erhöhung der Körpertemperatur (40–41 Grad Celsius) kann zur Vermeidung einer Schockwirkung die Temperatur des Wassers etwas höher sein. Ohnehin werden solche Wickel dann noch als kalt empfunden. Heiße Wickel werden so heiß wie möglich angelegt.
Wickel können zu jeder Tageszeit angelegt werden; jedoch werden größere Wickel zweckmäßig in den Morgen- oder Vormittagsstunden angelegt, außer der Patient wäre nach einer schlaflosen Nacht auf den Morgenschlaf angewiesen. Kleinere, ableitend wirkende Wickel können zur Begünstigung des Schlafes aber auch abends angelegt werden.
Die Häufigkeit der Wickelanwendung richtet sich nach dem Einzelfall; eine zu häufige Anwendung führt zu einer Schwächung des Organismus und einem zu starken Wärmeverlust; jedoch können kleinere Wickel, zum Beispiel bei Entzündungen im Halse oder an Gelenken, häufig nacheinander angelegt werden.
Das Zwischentuch muß das nasse Innentuch an beiden Seiten überragen, es soll aber mindestens so breit liegen wie die Wolldecke, die mit der Haut nicht in Berührung kommen darf. Kleinere Wickel, wie Brust- und Lendenwickel, Leibauflagen, Waden- und Fußwickel, kann man bei einiger Fertigkeit sich selbst anlegen; zu größeren Wickeln wird eine zweite Person benötigt. Nachdem alle Vorbereitungen getroffen sind, taucht man das nasse Tuch ins Wasser und wringt es gut aus. Es wird so um den Körperteil gelegt, daß es völlig faltenlos und unbedingt fest anliegt. Zwischen Wickeltuch und Haut darf kein Luftraum sein; ebenso wird das Zwischentuch so fest wie möglich angelegt; jedoch darf es dabei nicht zu einer Abschnürung und Behinderung der Atmung kommen. Das Wolltuch wird gleichfalls fest umwickelt. Sämtliche Wickeltücher sind rasch nacheinander anzulegen, jedoch nicht mit

nervöser Hast. Heiße Wickel taucht man möglichst erst am Bett in die heiße Flüssigkeit, nachdem man vorher den Wickel von beiden Seiten bis zur Mitte eingerollt hat. Das Auswringen kann in einem darumgelegten Handtuch geschehen. Selbstverständlich muß man dafür Sorge tragen, daß keine Verbrennung eintritt. Nach vorschriftsmäßiger Einwickelung deckt man den Patienten mit einer Wolldecke oder dem Oberbett gut zu. Die Arme des Patienten müssen unter dieser Bedeckung liegen. Keinesfalls dürfen diese nach außen frei liegen, wie auch das Lesen oder irgendeine andere Beschäftigung im Wickel verboten ist.

Bei Schwerkranken und bei größeren Wickeln, bei denen die Arme mit eingepackt sind, muß unbedingt eine Hilfsperson beim Patienten bleiben. Wenn der Patient in einem kalten Wickel in einer halben Stunde noch nicht warm ist, muß die Erwärmung künstlich herbeigeführt werden, entweder mit Wärmeflaschen oder mit heißen Getränken. Tritt die Erwärmung trotzdem nicht ein, dann muß der Wickel abgenommen werden. Das gleiche gilt für den warmen oder heißen Wickel, wenn der Patient nach Abkühlung nicht warm wird. Insbesondere gilt es für Kranke mit Schüttelfrost, daß für eine möglichst baldige Wärmezufuhr gesorgt wird.

Während der Wickelung soll sich der Patient ruhig und völlig entspannt verhalten. Wenn jeweils Schwächezustände auftreten, ist der Wickel abzunehmen. Schläft der Patient unter dem Wickel ein, dann soll man ihn im allgemeinen weiter schlafen und im Wickel liegen lassen, außer der Patient sei geschwächt, und durch die verlängerte Anwendung wäre eine weitere Schwächung zu erwarten. Dann muß der Wickel zur vorgeschriebenen Zeit abgenommen werden.

Das Abnehmen der Wickel muß möglichst rasch erfolgen. Man bleibt dann mindestens noch eine halbe Stunde im Bett, um nachzudünsten; darnach wird abgetrocknet, und gegebenenfalls kann der Patient dann aufstehen. In manchen Fällen wird eine kurze Abwaschung nach dem Nachdünsten und der Bettruhe als angenehm empfunden.

Bei Schwerkranken muß man beim Anlegen des Wickels besonders vorsichtig vorgehen. Es ist jede Erschütterung und schroffes Anpacken des Patienten zu vermeiden, besonders wenn es sich um Lungenentzündung oder eine andere schwere Infektionskrankeit handelt. Größere Wickel werden bei Schwerkranken sowieso nicht angewendet. Es sind zwei Hilfspersonen erforderlich. Die drei Wickeltücher werden schon vorher aufeinandergelegt und von einer

Seite bis zur Hälfte aufgerollt. Soll zum Beispiel ein Lendenwickel angelegt werden, so hebt die zweite Hilfsperson den Patienten vorsichtig hoch, indem sie unter Becken- und Lendengegend greift. Inzwischen kann die auf der Gegenseite stehende Person die ausgerollten Tücher dem Kranken in richtiger Lage unterschieben. Man legt den Kranken wieder zurück und dann die Wickeltücher unter Vermeidung jeglicher Bewegung des Patienten sorgfältig um. Auch beim Abnehmen des Wickels muß beim Schwerkranken eine zweite Hilfsperson anwesend sein und den Kranken so halten, daß der Wickel rasch und ohne Störung abgenommen werden kann.

Zusätze zu Wickeln

Sie dienen zur Verstärkung der Gesamtwirkung eines Wickels oder zur Erzielung bestimmter örtlicher Heilwirkungen. Kalte Wickel werden meist ohne Zusätze angewandt, warme und heiße Wickel jedoch regelmäßig mit solchen. Wir unterscheiden Zusätze, die aus Kräuterabkochungen bestehen, und solche aus Essig, Salz, Lehm, Senfmehl usw.

1. *Heublumen:* Man kocht etwa ein bis drei Handvoll Heublumen in vier bis fünf Liter Wasser ungefähr eine halbe Stunde und bringt die Brühe auf ein Sieb zur Abtrennung des Brühwassers, oder man bringt die Heublumen in ein Säckchen und kocht sie mit diesem aus. Das Wickeltuch wird dann zusammengerollt und eingetaucht und ausgewrungen. Entweder wird heißer oder erkalteter Absud als Zusatz gebraucht. Heublumen dienen zur Steigerung der örtlichen Reaktion, zur Anregung des Stoffwechsels. Sie begünstigen Auflösung und Ausleitung.

2. *Haferstroh:* Menge und Zubereitung sind dieselben wie bei Heublumen. Die Wirkung ist nur milder, aber stärker aufweichend auf die oberflächlichen Hautschichten.

3. *Zinnkraut:* Etwa drei Handvoll Zinnkraut werden ungefähr eine halbe Stunde gekocht. Sie können kalt oder warm angelegt werden. Zinnkraut wirkt günstig auf schlecht heilende Wunden, Unterschenkelgeschwüre, nässende Ekzeme.

4. *Eichenrinde:* Man nimmt 1 Handvoll und kocht sie eine halbe Stunde aus. Sie werden meist kalt angelegt. Die Eichenrinde wird nur für kleinere Wickel gebraucht. Sie bewährt sich wegen ihrer zusammenziehenden Wirkung bei Hautrissen, oberflächlichen Hautschürfungen. Man muß nur vorsichtig sein, da Eichenrindenabsud schlecht entfernbare Flecken in der Wäsche hinterläßt.

5. *Kamille:* Zwei bis drei Handvoll Kamillen werden eine halbe Stunde gekocht und meist heiß angelegt.
Man kann Kräuterabsud auch gemischt verwenden.
6. *Essigwasser:* Man mischt etwa ein Drittel Weinessig auf zwei Drittel Wasser. Essigwasserwickel werden meist kalt angelegt. Sie beschleunigen die Reaktion. Die Essigsäure wirkt auch unmittelbar auf die Hautoberschicht.
7. *Salz:* Man nimmt ein bis zwei gehäufte Eßlöffel auf einen Liter Wasser zu kalten Wickeln. Sie wirken hautreizend und werden vielfach zur beschleunigten Erzeugung des Hautausschlages, zum Beispiel bei Scharlach und Masern, verwendet.
8. *Lehmwasser:* Man nimmt mehrere Handvoll trockenen, pulverisierten Lehmes auf zwei bis drei Liter Wasser und mischt, bis eine dickflüssige Brühe entsteht. Lehmwickel werden fast immer kalt angelegt. Zur Verstärkung der Wirkung können auch Kräuterabkochungen als Flüssigkeit genommen werden. Lehm hält länger kalt und wirkt infolgedessen stark entzündungswidrig. Der Gebrauch ist bei Venenentzündung geschätzt.
9. *Senfmehl:* Man nimmt drei bis sechs gehäufte Eßlöffel voll Senfmehl und übergießt es mit Wasser von einer Temperatur von 45 bis 50 Grad Celsius. Keinesfalls darf kochendes Wasser verwendet werden. Man läßt einige Minuten ziehen und taucht das Wickeltuch ein. Die Anwendungsdauer ist zwischen zehn bis zwanzig Minuten bis zum Auftreten eines starken Brennens und stärkerer Hautrötung; dann wird der Wickel abgenommen, und die anhaftenden Senfkörnchen werden durch eine warme Waschung von der Haut entfernt. Der Wickel wird warm oder heiß angelegt. Senfmehlwickel werden dort bevorzugt, wo eine starke Hautreizung erwünscht ist. Sie kommen jedoch seltener zur Anwendung.

Die Maße für Wickel

Fußwickel, Wadenwickel, Unterschenkelwickel und Kopfwickel	80×80	Zentimeter
Beinwickel	80×130	„
Lendenwickel, Brustwickel, Aufschläger .	40×180	„
Kurzwickel	80×180	„
Unterwickel	190×210	„
Ganzwickel	190×210	„
Schal	150×150	„
Handwickel	60×60	„

Armwickel	60×90	Zentimeter
Halswickel	10×60	„

Einzelne Wickel werden auch doppelt genommen.

Die Größe von Heusäcken richtet sich nach der Breite der zu behandelnden Körperstelle:	20×25	„
	25×30	„
	25×40	„

1. Der Halswickel

Zum Halswickel kann man als nasses Tuch ein Handtuch verwenden, das mehrmals zusammengefaltet wird und ungefähr eine Handbreit hoch sein soll. Man windet es zweimal um den Hals, luftdicht, jedoch nicht einengend. Zwischentuch und Wolldecke müssen das nasse Tuch überragen. Hat man ein genügend langes, schmales Handtuch zur Verfügung, so kann man das Zwischentuch sparen, wenn nur die eine Hälfte des Tuches naß gemacht, die andere Hälfte zur trockenen Umwindung benützt wird. Es ist aufs genaueste nach der ärztlichen Vorschrift zu verfahren, da gerade beim Halswickel durch zu langes Liegenlassen viele Fehler gemacht werden. Soll der Halswickel entzündungswidrig und wärmeausleitend wirken, so muß er stets abgenommen bzw. erneuert werden, wenn eine gründliche Durchwärmung erfolgt ist. Im anderen Falle tritt eine ungünstige Wärmestauung ein. Besonders ist am Abend darauf zu achten, daß der Gewickelte nicht im Wickel einschläft. „Ich bin durchaus gegen vielstündige oder ganznächtige Anwendungen. Eine vollständige Anwendung dauert eine, höchstens eineinhalb Stunden, und es soll nach jeder halben Stunde, unter Umständen nach je 20 Minuten der nasse Umschlag erneuert, das ist von neuem eingetaucht und nach obiger Vorschrift umwunden werden. Dieses Neueintauchen kann also innerhalb einer Anwendung zwei- bis viermal geschehen. Es ist nicht bei jedem Patienten gleich und hängt ab von der geringeren oder größeren Hitze, welche dieser verspürt. Das Gefühl einer gewissen Unlust und Bangigkeit darf als der beste Zeiger gelten, der die Zeit zum Wechseln angibt.“

Außer der entzündungswidrigen Wirkung bei Infektionsprozessen im Halse wirkt er im Sinne einer Regelung der Zirkulation in der Schleimhaut von Hals, Kehlkopf und Nase, außerdem ableitend auf das Schädelinnere. Bei Kehlkopfkrampf ist der kalte Wickel **jedoch nicht anzuwenden.**

2. Der Kopfwickel

Er wird selten angewendet und umfaßt den ganzen Schädel mit Ausnahme des Gesichtes. Man gebraucht ein großes Handtuch oder entsprechendes Leinentuch als erstes nasses Tuch und faltet es dreieckig; die Basis des Dreiecks kommt über die Stirn und Schläfen, die Enden kreuzen sich hinten und werden beiderseits nach vorne untergesteckt. Die Spitze des Dreiecks kommt so nach hinten zu liegen. Zwischentuch und Wolldecke werden in gleicher Weise angelegt. Bei langem Haar kann man auch so verfahren, daß die Haare gewaschen werden, so daß das Wasser bis auf die Haut dringt; jedoch dürfen die Haare nicht vom Wasser triefen. Über den ganzen Kopf windet man ein trockenes Tuch in der Art, daß es gut anliegt und luftdicht abschließt und nur das Gesicht frei läßt. Nach dem Wickel muß der Kopf jedoch gut trockengerieben werden. Der Kopfwickel kommt in Anwendung bei Ekzemen der Kopfhaut und Entzündungen des Haarbodens, außerdem bei rheumatischen Kopfleiden. Da die Blutgefäße der Kopfhaut einerseits und die Gefäße der Gehirnmasse anderseits gleichsinnig reagieren, kann man durch den Kopfwickel auch auf die Zirkulation in den Hirngefäßen, zum Beispiel bei Arteriosklerose und Schlaganfall, einwirken.

3. Der Brustwickel

Er reicht von der Achselhöhle bis zum unteren Rippenbogen. Man läßt den Kranken im Bett sich aufrichten und das Hemd über die Schultern hochnehmen. Die Tücher werden dann in richtiger Höhe

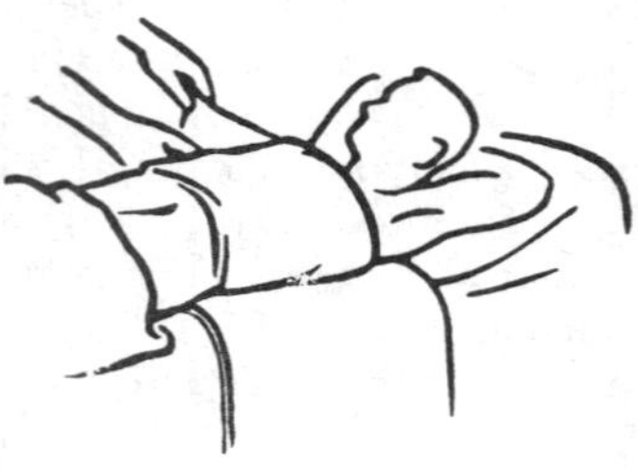

Abb. 11 Brustwickel

auf das Bett gelegt, so, daß der größte Teil der Wickeltücher auf der Gegenseite überhängt. Dann legt sich der Patient zurück, und nunmehr werden die Tücher der Reihe nach um den Körper gewunden. Sie müssen glatt und faltenlos anliegen und dürfen die Atmung nicht beeinträchtigen. Zu diesem Zwecke läßt man den Patienten ruhig aus- und einatmen und zieht die Tücher bei mittlerer Atemstellung – also nicht bei tiefstem Ein- und Ausatmen – fest an.

4. Der Schal

Der Schal ist eine spezielle Anwendung für die Brust und den oberen Teil des Rückens. Zwischentuch und Wolldecke werden am oberen Rande jeweils handbreit nach außen umgeschlagen und so hingelegt, daß sie dem Patienten etwa bis zur Mitte des Hinterkopfes reichen. Das quadratische Wickeltuch wird zu einem Dreieck gefaltet und so dem Patienten mit der längsten Seite des Dreiecks über den Rücken gelegt, daß je ein Zipfel an jedem Schultergelenk liegt und der dritte Zipfel am Rücken herunterhängt. Die lange Seite des Schals liegt dann wie ein Kragen um den Hals. Das nasse Tuch muß am Rücken unbedingt glattliegen. Dann legt sich der Patient zurück, über die Brust wird ein besonderes Handtuch gelegt und zu beiden Seiten fest eingesteckt, so daß auch die beiden Seitenflächen des Oberkörpers und die Arme in die nasse Wickelung hineinkommen. Sodann wird der Schal von der Gegenseite unter mehrfacher Faltenlegung über Arme und Brust gezogen und zwischen Arm und Rumpf eingesteckt. Mit der anderen Seite wird ebenso verfahren, nur muß man das letzte Ende des Wickeltuches über den Arm führen und dort einstecken. Das Zwischentuch umschließt den Schal mit einer entsprechenden Faltenlegung am Hals und über den Schultern; die Wolldecke wird in gleicher Weise fest umwickelt. Zwischentuch und Wolldecke müssen den Schal, wie bei allen Wickeln, überragen. Um einen guten Abschluß am Halse zu erreichen und ein Kratzen der Wolldecke zu verhindern, wird ein kleines, trockenes Handtuch rundherum eingesteckt. Der Schal kann nur von solchen Personen richtig angelegt werden, die mit der genauen Ausführung vertraut sind. Wenn das nicht der Fall ist, begnügt man sich mit einem einfachen Brustwickel. Auch kann man den Schal durch einen Kreuzwickel ersetzen, was besonders bei solchen gilt, denen die Einwickelung der Arme wegen der damit verbundenen Bangigkeit unangenehm ist. Man benutzt hierzu ein 30–40 Zentimeter breites und eineinhalb bis zwei Meter langes Leinentuch. Die Mitte des nassen Tuches kommt über die Brust zu liegen, und man zieht dann die eine Hälfte unter dem linken Arm hindurch über die rechte Schulter nach vorne, und die andere Hälfte des Tuches wird auf der Gegenseite durchgezogen und nach vorne geführt. Über die feuchte Einpackung kommen Zwischentuch und Wolldecke in gleicher Weise. Die Brustwickel und Schals sind beliebte Wickelformen bei Erkrankungen der Lunge und des Rippenfells. Als kalte Wickel werden sie bei der akuten und chronischen Luftröhrenentzündung verwendet, bei letzteren, wenn kein Frösteln besteht. Im Beginn einer Entzündung des Rippenfells sind sie angebracht, wenn sich noch kein Flüssigkeitserguß vorfindet. Ebenso ist der kalte Wickel bei Lungenentzündung von guter Wirkung. Bei Infektionskrankheiten mit Gefährdung der Luftwege (Masern und Scharlach) können diese Wickel angewendet werden, ebenso bei Lungentuberkulose und Lungenerweiterung. Durch die reflektorische Beeinflussung der Zirkulation in den Lungen und in den Schleimhäuten der Lunge können die Ernährungsverhältnisse des Lungengewebes und der Schleimhäute beeinflußt werden; Katarrhe werden flüssiger, und der Schleim kann durch Husten leichter entfernt werden. Krampflösend wirken die Wickel, wenn sie warm angelegt werden; ebenso eignen sich warme Wickelungen zur Behandlung von alten Veränderungen mit Neigung zu Verhärtungen, gegebenenfalls auch bei Asthma, Keuchhusten, wo sie krampflösend wirken können. Herzkranke und Herzschwache können wegen der Atembehinderung weniger gut diese Wickel vertragen; hier sind ableitende Anwendungen notwendig.

5. Der Handwickel

Hierbei wird die Hand einschließlich des Handgelenks gewickelt. Sämtliche Tücher werden so gefaltet, daß ein Dreieck entsteht. Zwischentuch und Wolldecke müssen das nasse Tuch um ein bis eineinhalb Zentimeter überragen. Die Hand wird so auf das nasse Tuch gelegt, daß die Fingerspitzen zum mittleren Zipfel weisen, aber von diesem noch so viel frei lassen, daß beim Zurückschlagen des Zipfels der Handrücken bedeckt wird. Von der Gegenseite aus wird der Seitenzipfel mit Falten so herangezogen, daß er den mittleren Zipfel überdeckt und mit straffem Zug über den Handrücken auch das Handgelenk fest abschließt. Der Zipfel wird fest eingesteckt. In gleicher Weise wird von der anderen Seite her der dritte Zipfel übergewickelt; ebenso verfährt man mit Zwischentuch und Wolldecke. Der Wickel soll fest liegen, aber nicht einschnüren.

6. Der Armwickel

Er umfaßt Hand und Arm bis zur Schulter. Das Wickeltuch wird viereckig angelegt und an dem körpernahen Ende so schräg nach außen umgeschlagen, daß die längere Seite des Wickeltuches an die Außenseite des Armes, die kürzere Seite an die Innenseite kommt. In gleicher Weise wie beim Handwickel beginnt man mit der Faltenlegung an der Hand und packt darnach den Arm ein. Wichtig ist, daß Hand und Arm fest eingewickelt sind und an der Schulter ein guter Abschluß erfolgt.

Hand- und Armwickel dienen vorwiegend einer örtlichen Behandlung, zum Beispiel bei Entzündungen, Lähmungen, Stauungen und auch Stoffwechselstörungen. Die reflektorische Wirkung kommt entzündlichen Veränderungen der Herzhäute, der Herzmuskeln und -klappen zugute, ebenso in Verbindung mit anderen geeigneten Maßnahmen der Kranzarterienverkalkung.

7. Der Fußwickel

Dieser Wickel ist stets eine wichtige Nebenanwendung, das heißt ein Hilfsmittel, welches andere Anwendungen helfend ergänzt. Es werden stets beide Füße bis über die Knöchel eingewickelt, und man verfährt genau wie beim Handwickel. Die einfachste Anlegung von Fußwickeln besteht darin, daß man ein Paar *nasse Socken* und darüber trockene Wollstrümpfe anzieht und sich dann während der Anwendungszeit ins Bett legt. Die Anwendung

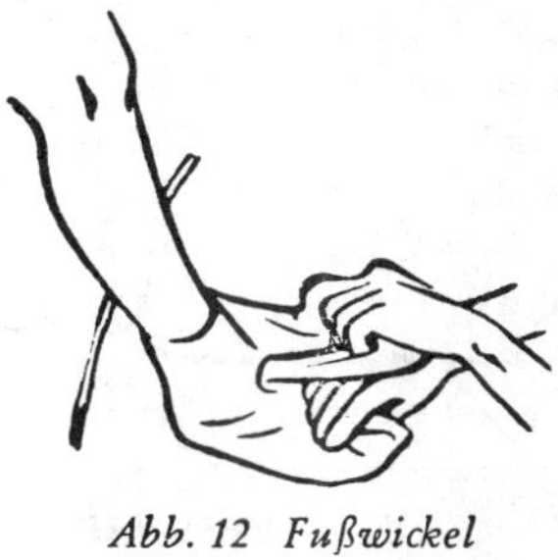

Abb. 12 Fußwickel

dauert ein bis eineinhalb bis zwei Stunden. Man verwendet am besten eigens hergestellte Leinensocken; im Notfall tut ein Baumwollsocken den gleichen Dienst. Das Wolltuch wird durch einen wollenen Strumpf ersetzt und übergezogen. Auch bei dieser Anwendung muß die trockene Umhüllung die nasse überdecken.

„Entwickelt sich starke Hitze und handelt es sich bei der betreffenden Anwendung gerade um deren Ableitung, wie zum Beispiel bei der Lungen-, der Brustfellentzündung, bei Entzündung im Unterleib, so soll der Wickel wiederholt, bei jeder größeren Hitze neu eingetaucht werden.
In allen Fällen, in denen es sich darum handelt, krankhafte Säfte aus den Füßen auszuziehen, bei Entzündungen die Hitze zu nehmen, das Blut vom oberen Körper nach unten abzuleiten, leistet dieser Fußwickel treffliche Dienste. Wer diese Wasserübungen am Abend vertragen kann, der ziehe nasse Socken an beim Schlafengehen, darüber natürlich stets trockene. So wirkt die Anwendung schlaffördernd, und es braucht auf eine bestimmte Zeitdauer nicht gewartet zu werden. Nur das eine merke man sich, daß die nassen Socken beim Aufwachen in der Nacht oder in der Morgenfrühe ungesäumt abgelegt werden. Vielen, die abends recht müde sind, zieht dieser Sockenwickel alle Müdigkeit aus den Füßen, häufig noch gründlicher als das kalte Fußbad. Wer an kalten Füßen leidet, probiere einmal diese Nachtwickel! Auch Fußschweißler nehmen sie mit Vorteil, jedoch erst, nachdem mehrere Fußdämpfe vorangegangen waren."

8. Der Wadenwickel

Er reicht von den Fußknöcheln bis zur Kniekehle. Fast stets werden wegen der beabsichtigten Allgemeinwirkung beide Waden eingepackt. Die einfache Technik dieses Wickels erlaubt es, daß man ihn sich selbst anlegen kann. Einfache Handtücher und ein passendes Wolltuch genügen hierzu; es gelten die allgemeinen Regeln der

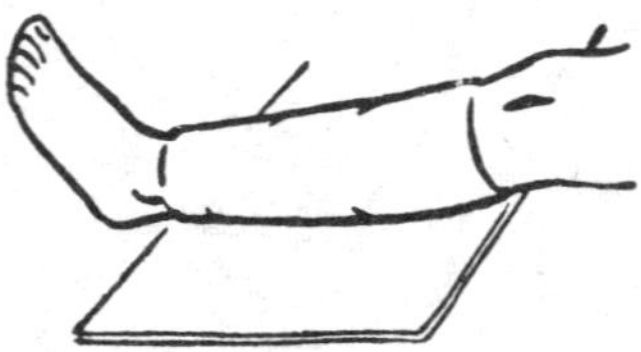

Abb. 13 Wadenwickel

Wickeltechnik. Man kann zum nassen Tuch und Zwischentuch auch ein und dasselbe, aber möglichst ein großes Handtuch benutzen, indem nur die eine Hälfte naß gemacht und die zweite Hälfte trocken belassen wird, um den Dienst des Zwischentuches zu erfüllen.

9. Der Fußwadenwickel (Unterschenkel- oder verlängerter Fußwickel)

Er stellt eine Verbindung zwischen Fuß- und Wadenwickel dar. Seine Anwendung ist meist doppelseitig. Wie beim Armwickel werden die Tücher nicht dreieckig zusammengefaltet, sondern viereckig verwendet. Die Technik ist einfach und beginnt wie beim Fuckwickel mit der Einwickelung des Fußes und geht dann zur Wickelung der Waden bis zum Knie über.

10. Der Beinwickel

Wie der Name besagt, wird das ganze Bein eingewickelt, meist doppelseitig. Das viereckig anzulegende Tuch wird durch Umschlagen am körpernahen Ende so abgeschrägt, daß eine längere und eine kürzere Seite entsteht. Hierdurch wird ein genaues Anliegen an der Leistenbeuge ermöglicht. Die längere Seite kommt an die Außenfläche des Beines, die kürzere an die Innenseite zu liegen. Nach Einwickelung von Fuß und Wade wird der Oberschenkel gewickelt.
Alle angeführten Einwickelungen der unteren Gliedmaßen wirken auf die örtliche Zirkulation und den Stoffwechsel, daneben reflektorisch auf die Organe des kleineren Beckens; ableitend wirken sie auf die Bauchorgane, Magen, Leber, Milz, ebenso auf die Brust- und Kopforgane. Als kalte Wickel verwenden wir sie bei Venenentzündung, schlecht heilenden, eitrigen Geschwüren, chronischen Beingeschwüren, aber auch beim akuten Gelenkrheumatismus, bei Knochenfraß, Gelenktuberkulose, Platt- und Spreizfuß, allgemein bei Fußmüdigkeit, ferner bei Ekzemen. Als warme Wickel bei chronischem Rheumatismus der Gelenke und Muskulatur, im Spätstadium der Sehnenscheidenentzündung, bei Wadenkrämpfen, anfallsweise auftretendem Hinken, Krampfzuständen der Gefäße und Muskulatur, bei Ischias und Lähmungen.
Die ableitende Wirkung macht sie bei der Behandlung von akuten und chronischen Halskatarrhen, bei Halsentzündung, akuter und chronischer Mittelohrentzündung und Entzündung der Hirnhäute, Lungen-, Rippenfell- und Herzbeutelentzündung zu geschätzten Mitteln. Der Vorteil der Wickel ist, daß sie den Patienten verhältnismäßig wenig anstrengen, was bei bestehender allgemeiner Schwäche, und besonders Herzschwäche, günstig ist. Bei Schüttelfrost sind diese Wickel selbstverständlich heiß anzulegen, ebenso

wenn bei den genannten akuten Erkrankungen ein Kaltfuß besteht. Ihre schlaffördernde Wirkung ist sinngemäß gleich der des Fußwickels.

11. Der Lendenwickel

Er reicht vom unteren Rippenbogen bis zur Mitte der Oberschenkel. Die Anlegung des Lendenwickels ist einfach und folgt den allgemeinen Regeln der Wickeltechnik. Man muß nur darauf achten, daß der Wickel trotz der verschiedenen Breite der Körperteile, zum Beispiel an der Hüfte, fest anliegt, was man durch Faltenlegung erreicht. Man kann sich den Wickel auch selbst anlegen. Die Wirkung des Wickels erstreckt sich über die gesamten Verdauungsorgane und die Drüsen des Bauchraumes, ebenso den Unterleib wie über die Zentren des Eingeweide-Nervensystems. Die Ausscheidungsverhältnisse in Magen und Darm sowie deren Nervenbeeinflussung werden von der Wirkung erfaßt und können normalisiert werden. Eine schlaffe Verdauungsfunktion kann angeregt, eine übermäßige beruhigt werden. Ableitend wirkt der Wickel auf die Brustorgane (Lunge, Herz). Wir können demnach vor allem den kalten Lendenwickel wegen seiner anregenden Wirkung bei chronischer Verstopfung, verbunden mit schwacher Darmfunktion, Senkung der Eingeweide verwenden. Bei akuten Katarrhen des Magens und des Darmkanals wirkt der Wickel ausleitend; ebenso sind Entzündungen des Blinddarms, Typhus und Ruhr Anwendungsgebiete des Lendenwickels. Bei Darmgeschwüren ist darauf zu achten, daß der Wickel nicht unmittelbar nach Blutungen angewendet wird. Ferner wird der Wickel bei fieberhaften Entzündungen des Beckenbindegewebes angewandt, jedoch nicht bei Eiterbildung. Ebenso kommt er für die Behandlung der akuten Entzündung des Bauchfells in Frage. Bei Störungen der Zirkulation, entweder örtlich im Bauchraum oder allgemein, ist er angezeigt. Bei der Behandlung der Fettsucht wird er als einleitende Anwendung zu den Wickeln verwendet. Störungen der Wechseljahre und das künstliche Klimakterium reagieren auf den Lendenwickel günstig. Zuckerkrankheit und Arteriosklerose der Eingeweidegefäße mit Darmkrämpfen, Leber-Gallenblasenstörungen oder Milzstörungen erfahren durch den Lendenwickel eine gute Einwirkung

Der warme und heiße Lendenwickel wird bei chronischen Entzündungen des Bauchfells, Dickdarmkatarrh und späterem Stadium der Blinddarmentzündung, bei Magengeschwüren, bei chronischer Nierenentzündung, bei Grieß- und Steinleiden und chronischer Leberschwellung angewendet. Wegen der krampflösenden Eigenschaft kann er bei allen Zuständen, die mit Krämpfen einhergehen, verwendet werden (Koliken). Vielfach wird der Lendenwickel

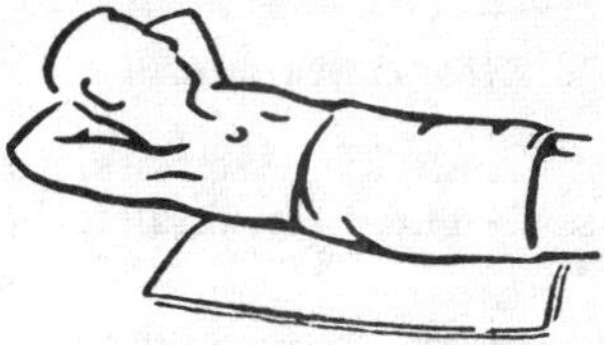

Abb. 14 Lendenwickel

auch bei Entzündungen der Brustorgane verwendet, wenn Herzfehler vorliegt und der Brustwickel beengend wirkt. Beim sogenannten gastrokardialen Symptomenkomplex (Herzklopfen und schmerzhafte Herzbeengungen) wirkt er besonders vorzüglich, wie auch bei Blutandrang zum Kopf und Schwindelgefühl. Bei einer großen Anzahl von Patienten ist die schlaffördernde Wirkung hervorstechend.

12. Der Kurzwickel

Der Kurzwickel reicht von den Achselhöhlen bis zur Mitte der Oberschenkel. Er ist also eine Verbindung von Lendenwickel und Brustwickel. Die Technik dieses Wickels ergibt sich aus der allgemeinen Wickeltechnik. Nach unten muß der Wickel gut abschließen, die Beine müssen also eng aneinandergelegt werden; die Arme werden jedoch nicht mit eingeschlossen.

„Er wirkt auf den ganzen Körper, steigert die Naturwärme und zieht anderseits zu große Hitze aus, je nachdem seine Anwendung längere oder kürzere Zeit dauert. Die ganze Anwendung dauert ein bis eineinhalb bis zwei Stunden, je nach Vorschrift. Würden gesunde Leute alle acht, auch nur vierzehn Tage einen Kurzwickel nehmen, so könnten sie einer großen Anzahl Krankheiten vorbeugen."

Hervorstechend ist die Beeinflussung des Wärmehaushaltes seitens der temperaturvermindernden und schweißtreibenden Wirkung, sowie die Anregung des Stoffwechsels. Besonders gern benutzen wir den Kurzwickel bei Fettleibigkeit. Im übrigen ist er bei denselben Krankheitszuständen, wie bei Lenden- und Brustwickel

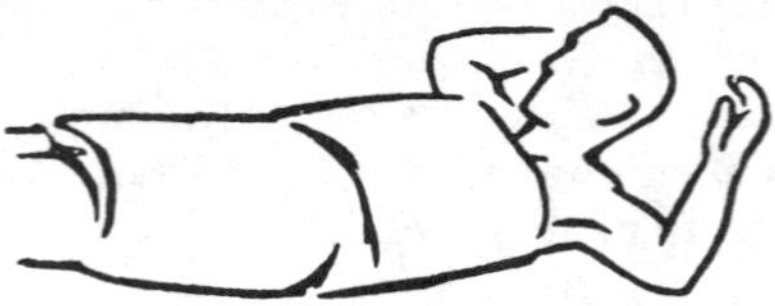

Abb. 15 Kurzwickel

angegeben, angezeigt. Auch die Arteriosklerose mit Blutdruckerhöhung bei gleichzeitig guter Herzkraft gehört zu seinem Anwendungsgebiet.

13. Der Unterwickel

Er beginnt unter dem Arm und reicht bis über die Fußspitzen. Der oberste Teil des Oberkörpers, die Schultern mit den Armen, die frei bleiben, sind unberührt und müssen gut mit dem Hemd oder Tüchern bedeckt werden, daß von oben her nicht etwa Luft eindringe. Die Technik ist folgende: Man nimmt zwei Wolldecken und legt die eine davon, die zur Umwicklung des Oberkörpers bestimmt ist, der Breite nach und die für den Unterkörper bestimmte der Länge nach auf das Bett, darüber das entsprechend große Zwischentuch, darauf das nasse Tuch. Die Einwickelung erfolgt vom Oberkörper abwärts und entspricht der des Kurzwickels unter straffer Einwickelung der entsprechenden Körperteile. Die Einpackung der Beine geschieht wie beim Beinwickel, jedoch werden beide Beine zusammengenommen; nur muß darauf geachtet werden, daß das nasse Tuch zwischen die Beine eingesteckt wird. Die Füße werden wie beim Fußwickel eingepackt. Auch die Einwickelung der Beine und Füße muß straff sein, und es darf kein Luftraum zwischen Körper und Bedeckung vorhanden sein.

Die Wirkung des Unterwickels ist verschieden. Über die Beeinflussung der gesamten Organe der Brust, der Bauchhöhle, sowie der unteren Gliedmaßen wirkt er zirkulationsregelnd im Sinne einer Entlastung des Herzens bzw. Kesselgebietes. Den Stoffwechsel regt er mächtig an und wirkt dadurch auflösend und ausleitend. Bei rheumatischen und gichtischen Zuständen, Fettsucht, chronischen Katarrhen, Blähungen, Störungen der Wechseljahre, Hautleiden, Infektionskrankheiten gelangt er zur Anwendung. „Wer die Furcht vor dem kalten Wasser nicht überwinden kann, wer nur wenig Naturwärme, zarte Nerven usw. hat, taucht den Wickel ganz ruhig in heißes Wasser ein. Schwächlichen, gebrechlichen, blutarmen, namentlich älteren Leuten, mache ich dieses Eintauchen nicht gerade zur strengen Vorschrift, gebe ihm aber stets den Vorzug."

14. Der Ganzwickel

Hierbei wird der gesamte Körper vom Halse bis zu den Füßen umwickelt. Die Herrichtung geschieht wie beim Unterwickel, nur müssen die Tücher hier bis zur Mitte des Hinterkopfes reichen und hier zwecks besseren Abschlusses am Halse eine nach außen umgeschlagene Falte besitzen. Sämtliche Tücher werden im Bett sorgfältig der Reihe nach hingelegt, während der Patient entweder in einem anderen angewärmten Bette oder mit irgendeiner anderen Umhüllung sich bis zum Wickelbeginn gut warm gehalten hat. Sind alle Vorbereitungen erledigt, so legt sich der Patient auf das nasse Tuch und bekommt dann zuerst ein feuchtes Handtuch über die Brust gelegt, das zu beiden Seiten zwischen Arm und Rumpf eingesteckt wird, damit auch die Seitenflächen des Brustkorbes in gleicher Weise wie der übrige Körper mit eingepackt sind. Die Wickelung erfolgt ähnlich wie beim Unterwickel, beginnt jedoch am Halse, wobei durch straffe Faltenlegung für einen guten Abschluß am Halse zu sorgen ist. Den oberen Zipfel der Gegenseite zieht man demnach über Halsseite, Brust und Schulter und steckt ihn unter die Schulter der Seite, auf der man neben dem Patienten steht. In gleicher Weise wird der andere Zipfel nach der Gegenseite übergezogen und eingesteckt. Brustkorb, Unterkörper und Beine werden wie beim Unterwickel eingepackt. Füße und Beine sind wiederum wie beim Unterwickel straff und fest einzuwickeln. Zum Abschluß werden mit der längs liegenden Wolldecke die Füße zuerst eingepackt und mit der quer liegenden darnach der Oberkörper. Am Halse wird ein Handtuch eingesteckt, um das Kratzen der Wolldecke zu vermeiden und einen guten Abschluß zu bewirken. An Fußende und Seiten können Wärmeflaschen gelegt werden.

15. Der spanische Mantel

Er unterscheidet sich von der Ganzpackung dadurch, daß statt des nassen Tuches ein weißes, mantelartiges Gewand aus grobem Leinenstoff verwendet wird. Es reicht vom Hals bis über die Füße, seine Ärmel reichen bis über die Fingerspitzen. Nach vorne ist der Mantel offen. Man läßt den Patienten den Mantel außerhalb des Bettes anziehen und sich dann wie zur Ganzpackung in das mit

Tüchern hergerichtete Bett legen. Nach Glattstreichen des Linnens erfolgt die Einwickelung, ähnlich wie beim Ganzwickel. Zur raschen Erwärmung können Wärmeflaschen an den Füßen und Seiten benutzt werden.
Die Wirkung der Ganzpackung wie des spanischen Mantels ist ähnlich der des Unterwickels. Beide eignen sich zur Entfettung und zur Einwirkung auf den Stoffwechsel im Sinne einer Umstimmung. Die ausleitende und entgiftende Wirkung dieser Anwendungen ist hervorstechend.
Die *Zeitdauer* einer Anwendung beträgt eine, eineinhalb, längstens zwei Stunden. *Sie richtet und bemißt* sich nach der *Kraft* des Individuums, insbe ondere *nach der Korpulenz.* Für einen schwächlichen Bauersman i werden, eine, eineinhalb Stunden genügen; einem Herrn Bräumeister kann man ohne Zögern zwei Stunden verordnen.

16. Nasse Hemden

„Diese Anwendung habe ich gewählt, weil sie auch von den einfachsten Menschen mit geringer Fassungskraft nicht leicht mißverstanden werden kann. Ein gewöhnliches Linnenhemd wird in Wasser getaucht, ordentlich ausgewrungen und angezogen. Die Hemden stellen somit einen verkürzten spanischen Mantel dar, da Hände und Füße vom nassen Tuch unbedeckt bleiben. Man legt sich, wie üblich, auf die im Bett ausgebreiteten Tücher, Trockentuch und Wolldecke, und läßt sich wie beim spanischen Mantel einwickeln. Die Hemden werden fast immer mit Zusätzen von Heublumen, Salz oder Lehm verwendet.
Das Salzhemd wird kalt und warm angelegt, je nach dem Wärmebedürfnis. Man nimmt auf etwa fünf Liter Wasser ein Achtel Kilo Kochsalz. Die Einwicklung in die Wolldecke muß recht sorgfältig vorgenommen werden, damit durch das Wickeln das Hemd recht genau auf den Leib zu liegen kommt.
Salzhemden haben eine anregende Wirkung und sind günstig bei Skrofulose und lymphatischer Konstitution. Bei den Ausschlagkrankheiten der Kinder, Masern, Scharlach, wird die rasche Entwicklung des Ausschlages durch das Salzhemd gefördert.
Das Heublumenhemd wird warm angelegt. Zur Herrichtung gibt man zwei bis drei Doppelhandvoll Heublumen auf fünf Liter Wasser und stellt einen heißen Absud her, in welchen das Heublumenhemd zusammengerollt getaucht wird. Die Anlegung muß rasch erfolgen. Heublumenhemden dienen im allgemeinen als blut-

reinigendes Mittel bei Blutvergiftungen, Skrofulose, Rachitis, Gicht, aber auch zur Behandlung bei infektiösen Kinderkrankheiten.

Das Lehmhemd wird kalt angelegt. Das Wickeltuch wird in eine dickflüssige Lehmbrühe getaucht, die aus zwei bis drei Doppelhandvoll pulverisiertem Lehm auf einige Liter Wasser hergestellt ist. Es leistet gute Dienste bei der Behandlung von Hautkrankheiten, Ekzemen und Schuppenflechte. „Bei Flechten, die den ganzen Körper überwuchert hatten und bei welchem man fast nicht mehr wußte, was man tun soll, um die glühende Hitze und das unerträgliche Jucken zu entfernen, habe ich Hemden, in Lehmwasser getaucht, anziehen lassen. In dreiviertel bis einer Stunde hat so ein Lehmhemd recht viele Krankheitstoffe aufgesaugt und entfernt. Ein solches in Lehmwasser eingetauchtes Hemd darf ja nicht so oft genommen werden, höchstens ein- bis zweimal wöchentlich, weil es den Organismus ziemlich stark angreift."

17. Der Oberaufschläger

Der Unterschied zwischen einem Aufschläger und einem Wickel besteht darin, daß das nasse Wickeltuch nur einen Teil des Körpers in mehrfacher Zusammenfaltung des Tuches bedeckt. Daraus ergibt sich eine mehr lokale Wirkung.

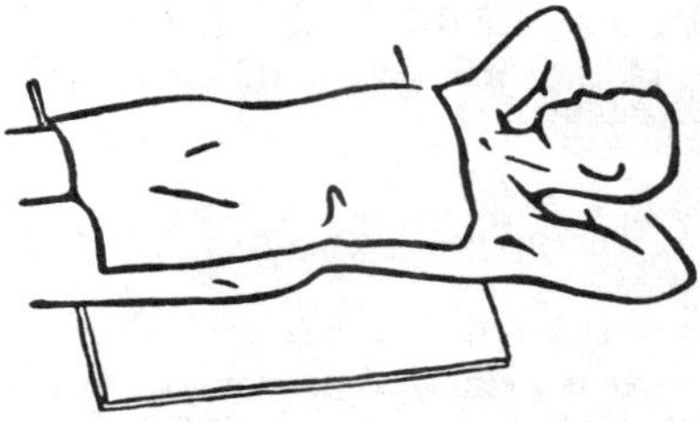

Abb. 16 Oberaufschläger

Ein größeres grobes Linnenstück wird also mehrmals zusammengefaltet, so breit und so lang, daß es die ganze Vorderseite des Körpers vom Halse an bis zur Mitte der Oberschenkel bedeckt. Rechts und links am Körper soll es nicht wie abgeschnitten aufhören, sondern noch ein kleines Stück herunterhängen. Der Rücken ist frei vom nassen Tuch. Zwischentuch und Wolldecke werden nun um den ganzen Körper, wie beim Kurzwickel, fest herumgelegt.

„Der Aufschläger bleibt dreiviertel bis eine Stunde liegen. Muß

nach Vorschrift die Anwendung, welche in diesem Falle durch Kälte wirken soll, fortgesetzt werden, so muß auch der indessen warm gewordene Aufschläger erneuert, das heißt von neuem naßgemacht werden.
Die Anwendung des Oberaufschlägers wirkt speziell auf die Austreibung versessener Gase im Magen und Unterleib.“ Im übrigen wirkt er bei den gleichen Krankheitszuständen, wie beim Kurzwickel angegeben.

18. Der Unteraufschläger

Dem Oberaufschläger entspricht der Unteraufschläger mit dem Unterschied, daß das nasse Tuch die Rückenseite von den Schultern bis zu der Mitte der Oberschenkel bedeckt. Zwischentuch und Wolldecke werden wieder wie beim Kurzwickel umgelegt, nur muß man sorgen, daß in Kreuz- und Lendengegend der Wickel fest anliegt und hier keine Luftblasen entstehen. Er wirkt vorzugsweise auf die Zirkulations- und Stoffwechselverhältnisse der rückseitigen Partien, Rückenmark usw. Als kalte Anwendung belebt er die Nerventätigkeit und wirkt anderseits beruhigend bei nervöser Reizbarkeit (sexuelle Neurose, Pollutionen). Bei akutem Zustand der Kinderlähmung und sonstigen entzündlichen Erkrankungen des Rückenmarks und der Rückenmarkshäute wird er am besten heiß oder mit Senfmehlzusatz angewandt. Auch die fortschreitende Versteifung des Rückgrats, frischer Hexenschuß und neuromuskuläre örtliche Störung, auch Keuchhusten gehören zu seinem Anwendungsgebiet.

19. Die Leibauflage

Man nimmt ein zwei- bis sechsfach zusammengelegtes Leinentuch und legt es so auf den Leib, daß es vom Rippenbogen an bis in Hüfthöhe reicht. Der Abschluß erfolgt mit Zwischentuch und Wolldecke wie bei allen Wickeln, das heißt, man soll sich nicht mit einer einfachen Bedeckung von trockenen Tüchern über die nasse Auflage begnügen, sondern den ganzen Leib wie beim Lendenwickel umwickeln. Die Wirkung erstreckt sich hauptsächlich auf die Bauchorgane, vor allem die Verdauungsvorgänge, das Nierensystem und die Geschlechtsdrüsen. Sie wird kalt oder warm angelegt. Gewöhnlich werden die kalten Auflagen entfernt, wenn sie gut warm geworden sind, was nach dreiviertel bis eineinviertel Stunden der Fall ist. Die Warmauflage ist in der gleichen Zeit abgekühlt

und muß abgenommen bzw. durch eine neue ersetzt werden. Vielfach werden die Auflagen mit einem Zusatz von Essigwasser genommen.
Die Heilanzeigen der Leibauflage entsprechen der des Lendenwickels. Besonders werden die Senkungserscheinungen und -beschwerden günstig beeinflußt. Ableitend wirkt die Leibauflage auf den Kopf (Schlaganfall); es kann aber auch eine erregte Herztätigkeit gemildert werden. Vielfach wird die kalte Leibauflage eine Stunde vor dem Essen aufgelegt.
Die warme bzw. heiße Leibauflage wirkt entkrampfend auf die Bauchorgane, so bei der Behandlung der Magengeschwürskrankheit, bei Krämpfen im Unterleib (Periodenbeschwerden). Anwendungszeit etwa eine halbe bis eine Stunde nach dem Essen. Ferner ist sie angezeigt bei chronischem Blasenkatarrh; bei Herzgefäßkrämpfen kann sie zusammen mit einem heißen Hand- oder Unterarmbad am linken Arm eine günstige Wirkung entfalten.
Die Leibauflage wird häufig in mehrfacher Zusammenfaltung eines größeren Tuches hergestellt: 2-, 4-, 8-, 16-, 32fach.

20. Sitzen auf nassem Tuch

Man breitet eine Wolldecke über einen Stuhl aus und legt darauf ein vier- bis achtfach zusammengefaltetes nasses Leinentuch. Nachdem der Patient sich daraufgesetzt hat, schlägt er die Wolldecke fest über sich zusammen. Oberkörper und Füße bleiben jedoch bekleidet. Sobald die Auflage warm geworden ist, muß sie entfernt werden.
Die Anwendung wirkt örtlich bei Hämorrhoidalbeschwerden und außerdem anregend auf den Dickdarm. Bei gereizter Blase und Vorsteherdrüsenentzündung kommt sie jedoch nicht in Frage. Hier sind warme Anwendungen am Platz.

21. Kompressen

Sie bestehen aus feuchten Auflagen von mehrfach zusammengefaltetem Leinentuch oder Handtuch, das mit einer Abdichtung durch ein trockenes Wolltuch auf die zu behandelnde Körperstelle gelegt wird. Die Kompressen werden kalt oder warm angelegt, und es ist durch häufigen Wechsel dafür zu sorgen, daß die Temperatur eine gleiche bleibt.
Kalte Kompressen entziehen Wärme und hemmen die örtliche

Zirkulation bzw. den Zufluß aus den Gefäßen in die Gewebe. Daher rührt ihre schmerzlindernde Wirkung. Bei nervösen Erregungszuständen wirken sie beruhigend (Herz-, Stirnkompressen). Auch bei Infektionen des Herzens sind sie angezeigt. Bei frischen Quetschungen wirken sie mit kalten Wickelungen günstig ein.

22. Die Dampfkompressen

Hierzu sind vier Tücher notwendig, nämlich außer den üblichen drei Tüchern noch ein viertes Wollflanelltuch zum Einschlagen des nassen, heißen Tuches. Man faltet also ein Leinentuch sechs- bis achtfach zusammen, so groß, daß es die zu behandelnde Körperstelle im ganzen gut bedeckt. Dann rollt man es ein und legt es für einige Minuten in kochendes Wasser. Mit einer Wäscheklammer oder ähnlichem wird es dann herausgenommen und mit einem trockenen Handtuch umwickelt, um es damit kräftig auszuwinden. Das heiße Tuch wird in den Wollflanell so eingeschlagen, daß an der unteren, dem Körperteil zugewandten Seite nur eine Lage des Wollflanells zu liegen kommt. Das Auflegen auf den Körper und die Einpackung müssen vorsichtig geschehen. Zweckmäßig läßt man den Patienten die Wolldecke und das Trockentuch bereits vorher im Bett anwärmen, während der Wollflanell auf der Bettdecke bereitgelegt wurde. Zwischentuch und Wolldecke werden wie üblich umgewickelt. Nach Erkalten kann die Dampfkompresse durch eine neue ersetzt werden.
Die Dampfkompresse ist in allen den Fällen gebräuchlich, wo schwere heiße Packungen wegen der Schwächung des Patienten nicht gut ertragen werden. Die Wirkung ist eine schmerz- und krampflindernde. Die Wärmewirkung bedingt Blutzufuhr und ist demnach heilungfördernd, wenn eine geringe Eigenwärme und Funktionsschwäche der Organe bestehen. Ihre Heilanzeigen gleichen denen, die beim Heusack angegeben sind (siehe weiter unten).

23. Breiauflagen

Es handelt sich um eine Abart der Dampfkompressen. Die Breie werden heiß in ein Säckchen gefüllt oder in ein Tuch eingeschlagen und auf die zu behandelnde Körperstelle gelegt. Sie halten länger die Wärme als die einfachen Dampfkompressen. Beim Auflegen prüft man die Verträglichkeit, indem man die Auflage an die eigene Wange hält oder mit dem Handrücken abtastet. Damit keine Verbrennungen entstehen, ist vor dem endgültigen Einpakken etwas zu warten, um sie gegebenenfalls wieder rasch abnehmen zu können. Im übrigen bleibt sie in der Einpackung bis zum Erkalten liegen. Eine kalte Nachanwendung erfolgt meist nicht.

a) Der Kartoffelsack

Man kocht Kartoffeln in der Schale, füllt sie dann in ein Säckchen und quetscht sie darin zu Brei. Zwischentuch und Wolldecke werden wie üblich umgelegt.

b) Leinsamen

Sie werden wie die Kartoffelbreiauflagen hergerichtet. Je nach Größe der zu behandelnden Stelle nimmt man 2–4 Handvoll Leinsamen und kocht sie unter ständigem Umrühren zu einem dicken Brei, den man auf einen Leinenlappen streicht. Durch Umfalten entsteht ein Päckchen ähnlich der Dampfkompresse. Zwischentuch und Wolldecke sichern einen guten Abschluß.

c) Bockshornklee oder Foenum graecum

Die Bereitung ist ähnlich der Leinsamenauflage. Je nach benötigter Größe nimmt man 2–3 Handvoll Boxhornkleepulver, das man mit kaltem Wasser ansetzt und unter ständigem Umrühren zum Kochen bringt. Der dickflüssige Brei wird auf einen Leinenlappen dick aufgestrichen, und es wird wie bei der Dampfkompresse verfahren. Packung gegebenenfalls erneuern, sobald sie erkaltet ist.
Die Breiauflagen dienen zur Behandlung kleinerer oberflächlicher Krankheitserscheinungen, so etwa zur Beschleunigung der Reifung eines Furunkels.

24. Die Heublumenpackung oder der Heusack

Man nimmt einen der Größe der zu behandelnden Stelle angepaßten Sack und füllt ihn etwa zu Dreiviertel mit Heublumen und knöpft ihn zu. Der Sack wird mit kochendem Wasser übergossen und das Gefäß zugedeckt. Keinesfalls darf der Heusack in kaltem Wasser angesetzt und darnach das Wasser zum Kochen gebracht werden. Nachdem der Sack 5–10 Minuten im heißen Wasser gelegen hat, wird er mit einer Heusackpresse oder zwischen zwei Brettern ausgepreßt. Hat man keine Presse zur Hand, so nimmt man am besten einen kleinen Lattenrost und legt den Heusack darauf und das Brett darüber. Mit mehrmaligem kräftigem Darauftreten und nach ebenfalls mehrmaligem Umdrehen des Sackes gelingt es, alles überflüssige Wasser zu entfernen. Vor dem Hinbringen zum Bett des Patienten und um unnötigen Wärmeverlust zu vermeiden, wird der Sack in ein Woll- oder Gummituch eingeschlagen. Zweckmäßig läßt man den Patienten vorher die anderen Wickeltücher im Bett bereits anwärmen. Da beim Auflegen des Heusackes leicht Verbrennungen eintreten, muß dieses besonders vorsichtig geschehen und die Verträglichkeit durch Abtasten mit dem Handrücken vorher geprüft werden. Hat man so den Eindruck, daß die heiße Auflage vertragen werden könne, so wird sie aufgelegt; jedoch werden die Tücher zuerst nur lose daraufgelegt, um durch Auflockern und rasches Lüften die Anwendung erträglich zu machen. Wenn dieses der Fall ist, wird der Sack mit den bereitliegenden Tüchern straff an die zu behandelnde Körperstelle angewickelt. Der Abschluß muß nach allen Seiten dicht sein, damit keine Dunstwärme entweichen kann. So bleibt der Heusack etwa $^3/_4$–$1^1/_2$ Stunden liegen. Nach Abnahme des Heusacks bleibt der Patient noch mindestens $^1/_2$ Stunde liegen, um die Wirkung abklingen zu lassen; darnach folgt eine kalte Nachanwendung, meist in Form einer Ganzwaschung.

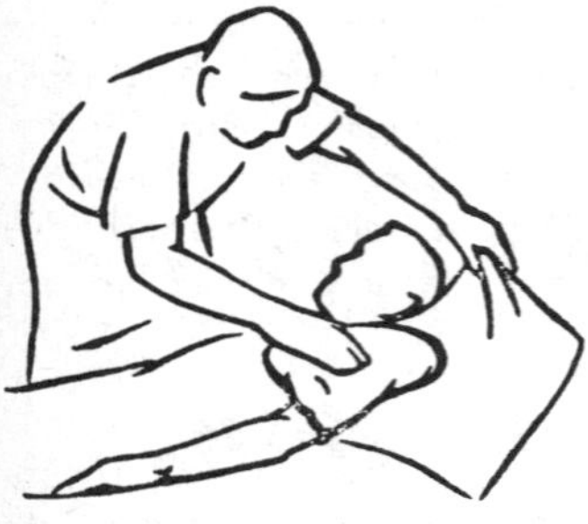

Abb. 17
Heusack auf die Schulter

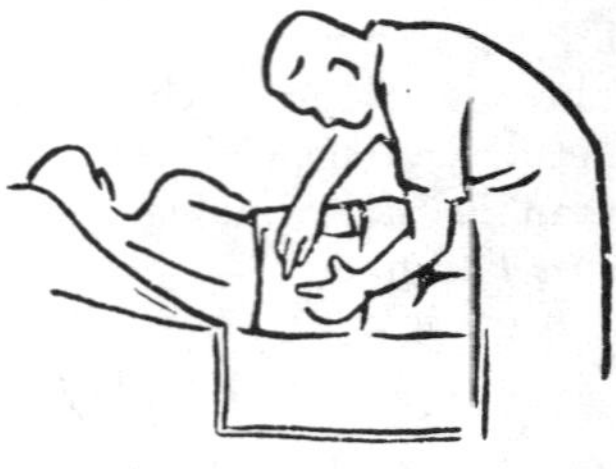

Abb. 18
Heusack in die Kreuzbeingegend

Man kann den Heusack auch wie folgt herstellen: Statt durch Eintauchen in heißes Wasser wird er durch Dampf erhitzt. Man bringt ihn dann in einen Kartoffeldämpfer oder anderen gut schließbaren Topf, der zu einem Viertel mit Wasser gefüllt ist, über das man etwa in halber Höhe einige kleine Holzleisten einpreßt und den Sack darauflegt. Es ist jedoch zweckmäßig, den Sack schon vorher mit wenig heißem Wasser anzufeuchten.

In allen Fällen ist beim Anlegen für eine gute Faltenlegung der Wickeltücher zu sorgen und daß am oberen und unteren Rande des Heusacks kein lufthaltiger Raum entsteht. Das gilt besonders für Packungen an den Gliedmaßen, zum Beispiel an Knie, Füße, Arme oder Schultern. Bei Stirnauflagen muß man die Augen etwa durch einen aufzulegenden großen Wattebausch schützen. Hierbei verfährt man mit dem Zwischentuch wie beim Kopfwickel. Die Umwickelung geschieht am besten mit einer Wollflanellbinde.
Der Heusack wirkt vor allem schmerzstillend, außerdem kommen ihm, gegenüber den anderen heißen Auflagen, noch besondere Einwirkungen des Spezifikums der Heublumen zu.

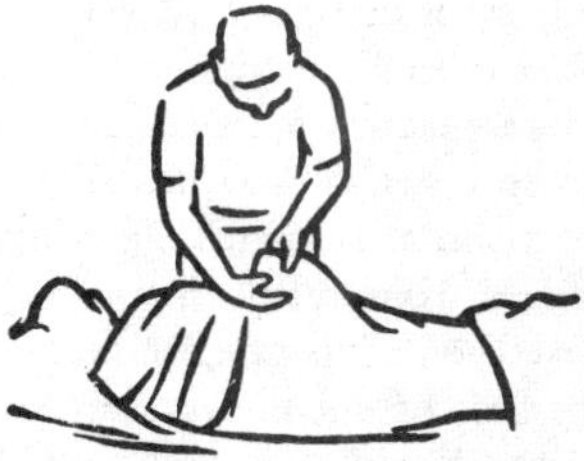

Abb. 19 Zupacken des Heusackes

Die Wirkung der Heublumenpackung wie der oben erwähnten Packungen ist vorwiegend örtlich, aber auch allgemein, besonders wenn die Größe der Packung so gewählt wird, daß sie den kranken Körperteil überragt. Das Hauptanwendungsgebiet sind Störungen der Verdauungsorgane. Schmerzhafte Krampfzustände wie auch Erschlaffungen, Eingeweidesenkung, Funktionsschwäche der Drüsen werden günstig beeinflußt (Leberfunktionsstörungen, Leberschwellung, Bauchwassersucht). Bei chronischen Entzündungsvorgängen zeigt sich ihre auflösende und heilungfördernde Kraft, so bei katarrhalischen Veränderungen im Magen- und Darmgebiet und bei chronischen Katarrhen der oberen Luftwege (Bronchitis, Keuchhusten usw.) Akute Entzündungen des Rippenfells, auch Blinddarmreizungen können bei einer zum richtigen Zeitpunkt angelegten Heublumenpackung rasch zurückgebracht werden. Unterleibsentzündungen, Entzündungen des Beckenbindegewebes werden nach Rückgang der Temperatur im Sinne rascher Aufsaugung entzündlicher Ausschwitzung beeinflußt. Bei Muskelrheumatismus (Hexenschuß), auch bei chronisch rheumatischen Gelenksveränderungen, Ischias, gichtisch-rheumatischen Gewebsveränderungen und Ablagerungen sind Heusäcke immer angezeigt. Bei Nieren- und Gallensteinkrankheiten werden die kolikartigen Erscheinungen so günstig beeinflußt, daß man diese Anwendungen als das Morphium der Naturheilkunde bezeichnet hat.

25. Die Lehmpackung und das Lehmpflaster

Diese Anwendungen werden meist kalt angelegt und sind nicht zu verwechseln mit dem Lehmwasserwickel. Als Lehm nimmt man entweder keimfreien, in Apotheke oder Drogerie käuflichen Lehm oder man holt sich Lehm aus einer Grube und macht ihn selbst keimfrei durch etwa einstündiges Erhitzen auf der heißen Herdplatte. Alsdann wird er pulverisiert. Zum Herrichten des Lehmbreies nimmt man entweder Essigwasser oder einen Kräuterabsud oder verdünnte Arnikatinktur, je nach der Wirkung, welche erwünscht ist. Hat man so einen dicken, salbenartigen Lehmbrei hergestellt, so streicht man ihn auf einen Leinenlappen, der der Größe der zu behandelnden Körperstelle entspricht, oder streicht den Lehm unmittelbar auf die Körperstelle. Der kalte Brei soll etwa fingerdick aufliegen. Bei offenen Wunden darf nur keimfreier Lehm verwendet werden. So können einzelne Hautpartien als auch ganze Gliedmaßen, ja selbst der ganze Körper in Lehm eingepackt werden. Bei letzterem ist es gebräuchlich, die Einschmierung des Körpers zuerst vorzunehmen, dann erst die Wickelung umzulegen und für Erwärmung eventuell mit Heusäcken zu sorgen. Das Lehmpflaster ist eine Lehmauflage kleineren Umfangs. Für gewöhnlich bleibt die Lehmpackung bis zum Trockenwerden des Lehmes liegen, wonach mit warmem Wasser die Haut vom anhaftenden Lehm befreit wird. Meist bröckelt der trocken gewordene Lehm gut ab. Da Lehmpackungen stark entfettend wirken, wird die Haut nach häufigerem Anlegen zweckmäßig eingefettet (Olivenöl oder Fettkrem).

Lehmpackungen bleiben verhältnismäßig lange kühl und wirken stark wärmeentziehend. Das ist von Vorteil bei der Behandlung von Entzündungen. Ihre Saugwirkung beim Trocknen leitet aus. Krankheitserreger und Ausscheidungsstoffe werden gebunden. Da fast alle erdigen Substanzen radioaktive Einwirkungen haben, kann dies auch für die Lehmpackungen angenommen werden. Es ergibt sich, daß Lehmpackungen vielfach dort verwendet werden, wo einfache Wasserwickel angezeigt sind. Wunden und frische Verbrennungen und Entzündungen, insbesondere solche mit hohem Fieber, können mit sterilem Lehm günstig beeinflußt werden. Die gute Wirkung von Lehmpackungen bei einer mit hohem Fieber einhergehenden Infektion mit Entzündungen der Lymphgefäße und Schwellen der Lymphdrüsen konnte in Verbindung mit anfänglichen schweißtreibenden Maßnahmen (Waschungen) der Bearbeiter an sich selbst erproben. Es wird aber immer Sache des Arztes sein, zu entscheiden, ob im Fall von örtlichen Entzündungen ableitende kalte Lehmpackungen oder auch heiße Anwendungen (heiße Heublumenwickel, Heusack) in Frage kommen. Auch bei Venenentzündungen werden Lehmpackungen als angenehm empfunden; ebenso zeigen Insektenstiche bei Auflagen mit Lehm raschen Rückgang von Entzündung und Schwellung, wobei die Auflagen stündlich erneuert werden können. Die Stoffwechselwirkung von Lehmpackungen, die größere Teile des Körpers umfassen, ist bei Stoffwechselstörungen und ausgebreiteten Stauungszuständen im Gewebe und in der Muskulatur gemäß den allgemeinen Eigenschaften des Lehms auffällig.

26. Die Topfen- oder Quarkauflage

Ihre Wirkung ähnelt der der Lehmpackung. Man rührt den Topfen (Quark oder Klatschkäse) mit Topfenwasser oder Milch und einigen Tropfen Essig zu einer dicken Salbe an und streicht sie etwa fingerdick auf ein Leinentuch. Am besten wird der Topfen unmittelbar auf die Haut gebracht und im übrigen wie die Lehmpackung mit Zwischentuch und Wolldecke zugepackt. Topfenauflagen wirken wärmeentziehend, und zweifellos ist bei der Heilwirkung der Gehalt an Butter- und Milchsäure mitbeteiligt. Die Topfenauflage wird bei allen mit hohem Fieber einhergehenden Erkrankungen, so bei Entzündungen des Rippenfells, der Lunge, Entzündungen der Gelenke, der Venen und bei entzündeten Augen (Bindehautentzündung) verwendet. Es gibt viele, die hauptsächlich bei Lungenentzündung ihr Leben dieser so einfachen Auflage verdanken. Gewöhnlich bleiben die Packungen bis zum Krümelig- und Trockenwerden des Käses liegen. Sie können auch mehrmals erneuert werden.

D. Bäder

Allgemeines

Wir unterscheiden kalte, warme, heiße, temperaturansteigende und Wechselbäder, bei denen entweder der ganze Körper oder Teile desselben in eine Flüssigkeit eingetaucht werden.

Die Wirkung ist demnach durch die Temperatur bedingt, außerdem kommt dem gleichmäßigen Druck der Wassermenge, besonders bei den größeren Anwendungen, eine nicht geringe Bedeutung zur Erzielung bestimmter Wirkungen auf den Kreislauf zu. Bäder mit hautreizenden Zusätzen steigern die Wirkung. (Siehe unter Wirkung der Wasseranwendungen – Einleitung!)
In der modernen Kneipptherapie sind von den Teilanwendungen Armbad, Fußbad, Sitzbad, Halbbad am gebräuchlichsten. Gegenüber komplizierten medizinischen Bädern ist der Einfachheitswert bei Kneippschen Bäderanwendungen besonders zu betonen, außerdem die systematische, kurgemäße Verabfolgung.

Kalte Bäder

Temperatur bis 15 Grad Celsius

Die Wirkung erstreckt sich auf Zirkulation, Stoffwechsel und Nervensystem nach ziemlich übereinstimmenden Beobachtungen. Der Kältereiz fordert eine aktiv gesteigerte Durchblutung zunächst des Gefäßsystems der Haut heraus, die sich nach der Tiefe fortsetzt. Zuerst kommt es zu einer Spannung im Gefäßsystem und damit im Zusammenhang zu einer vorübergehenden Erhöhung des Blutdrucks, besonders bei größeren Anwendungen. Eine wellenförmige rhythmische Verengerung und Erweiterung der feinen Hautgefäße folgen sich mehrmals. Die Arbeit des Herzens wird zunächst erhöht, weshalb kalte Vollbäder bei bestimmten Herzfehlern (Mitralstenose) nicht angezeigt sind. „In der Mehrzahl der Herzfehler jedoch darf dies als ein außerordentlich zweckmäßiges Übungsmittel für die Herzmuskulatur angesehen werden" (Flamm). Bei den kalten Teilanwendungen (Armbad, Fußbad) steht die ableitende Wirkung im Vordergrund.
Die erregende Wirkung auf den Stoffwechsel macht man sich bei gestörtem und verlangsamtem Stoffwechsel (Fettsucht, Zuckerkrankheit, gichtisch-rheumatischen Zuständen) zunutze. In Verbindung mit vorhergehenden auflösenden und ausleitenden Warmanwendungen erhöht sich die Wirkung ganz beträchtlich. Kalte Bäder an den unteren Teilen des Körpers leiten Blut von Kopf und Brust nach abwärts; ebenso beobachtet man dies bei Leberblutstauung.
Bei nervösen Menschen wirken die kleinen Teilbäder beruhigend und schlaffördernd. Bei Gesunden bezwecken sie Auffrischung (Entziehung der Mattigkeit) und Kräftigung.

Als allgemeine Grundsätze für die Anwendung gelten die Voraussetzungen und Bedingungen wie für jede kalte Anwendung. Der zu Behandelnde muß also vor der Anwendung warm sein. Auch muß der Raum, in dem die Behandlung vorgenommen wird, unbedingt warm sein. Ein Umherstehen im entkleideten Zustand vor oder nach der Anwendung muß vermieden werden. Es werden demnach bei Selbstanwendung alle Vorbereitungen im noch bekleideten Zustande getroffen. Die Dauer der Anwendung richtet sich nach dem Eintritt der Reaktion bzw. nach dem subjektiven Wärmegefühl, etwa 6–20 Sekunden. Das anfängliche Kältegefühl, das je nach der Größe des Bades mehr oder weniger ausgesprochen ist, weicht in der Reaktion einem Wärmegefühl; es kann aber auch eine vorübergehende erhebliche Schmerzempfindung die kalte Anwendung begleiten. Im letzteren Falle ist das Auftreten der örtlichen Reaktion das Zeichen zur Beendigung des Bades, und das Wärmegefühl tritt nach dem Bade auf. Nach dem Bade wird nicht abgetrocknet, sondern man zieht nach Abstreichen des Wassers mit der flachen Hand unverzüglich seine Kleider wieder an. Zweckmäßig ist die Anwendung vom warmen Bett aus, entweder in der Frühe oder abends und nachts. Überempfindlichen sind kalte Bäder am Abend weniger bekömmlich. Auch soll unmittelbar vor (das heißt 1–2 Stunden) einer Mahlzeit und nach derselben (bis 2 Stunden) keine kalte Badeanwendung gemacht werden.

Warme Bäder

Temperatur 32—37 Grad Celsius

Warme Bäder sollen einerseits durch Zufuhr von Wärme die Körperwärme erhöhen, anderseits zur Auflösung und Ausleitung von Stoffen beitragen. „Warme Bäder allein, das ist ohne darauffolgende kalte Bäder oder kalte Waschungen, verordne ich niemals. Die erhöhte Wärme, zumal wenn sie längere Zeit andauert und einwirkt, stärkt nicht; sie schwächt und macht den Organismus schlaff; sie härtet nicht ab, sie macht die Haut noch empfindsamer für Kälte; sie schützt nicht, sie bringt Gefahr. Das Warmwasser öffnet die Poren, es dringt kalte Luft ein; die Folgen zeigen sich schon in den nächsten Stunden. Sämtlichen Übelständen helfen die auf warme Bäder folgenden Kaltbäder, Begießungen oder Kaltwaschungen (ich kenne keine warme Wasseranwendung ohne die darauffolgende kalte) gründlich ab; das frische Wasser stärkt, die erhöhte Wärme herunterdrückend; es erfrischt, die überflüssige

Hitze gleichsam wegwischend; es schützt, die Poren schließend und die Haut fester machend."
Die kalte Nachanwendung nach einem warmen Bad muß aber unbedingt kurz sein. Grundsätzlich unterscheiden sich warme Bäder in der Wirkung von kalten, indem bei den warmen Bädern eine lähmungsartige Erweiterung der Gefäße (passive Erweiterung) im Vordergrund steht, während kalte Anwendungen eine aktive Erweiterung und Durchblutung der Körperaußenteile hervorrufen. Daraus ergibt sich zunächst die Verwendung warmer Bäder in den Fällen, in denen eine Aufladung des Körpers mit Wärme mangels vorhandener Eigenwärme zweckmäßig ist; jedoch wird diese Maßnahme nur als eine vorübergehende zu betrachten sein. (Siehe oben.)
Die Heilwirkung des warmen Bades steht im Zusammenhang mit der gesteigerten Durchblutung von Haut, Geweben und Muskulatur, die es dem Organismus erleichtert, Krankheitskeime zu vernichten. Die Krankheitsstoffe werden beschleunigt durch Lymph- und Blutbahnen zu den Ausscheidungsorganen abtransportiert. Die Drüsenfunktion der Haut wird im allgemeinen stark angeregt. Warme Vollbäder wirken auf einen örtlichen Krankheitsprozeß allgemein verteilend, während warme Teilbäder mehr von einer örtlichen Blutzuleitung gefolgt sind. Bei Entzündungsprozessen der Haut, die schlechte Heiltendenz zeigen, auch bei Hautkrankheiten wirken Warmbäder ausscheidend auf dem Wege dieser verstärkten Durchblutung. Die Entspannung im Gefäßsystem setzt sich auf eine Entspannung und Lockerung der Muskeln fort. Infolgedessen sind sie angezeigt bei Muskelspannungen infolge von Entzündungen, Lähmungen und Gelenkversteifungen. Die Bewegungsübungen bei solchen Zuständen gehen im warmen Bad erleichtert vor sich; auch wird die Schmerzempfindung erheblich gemildert. Aber nicht nur für die begleitenden Muskelveränderungen, sondern auch zur Lockerung der Gelenkversteifungen, zum Beispiel bei chronisch-rheumatischen Zuständen, sind warme Bäder anfangs wertvoll. Nur ist darauf zu achten, daß sie in den fieberfreien Zeiten genommen werden.
Auf das Nervensystem wirken warme Bäder von einer Temperatur von 32–36 Grad Celsius beruhigend, und manchen Patienten dienen sie, vor allem in der Form von Teilbädern, als Schlafmittel. Die Wirkung verlängerter warmer Bäder bei Geisteskranken wird in den entsprechenden Heilanstalten schon seit längerer Zeit geschätzt.

Für gewöhnlich beschränkt sich die Dauer der warmen Bäder auf etwa 15–20 Minuten; in vereinzelten Fällen dauern sie länger.

[Zum Beispiel verordnete Kneipp bei chronischem Gelenkrheumatismus auch schon mal Bäder von 1 Stunde Dauer, wenn er den Eindruck gewann, daß dies von Vorteil sei. Solche verlängerte Bäder kehren übrigens heute in der sogenannten Schlenzkur wieder, wie sie auch vorher schon von Schweninger im breiteren Maße verwandt wurden. Es erzeigt sich jedoch notwendig, hierbei die Temperatur des Bades zu kontrollieren, bzw. die Bäder mehr als sogenannte temperaturansteigende zu gestalten, oder auf den Temperaturabfall einen neuen Temperaturanstieg durch Zufließenlassen heißeren Wassers folgen zu lassen. Die mächtig stoffwechselanregende und schweißtreibende Wirkung solcher Bäder steht außer Zweifel; jedoch handelt es sich immer um Einzelfälle, in denen sie mit Vorteil verwandt werden, wenn auch nach mehreren Bädern die anfängliche Herzbelastung einer auffälligen Gewöhnung weicht. Die Wirkung dieser Bäder, die gewöhnlich noch mit nachfolgender Bettschwitzpackung ergänzt werden und so ein drei- bis vierstündiges Schwitzen hervorrufen, erzeigte sich dem Bearbeiter zum Beispiel auch bei der Behandlung von schwer Nierenausscheidungsgestörten (Schrumpfnieren). Es ist selbstverständlich, daß solche Bäder aber nur nach Anordnung und unter Aufsicht des Arztes genommen werden können.]

Eine weitere Ausnahme von der gewöhnlichen Dauer warmer Bäder stellen die Wechselbäder dar, bei denen mehrmals gewechselt wird. (Siehe weiter unter Wechselbäder!)
Soll mit dem warmen Bad eine schweißtreibende Wirkung hauptsächlich erzielt werden, so folgt dem Bad eine Trockenpackung bis zum Eintritt des Schweißausbruches und dann erst die kalte Abschlußanwendung. In allen übrigen Fällen folgt die kalte Nachanwendung unmittelbar auf das Bad, wie oben angegeben und begründet wurde. (Siehe auch unter Begießungen, Über die einfache Abgießung nach Warmanwendungen!)
Nach allen warmen größeren Bädern muß eine etwa 1- bis 1½-stündige Bettruhe eingehalten werden. In der Kur werden warme Vollbäder meist in der Morgenfrühe genommen, während eine kleinere Teilanwendung, Armguß oder Armbad (kalt), am Nachmittag sich an den Badetagen als physiologisch zweckmäßig erweist. Am Abend wirken bei vielen Patienten warme Vollbäder schlafhindernd, statt -fördernd.

Heiße Bäder

Temperatur 38—45 Grad Celsius

Je höher die Temperatur eines Bades ist, um so mehr wird die Herzarbeit vermehrt. Die Zusammenziehungen des Herzens müssen sich bedeutend beschleunigen, um der Haut die zur Wärme-

abgabe benötigten Blutmengen zu liefern. Deshalb werden heiße Anwendungen von Herzschwachen weniger vertragen, besonders Vollbäder. Sinngemäß steigern sich die Stoffwechsel- und Verbrennungsvorgänge im Körper bei Bädern mit höherer Temperatur mehr als solche der Körpereigenwärme angepaßten. Hinsichtlich der übrigen Wirkungen gilt das, was unter den Heilwirkungen der warmen Bäder angegeben ist, mit dem Unterschiede, daß bei erfüllter Voraussetzung einer guten individuellen Verträglichkeit und bei längerer Dauer der Anwendung alle Vorgänge mächtiger gesteigert werden können. Da diese Bedingungen nur bei wenigen voll zutreffen, werden heiße Bäder in der Kneippkur selten verordnet. Zu empfehlen ist bei Vollbädern, die Temperatur des Bades zu erhöhen, wenn der Patient in die Wanne schon eingestiegen ist. Eine kalte Kopfkompresse wird zweckmäßig sein.
Die Dauer des Bades beträgt gewöhnlich 10–20 Minuten. Folgt dem heißen Bade eine Trockenpackung, so kann die schweißtreibende Wirkung erhebliche Grade annehmen. Bei den Heilanzeigen sind besonders die verschiedenen Arten der rheumatischen Erkrankungen, ferner manche Infektionskrankheiten, wie die katarrhalische Lungenentzündung, namentlich der Kinder, Gehirn- und Rückenmarkshautentzündung, Nierenentzündung und Harnvergiftung (Urämie), zu nennen.
Als Kräftigungs- und Anregungsmittel benutzen übrigens die Japaner die kurzen heißen Bäder, die in der Weise genommen werden, daß nach einer kurzen heißen Übergießung am Kopf mit 40 Grad Celsius heißem Wasser in einer besonderen Wanne in die eigentliche Badewanne mit Wasser von einer Temperatur von 42–43 Grad Celsius eingestiegen und 2 Minuten gebadet wird. Darauf begibt man sich in die erste Wanne zurück und läßt sich dort wieder mehrmals mit heißem Wasser übergießen, um danach ein zweites Mal in der zweiten Badewanne für 2–3 Minuten zu baden. Danach erfolgt Ankleiden ohne Ausruhen. Herzschwachen und Gefäßnervenempfindlichen (vasomotorische Neurosen) bekommen diese Bäder jedoch nicht, während Patienten mit gesunden Zirkulationsorganen sie gut vertragen und ähnlich wie bei kalten Bädern das Gefühl der Kräftigung und Anregung erhalten. In unserer Praxis werden wir daher schon der Einfachheit wegen den kalten Bädern für diese Fälle den Vorzug geben. Physiologisch wichtig erscheint nur die Tatsache der gleichartigen Wirkung kurzer heißer und kurzer kalter Bäder.
Bei warmen und heißen Bädern sowie auch bei den im folgenden

beschriebenen Anwendungen ist stets auf die individuelle Verträglichkeit (Herz- und Kreislauffunktionen, allgemeinen Kräfte- und Wehrzustand) zu achten, da ein individuell verschiedenes und unter Umständen von allen Regeln abweichendes Verhalten häufiger beobachtet wird. Das gilt natürlich auch von den kalten Anwendungen. Die genaueste Erkennung eines Krankheitszustandes kann diesen Faktor nicht immer ausschließen; auch die genaueste Inbedachtnahme aller physiologischen Erkenntnisse über die im Einzelfalle zu erwartenden und erhofften Wirkungen kann durch diesen individuellen Faktor überholt werden, so daß die unmittelbare Erfahrung wichtig bleibt, ebenso wie neben den genauesten wissenschaftlich-physiologischen Erkenntnissen die Intuition des Arztes ihren Wert beibehält. Die Lehre der Homöopathie, nämlich daß im Grunde keine Krankheit in der Ausprägung bei den verschiedenen Patienten trotz aller übereinstimmenden Merkmale die gleiche ist – das „Gleiche" ist nur immer das Ähnliche! –, erinnert uns daran. Und daraus erklären sich wohl alle jene Fälle erfolgreicher Behandlung mit nach den physiologischen Erkenntnissen scheinbar entgegengesetzt arbeitenden Mitteln.

Temperaturansteigende Bäder

Darunter versteht man Bäder, bei denen die Temperatur des Wassers während der Anwendung allmählich gesteigert wird, jedoch nicht die Wassermenge im benützten Gefäß. [Kneipp selbst hat von ihnen keinen systematischen Gebrauch gemacht, sondern nur selten, wie aus der Andeutung der jeweiligen Anwendung verlängerter Bäder, die ja praktisch nur mit Zufließenlassen heißeren Wassers verabfolgt werden können, hervorgeht. Ferner deutet der verstorbene Sanitätsrat Dr. Baumgarten in seinem Buche „Hydrotherapie" das ansteigende Bad an: „Es kann sich empfehlen, bei zu diesem Zweck (Asthma) genommenen Fußbädern durch Zugießen von heißerem Wasser die Temperatur der Badeflüssigkeit auf 40 Grad Celsius, sogar mehr Grad, zu erhöhen und auf dieser Höhe eine gewisse Zeit zu halten" (Seite 448). Die gegenüber der Zeit Kneipps heute fortgeschrittene wissenschaftliche Erkenntnis der Bäderwirkungen muß, soweit sie gesicherte Ergebnisse und bewährte Praktiken herausarbeitete, daher auch hier beachtet werden. Wenn Kneipp heute noch lebte, so würde er, der mit Unvoreingenommenheit alles prüfte und ausprobierte und dessen Wasserbehandlungsverfahren das Kennzeichen einer möglichst genauen individuellen Anpassung an der Stirn trägt (siehe Einleitung) und der also keine Scheuklappen anlegte, selbst so verfahren. Jedoch dürften gerade für die ansteigenden Bäder die oben im Schlußabschnitt über die heißen Bäder gemachten einschränkenden Bemerkungen gelten.]

Die Wirkung ansteigender Bäder ist verschieden von der Wirkung kalter und heißer Bäder. Ohne vorhergehende Gefäßzusammenziehung kommt es zu einer sich allmählich steigernden Erweiterung der Hautgefäße zunächst an dem gebadeten Körperteil, dann aber auch an der gesamten Körperoberfläche. Der Blutumlauf wird gesteigert, so daß es bei den ansteigenden Teilbädern zumal nicht zu einer Stauung bei der erreichten Gefäßerweiterung kommt. Sind alle Voraussetzungen zur richtigen Anwendung gegeben, so erfährt der gesamte Kreislauf eine wesentliche Entspannung; das Saugvermögen des Herzens wird durch die vertiefte Atmung gesteigert. Das Herz wird entlastet, und so wird bei Stauungszuständen des Herzens, die das Herz im Röntgenbild vergrößert erscheinen lassen, der Herzumfang bzw. -inhalt verkleinert. Eine auffällige Blutdrucksenkung ist zu bemerken.

Ansteigende Teilbäder verbessern also die Zirkulation und beseitigen Stauungen.

Ansteigende Bäder, besonders größere, stellen stets starke Eingriffe dar, da die Erhöhung der Körpertemperatur, die diesen Bädern auch die Bezeichnung künstliche Fieberbäder eingetragen hat, nicht von allen Patienten vertragen wird. Die Erhöhung der Körpertemperatur kann aber sonst bei Krankheitszuständen, die wenig Heiltendenz zeigen und bei denen eine krisenhafte Temperaturentwicklung erwünscht erscheint, von Vorteil sein. Die entspannende Wirkung auf tiefer liegende Organe läßt solche Bäder bei der Krampfbekämpfung und Steinabschwemmung, zum Beispiel bei Nierensteinen, in Verbindung mit anderen Maßnahmen (Einläufen, wassertreibenden Tees, Wickeln, Heublumenpackungen) angezeigt erscheinen.

Die Technik ist wie folgt: Man beginnt nach Einsteigen ins etwa 34–35 Grad Celsius warme Wasser mit dem Beifließenlassen heißeren Wassers und steigert die Temperatur langsam und stetig auf etwa 42–45 Grad Celsius. Der Anstieg der Temperatur muß Grad für Grad gesetzmäßig erfolgen und darf keinesfalls rascher vor sich gehen. Die Mindestdauer beträgt etwa 25 Minuten, und auf diese Zeit muß der Anstieg verteilt sein. Eine längere Dauer bis zu 45 Minuten kann in Frage kommen. Auf der Endtemperatur wird einige Zeit (etwa fünf Minuten) verweilt. Das Zufließen des heißeren Wassers darf keine übermäßigen Hitzegefühle oder Beklemmung auf der Brust bewirken. In diesem Falle wären die Bäder vorher abzubrechen und der Patient in Ruhelage zu bringen, evtl. kalte Kompressen auf Stirn und Herz zu legen. Bei gutem Allgemeinbefinden tritt am Schluß der Anwendung leichte Schweißbildung auf. Auch beim Teilbade soll der Patient so eingedeckt sein, daß keine Auskühlung der nicht gebadeten Teile eintritt. Nach dem Bade erfolgt meist hinterher keine Kaltanwendung, sondern man läßt sich gut einpacken und bleibt so noch mindestens eine Stunde liegen. Wir geben die ansteigenden Teilbäder heute bei manchen Herzkranken viel kürzer, 34 Grad bis 40 Grad zehn bis fünfzehn Minuten.

Wechselbäder

Sie sind Übungsmittel für Herz- und Kreislauf. Das Bestimmende der Wirkung ist der rasche und mehrmalige Wechsel mit Bädern erheblich verschiedener Temperatur. Infolgedessen ist die Reizwirkung eine besonders geartete. Wechselvollbäder werden wegen ihrer hohen Anforderungen an Kreislauf, Atmung und Nervensystem nur von kräftigen Menschen vertragen; daher sind Wechselfuß-, Wechselsitz- und allenfalls noch Wechselarmbäder fast ausschließlich allein gebräuchlich.

Die Temperatur des warmen Bades beträgt 35–40 Grad Celsius, die des kalten bis 15 Grad Celsius. Man geht auf die Dauer von fünf bis zehn Minuten ins warme Bad und für die Dauer von fünf bis zehn Sekunden ins kalte. Der Wechsel erfolgt zwei- bis dreimal unmittelbar nacheinander, der Beginn jedoch stets mit dem warmen und der Abschluß immer mit dem kalten. Das warme Wasser muß aber während der ganzen Übung auf der gleichen Temperaturhöhe gehalten werden. Im allgemeinen trocknet man sich auch nach den Wechselbädern nicht ab, sondern sorgt für reaktive Erwärmung durch Bettruhe oder Bewegung.

Die Badezusätze mit Angabe der Menge

Die Badezusätze vermitteln auf dem Wege der intensiveren Hautreizung eine verstärkte Reaktion von längerer Dauer. Bäder, die bei niederer Temperatur wegen des fehlenden Temperaturreizes kaum eine Hautreaktion erzielen, also indifferent sind, werden, so man ihnen Zusätze beifügt, wirksam.

In der Kur werden fast alle Bäder als Zusatzbäder genommen.

Die am häufigsten verwendeten Zusätze sind: Heublumen, Fichtennadeln, Haferstroh, Zinnkraut, Kamille, Kalmuswurzeln, Eichenrinde, Walnußblätter, Feldkümmel und andere Kräuter bzw. deren Extrakte; ferner auch Kleie, Salz, Senfmehl usw.

Heublumen

Als Heublumen bezeichnet man die Abfälle und Ablagerungen des Heues, insbesondere Blüten, Samen, Blätter verschiedener Gräser- und Blumenarten.
Die Heublumen enthalten zahlreiche ätherische Öle; an deren Anwesenheit ist die spezifische Reizwirkung zweifellos gebunden. Sie wirken hautreizend. (Gelegentlich kann man sich in unfreiwilligem Versuch von der Wirkung überzeugen, wenn nämlich bei schon bestehender Hautüberempfindlichkeit, zum Beispiel beim Ekzemkranken, eine verstärkte Entzündung auftritt, die bei zusatzlosen Bädern nicht erfolgt. Dasselbe beobachten wir auch bei Fichtennadelzusatz.)
Ihre Wirkung auf den Stoffwechsel macht sie bei der Behandlung von Grieß- und Steinleiden, gichtisch-rheumatischen Zuständen, Gelenkversteifungen wertvoll. Bei Ergüssen (Gelenke und Körperhöhlen), Sehnenscheidenentzündung, Furunkelbildung kommt ihre aufsaugende Wirkung zur Geltung. Auffällig ist auch ihr entkrampfender Einfluß bei Koliken (Gallenblase, Magen, Darm, Niere).
Die für ein Vollbad benötigte Menge ist etwa dreiviertel bis ein Kilo, für ein Halbbad die Hälfte, für ein Sitzbad einviertel Kilo, für ein Armbad und ein Fußbad je drei bis vier Hände voll.
Man setzt Heublumen mit kaltem Wasser an, bringt das Wasser zum Kochen und läßt etwa eine halbe Stunde sieden. Um die Arbeit des Durchseihens zu sparen, bringt man am besten die Heublumen vorher in einen porösen Leinensack. Den Absud setzt man dem Badewasser zu. Nach neuen wissenschaftlichen Forschungen gehen die ätherischen Öle beim Abkochen verloren, so daß man heute besser Badeextrakte zuverlässiger Firmen als Zusatz verwendet. (D. H.)

Haferstroh

Gehäckseltes Haferstroh in der Menge von ein bis eineinviertel Kilo, für Teilbäder entsprechend weniger, wird kalt angesetzt und eine halbe Stunde länger gekocht. Besser noch sind käufliche Extrakte

zuverlässiger Firmen. Kieselsäure, ätherische Öle sind in solchen Extrakten vorhanden.
Die Verwendung erfolgt bei den gleichen Zuständen, wie bei den Heublumen angegeben, meist jedoch bei schwächlichen und nervösen Personen. Nieren-, Blasen- und Steinleiden gehören zum bevorzugten Anwendungsgebiet des Haferstrohabsudes.

Fichtennadelextrakt

Man benutzt zur Herstellung des Extraktes Fichtennadeln, Fichtenreisig sowie die harzreichen Zapfen. Fichtennadeln enthalten ätherische Öle und das im Harz enthaltene Terpentin. Bei der Zubereitung werden die genannten Materialien kleingehackt und etwa eine halbe Stunde lang gekocht. Dann läßt man sie noch zwölf Stunden ziehen. Etwa eineinhalb Kilo reichen für ein Vollbad, für ein Halbbad die Hälfte davon und bei den anderen Teilbädern entsprechend weniger (vergleiche Heublumen!). Außer diesem Absud kommen aber auch die im Handel käuflichen reinen Extrakte und Latschenkieferöle zur Anwendung, während Tabletten, Pulver oder Salz nicht verwendet werden. Die Farbe eines Fichtennadelbades geht ins Bräunliche; die grünliche Farbe von Tabletten usw. entspricht künstlichen Zusätzen. Von dem fertigen Extrakt nimmt man etwa eine halbe bis eine Tasse der sirupartigen Masse zu einem Vollbad. In fertigen Extrakten sind die ätherischen Öle eher enthalten als in Abkochungen. Die Wirkung ist vorwiegend eine hautreizende, auf deren Bedeutung in der Einführung hingewiesen wurde. Stärkere Abkochungen wirken auf den Stoffwechsel, während sonst Fichtennadelbäder im allgemeinen eine beruhigende Wirkung auf das Nervensystem ausüben.

Zinnkraut

Das Zinnkraut wird kalt angesetzt und eine halbe Stunde gekocht und dem Badewasser zugesetzt. Menge: dreiviertel Kilo für ein Vollbad, dreiachtel Kilo für ein Halbbad, einviertel Kilo für ein Sitzbad, einviertel Kilo für ein Fußbad. Fertige Extrakte sind indessen zu bevorzugen. Zinnkrautbäder kommen meistens als Teilbäder zur Anwendung. Sie wirken durch ihren starken Gehalt an Kieselsäure. Ihre Verwendung ist üblich bei krampfartigen Zuständen von Niere und Blase und bei Blasenschwäche und Blasenkatarrh. Auch auf schlecht heilende Wunden wirken Zinnkrautbäder günstig ein. Hier wird es vielfach in Form von Zinnkrautläppchen verwendet.

Eichenrinde

Es wird Eichenrinde getrocknet und zerkleinert, in kaltem Wasser für einige Stunden angesetzt und hierauf eine halbe Stunde lang gekocht. Der Absud wird dem Badewasser beigesetzt. Menge: Vergleiche Heublumen! Die Eichenrindenbäder wirken durch ihren Gehalt an Gerbsäure vor allen Dingen entzündungswidrig und auf Wunden schorfbildend. Sie dienen zur Behandlung von Hautschrunden, Froststellen und Krampfadern, ferner bei skrofulösen Kindern. Fertigextrakte guter Firmen sind zu bevorzugen.

Kalmuswurzeln

Wurzeln und Kraut werden kalt angesetzt und eine halbe Stunde lang gekocht. Menge: Für ein Vollbad einviertel Kilo oder von der Tinktur oder dem Extrakt zwei bis drei Eßlöffel, für die Teilbäder entsprechend weniger. Die Kalmusbäder dienen zur Behandlung der Skrofulose. Auch von Kalmus gibt es gute Fertigpräparate.

Kamille

Kamillenblüten werden kalt angesetzt, in einem geschlossenen Gefäß zehn Minuten gekocht. Menge: Für ein Vollbad ein halbes Kilo, für ein Halbbad einviertel Kilo, 150 Gramm für ein Sitzbad, 100 Gramm für ein Fußbad. Kamillenbäder wirken vor allen Dingen durch ihren Gehalt an ätherischen Ölen. Auf Entzündungen wirken sie heilungfördernd. Daher werden sie bei der Behandlung von katarrhalischen Zuständen geschätzt, sowie zur Spülung von Wunden. Auch bei juckenden und entzündlichen Ekzemen haben sie eine begünstigende Wirkung.

Walnußblätter

Man verwendet die Blätter in frischem oder getrocknetem Zustande, setzt sie kalt an und kocht sie etwa dreiviertel Stunden in einem geschlossenen Gefäß. Für ein Vollbad verwendet man etwa ein Kilo, entsprechend weniger bei den anderen Bädern (vergleiche Heublumen!). Diese Bäder gelangen hauptsächlich in der Kinderpraxis (Skrofulose, Lymphatismus) zur Anwendung.

Kleie

Man verwendet Weizenkleie in der Menge von etwa eineinhalb Kilo für ein Vollbad, für die Teilbäder entsprechend weniger, und kocht jedoch nur kurz. Kleiebäder wirken auf Entzündungen dämpfend ein, indem sie den Hautreiz vermindern. Es bildet sich eine Schutzschicht über der Hautoberfläche, die entzündungshemmende Eigenschaft hat. Infolgedessen kommen sie für stark entzündliche Hauterkrankungen und übermäßige Hautempfindlichkeit in Frage (Ekzem, Akne).

Salz

Ohne weitere Vorbereitung setzt man Salz ungefähr in einer Menge von zwei Kilo für ein Vollbad zu; für die Teilbäder entsprechend weniger, Fußbad 100 bis 150 Gramm. Salzbäder wirken hautreizend und steigern die Ausscheidung von Wasser, Harnstoffen und Kohlensäure durch die Haut. Die Haut wird stärker durchblutet. Daraus ergibt sich ihre Anwendung auf tiefer greifende Stoffwechselstörungen, zum Beispiel rheumatische Krankheitszustände, und bei skrofulösen Kindern. Salzbäder dienen auch zur Steigerung der Abhärtung.

Senfmehl

Meist kommen nur Teilbäder zur Anwendung, wobei man für ein Fußbad oder Armbad zwei bis drei Handvoll nimmt. Diese werden mit heißem Wasser von etwa 50 Grad Celsius übergossen, zu einem Brei verrührt und dem Badewasser zugesetzt. Das ätherische Öl, das hierbei frei wird, hat gegenüber den anderen Zusätzen die stärkste hautreizende Wirkung. Daher darf ihre Anwendung nur fünf bis zehn Minuten bis zum Auftreten eines stechenden Gefühls oder Brennens erfolgen. Die betroffenen Körperstellen werden durch Übergießen mit warmem Wasser von den anhaftenden Senfmehlresten gereinigt. Keinesfalls darf der Senfmehlzusatz gekocht werden, sonst ginge seine Wirkung verloren; auch soll immer nur frisches Senfmehl genommen werden.

Holzasche

Sie wird nur in Verbindung mit anderen Zusätzen, die eine hautreizende Wirkung besitzen, angewendet. Die Holzasche wirkt durch ihren Gehalt an laugenhaltigen Stoffen. Auch bei der Holzasche kommen nur Teilbäderanwendungen in Frage, und man nimmt für ein Fußbad etwa zwei bis drei Doppelhandvoll.

Gemischte Badezusätze

Grundsätzlich dürfen nicht gegensätzliche oder sich gegenseitig in der Wirkung aufhebende Zusätze gemischt werden. Am häufigsten verwendbare Mischungen sind folgende: Heublumen und Haferstroh zu gleichen Teilen, Fichtennadelextrakt mit Salz (zu einem Fichtennadelvollbad etwa ein Kilo Kochsalz), Kalmus und Walnußblätter zu gleichen Teilen, Holzasche mit Salz ebenfalls zu gleichen Teilen.

Die Menge von Kräuterzusatz für Augenbäder, die in den bisherigen Beschreibungen nicht angegeben war, beträgt so viel, als man mit etwa drei Fingern fassen kann.

1. Das Armbad

Das kalte Armbad

Temperatur bis 15 Grad Celsius

Bei diesem wie den folgenden verschieden temperierten Armbädern werden beide Arme bis zum halben Oberarm ins Wasser getaucht. Zur Ausführung dient entweder die im Handel käufliche Kneipp-Armbadewanne oder als Ersatz eine der gewöhnlichen Waschwannen. Die Arme beugt man rechtwinklig im Ellenbogengelenk und taucht sie langsam ein, worauf besonders solche Personen achten müssen, die zu Krämpfen der Herz- und Armgefäße neigen. Auch soll man sich nicht gar zu tief zu dieser Anwendung bücken müssen. Deshalb stellt man die Armbadewanne zweckmäßig auf einen höheren Stuhl oder auf einen Tisch.

Das Armbad wirkt zunächst örtlich auf die Zirkulation, Temperatur und den Stoffwechsel, die Gelenke und Nerven der oberen Gliedmaßen. Im Zusammenhang mit diesen Wirkungen wird auch die Durchblutung des Herzmuskels beeinflußt. So ist es eine vielfach beobachtete Tatsache, daß das kalte Armbad auf ein erregtes Herz und einen beschleunigten Puls beruhigend wirkt. Es ist die Anwendung daher auch bei nervösen und organischen Störungen des Herzmuskels, der Herzklappen und der Herzhäute angezeigt. Sehr auffällig ist die Erfrischung nach einem solchen Bade. Gerne wird das Armbad als Abhärtungsmittel gebraucht. Nach dem Bade, dessen Dauer zehn bis dreißig Sekunden, je nach Anordnung des Arztes, beträgt, ist durch leicht schwingende Bewegungen der Arme für Erwärmung zu sorgen. Der schwerer Kranke kann das

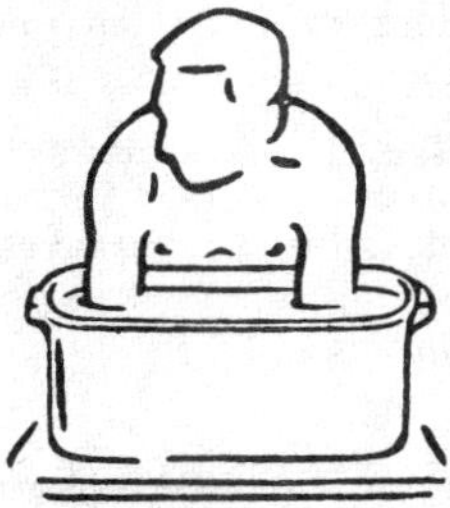

Abb. 20 Armbad

Armbad auch im Sitzen bequem nehmen und ebenfalls auch die erwärmenden Bewegungen so ausführen, daß er zum Beispiel auf dem Stuhle sitzend die Arme zu beiden Seiten in Viertelkreisen seitwärts nach vorn und hinten bewegt. Ohne stärkere Rückstauung nach dem Herzen zu verursachen, zunächst milde belastend, dann aber wieder ableitend, wirkt so das Armbad beim Herzkranken im Sinne einer zweckmäßigen Übung.
Manchen dient das kalte Armbad am Abend als schlafförderndes Mittel.

Das warme Armbad

Temperatur 35–38 Grad Celsius. Dauer fünf bis zwanzig Minuten lang. Es wird meist mit Kräuterzusätzen genommen und wirkt in erster Linie wärmezuführend, dann auch krampflösend auf die Herzkranzgefäße. Bei örtlichen Entzündungsvorgängen wirkt es durch die Anregung des Blutzuflusses entzündungswidrig, ferner aufsaugend auf Flüssigkeitsansammlungen.
Heilanzeigen: Nagelbetteiterungen (Panaritium), Blutvergiftung (hier können länger dauernde Armbäder mit Heublumen den Prozeß durch den gesteigerten heilenden Blutzufluß zum Stillstand bringen; jedoch ist es unbedingt Sache des Arztes, zu entscheiden, ob er jeweils nach dem Stande der Entzündung und dem Eindrucke, den ihm die Entzündung macht, kalten, entzündungsdämpfenden Umschlägen den Vorzug gibt. Letzteres dürfte meistens bei fieberhaftem Verlauf in Frage kommen, wie der

Bearbeiter bei schwerster Blutvergiftung an sich selbst erproben konnte. Die warme, blutzuführende Anwendung kommt nur für den allerersten Beginn einer Blutvergiftung in Frage), eiternde und schlecht heilende Wunden, Rheumatismus und chronische Gelenkveränderungen, in den späteren Stadien nach Gelenkverletzungen, Krämpfe der Herzkranzarterien und Herzangst, Asthma.

Das heiße Armbad

Temperatur 38–45 Grad Celsius. Dauer vergleiche warmes Armbad!
Heilanzeigen siehe warmes Armbad!

Das ansteigende Armbad

Man taucht beide Arme wie üblich in das Gefäß mit Wasser bei einer Temperatur von 34–37 Grad Celsius und läßt danach heißeres Wasser langsam im Verlauf von 20–25 Minuten beifließen, bis eine Temperatur von 40–42 Grad Celsius erreicht ist. Dauer und Temperatur bestimmt der Arzt. Zu achten ist darauf, daß der Patient bequem sitzt und bequem seine Arme in das Gefäß tauchen kann. Auch ist er mit einer Wolldecke bis zum Halse zuzudecken. Am geeignetsten sind eigens konstruierte Armwannen mit Zu- und Ablauf.
Nach der Anwendung folgt unmittelbar hinterher Bettruhe oder Liegen auf einem Ruhebett unter leichter Einhüllung in eine Decke. Die herzentlastende Wirkung des ansteigenden Bades macht es für Zustände bestimmter Stauungen zum Herzen infolge von Herz- und Kreislauffehlern (Herzinsuffizienz) angezeigt. Ferner kann es bei Herzangstzuständen verwendet werden; jedoch ist besondere Vorsicht notwendig. Zum Zwecke der Abmilderung des Armbades kann man auch das ansteigende Handbad durchführen, bei dem die Hände bis über das Handgelenk in das Bad eingetaucht werden, oder einseitig die Bäder durchführen, ferner kürzere Zeiten nehmen und den Temperaturanstieg geringer gestalten.

Das Wechselarmbad

Es wird selten angewendet und dient zur Anregung und Übung des Gefäßsystems in den beteiligten Abschnitten (Neigung zu kalten Händen), ferner auch zur Ableitung. Die Dauer ist jeweils etwas kürzer als beim Wechselfußbad, zum Beispiel vier bis fünf Minuten warm und fünf bis zehn Sekunden kalt bei dreimaligem Wechsel. Es kann auch zum gleichen Zwecke als Wechselhandbad durchgeführt werden.

2. Das Augenbad

Das Augenbad ist kalt oder warm zu nehmen. Man bereitet es in beiden Fällen folgendermaßen: Man taucht das Gesicht in das Wasser ein, öffnet mehrmals die Augen. Dann erhebt man sich, setzt ungefähr einviertel bis eine halbe Minute aus und taucht das Gesicht von neuem ein. Die Wiederholung kann drei- bis fünfmal geschehen. Die Augenbäder, vor allem die warmen, erhalten meist Zusätze: dünne Abkochungen von Fenchel, Kamille, Zinnkraut, Wermut, Alaun oder Augentrost. Die Temperatur des warmen Bades liege zwischen 32 und 36 Grad Celsius. Ein anfangs auftretendes Schmerzgefühl beim Öffnen der Augen im Wasser weicht nach einiger Gewöhnung. Augenbäder beeinflussen die Zirkulation in den Augen und in ihrer Umgebung. Das kalte Augenbad stärkt und erfrischt den ganzen Sehapparat und ist daher angezeigt bei Nachlassen der Sehkraft und bei chronischen Entzündungen der Bindehaut.

Das warme Augenbad wird selten verwandt; es dient dazu, eitrige Flüssigkeiten auszuleiten.

3. Das Fußbad

Fußbäder kommen kalt, warm, heiß, ansteigend und als Wechselfußbad zur Anwendung.

Das kalte Fußbad

Temperatur bis 15 Grad Celsius. Die Dauer ist individuell verschieden: einmal bis die Kälte in den Füßen nachläßt und die Füße einem warm vorkommen, dann aber auch bis zum Eintritt einer schneidend schmerzhaften Empfindung, was beides im Einzelfalle in etwa einviertel bis zwei Minuten der Fall ist. Nach dem Bad streift man das Wasser ab, kleidet sich an und sorgt für Nacherwärmung. Als Gefäß diene die Kneipp-Fußbadewanne oder auch jedes andere Gefäß, in das sich die Füße bequem hineinstellen lassen.

Eine ebenso einfache wie zweckmäßige Form des kalten Fußbades ist das Wassertreten (Wassergehen). Hierbei soll das Wasser bis zur mittleren Wadenhöhe reichen. Wassertreten besorgt man entweder an eigens eingerichteten Wassertretstellen, die in den Kneipphäusern oder auch offen (Bächen usw.) angelegt sind. Aber auch in jeder Badewanne, die man bis zur mittleren Wadenhöhe mit kaltem Wasser füllt, kann man das Wassertreten ausführen, indem man hin und her spaziert. Man achte nur darauf, daß man beim Gehen die Beine möglichst weit aus dem Wasser heraushebt. Dauer einviertel bis eine Minute.
Örtlich wirkt das Fußbad anregend auf den Stoffwechsel der Haut und der Muskulatur, auf dem Wege nervöser Überleitung auch auf die Zirkulation in den Organen des kleinen Beckens, des Harnapparates und des Dickdarms, ferner ableitend auf die Organe des Oberkörpers und den Kopf.
„Bei Krankheiten dienen kalte Fußbäder vornehmlich dazu, das Blut von Kopf und Brust abwärts zu leiten; sie kommen indessen meist nur in Verbindung mit anderen Anwendungen vor, zuweilen in Fällen, in denen Ganz- oder Halbbäder von den Patienten verschiedener Ursachen wegen nicht ertragen werden.
Bei Gesunden bezwecken sie Auffrischung und Kräftigung und sind besonders zur Sommerszeit anzuraten, wenn nach anstrengenden, ermüdenden Tagen nachts der Schlaf sich nicht einstellen will. Sie ziehen Müdigkeit aus, bringen Ruhe und guten Schlaf."

Das warme Fußbad

Das warme Fußbad wird gewöhnlich nur mit einem Zusatz von Salz und Asche, Heublumen, Haferstroh, Kamille, Zinnkraut und, wenn eine besondere Hautreizung erzielt werden soll, mit Senfmehl angewendet. Die Temperatur beträgt 32–37 Grad Celsius, die Dauer zehn bis zwanzig Minuten; darnach kalte Nachanwendung (kaltes Fußbad oder Knieguß).

Das heiße Fußbad

Es wird in gleicher Weise genommen wie das warme Fußbad, bei einer Temperatur von 38–45 Grad Celsius und einer Dauer von zehn bis fünfzehn Minuten. Auch nach dem heißen Fußbad folgt in der Regel eine kalte Schlußanwendung. Nur in den Fällen, wo eine Neigung zu Gefäßkrämpfen besteht, unterbleibt die nachfolgende Kaltanwendung. Auch gilt das für die Bäder, die mit Asche und Salz angerichtet sind, da hierbei das stark nach den Füßen geleitete Blut abermals von unten nach oben zurückgeschreckt würde und dann keineswegs in so ausgiebiger Weise in die Füße herabfließt. Die erste Wirkung würde auf diese Weise wenigstens teilweise aufgehoben und der Zweck vereitelt.

„Die warmen und heißen Fußbäder dienen vortrefflich überall da, wo wegen Kränklichkeit, Gebrechlichkeit, mangelnder Körperwärme usw. strenge und kalte Mittel nicht leicht gebraucht werden können, weil zu geringe oder gar keine Reaktion stattfindet, d. h., da kaltes Wasser wegen Blutmangels zu wenig Wärme entwickelt. Es sind die eigentlichen Fußbäder für Schwächliche, Blutarme, Nervöse, sehr Junge und sehr Alte, vorherrschend für Personen des weiblichen Geschlechts, und sie erweisen sich sehr wirksam bei allen Störungen im Blutumlauf, bei Kongestionen, Kopf- und Halsleiden, Krämpfen." Insbesondere kommen diese Fußbäder bei chronisch kalten Füßen zur Verwendung, wenn das kalte Fußbad zunächst noch unmöglich ist. Ferner sind sie angezeigt bei örtlichen Entzündungen der Haut, der Knochen und der Gelenke, gichtisch-rheumatischen Zuständen, Schweißfüßen (hier ohne kalte Nachanwendung), bei Fußschwäche (Muskel- und Sehnenschwäche), Senk- und Spreizfußbeschwerden. Auch bei entzündlichen Vorgängen im kleinen Becken, bei Harnverhaltung mit Blasenkatarrh infolge von Erkältungen (auch kalte Füße), akuter und chronischer Nierenentzündung, bei Dickdarmkatarrh, zur ableitenden Wirkung bei Entzündungen des Rachens, Kehlkopfes und Halses.

„Bei Heublumenfußbädern ist es gleichgültig, ob die Heublumen selbst im Fußbade verbleiben oder ob nach Entfernung derselben der Absud allein zur Verwendung kommt. Die Heublumen wirken auflösend, ausleitend und stärkend und dienen sehr gut bei kranken Füßen, Fußschweiß, bei offenen Schäden, bei Quetschungen aller Art (ob durch Schlag, Stoß, Auffallen usw. entstanden), bei Geschwülsten, bei der Fußgicht, bei Nagelgeschwüren, Verknorpelungen und Aufweichungsprozessen zwischen den Zehen, bei Beschädigung des Fußes durch zu enge Schuhe."

Ähnlich wirken die Haferstrohfußbäder insbesondere „zur Auflösung aller möglichen Verhärtungen an den Füßen, bei Verknorpelungen, Knoten usw., Podagra, Folgen von Gicht, bei Hühneraugen, bei eingewachsenen Nägeln. Selbst offene, eiternde Füße und durch zu scharfen Fußschweiß verwundete Zehen können in diesem Fußbad behandelt werden.

Wer an *Rheumatismus*, *Gicht* oder ähnlichen Übeln leidet, wird die Heilwirkung am besten spüren.
Eine *Bemerkung*, welche *für sämtliche Fußbäder* gilt, ist folgende: Bei Personen, die mit *Krampfadern* behaftet sind, sollen die Fußbäder nie weiter als *bis zu den beginnenden Waden* reichen, und die Temperatur soll 30 Grad Celsius nicht übersteigen.

Das ansteigende Fußbad

Man beginnt bei einer Temperatur von 34–35 Grad Celsius und steigert sie durch Zufluß von heißem Wasser innerhalb von etwa 20 Minuten auf etwa 40–45 Grad Celsius. (Siehe Allgemeines über ansteigende Bäder!) Auf der Endtemperatur verbleibe man noch etwa fünf Minuten, wobei meist ein leichter Schweißausbruch erfolgt. Es erfolgt meist keine kalte Nachanwendung, sondern man gehe unmittelbar hinterher ins Bett oder lasse sich auf einer Liegestatt leicht zudecken! Zur reinen Zirkulationsanregung lassen wir häufig aber auch Güsse folgen: Knieguß oder Schenkelguß.

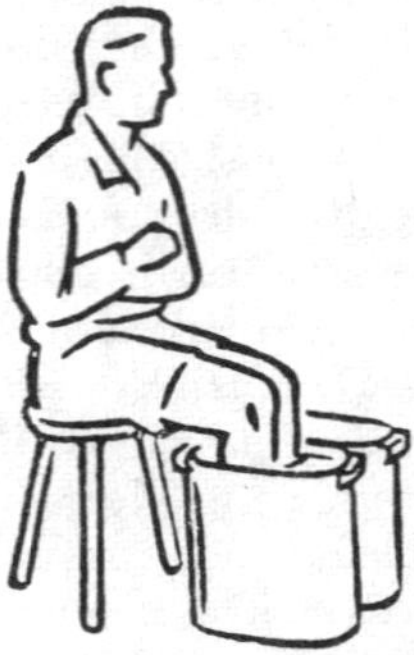

Abb. 21 Wechselfußbad

Das ansteigende Fußbad eignet sich bei Erkältungskrankheiten mit Fieber, besonders im Beginn derselben, bei Halsentzündung, akuter Bronchitis und Lungenentzündung. Die herzentlastende Wirkung ist bei organischen Herzfehlern geschätzt, ebenso kann es asthmatische Zustände günstig beeinflussen. Da es auch den Stoffwechsel erheblich beeinflußt, wird es bei gichtisch-rheumatischen Zuständen mit Erfolg genommen bzw. bei allgemeiner Arteriosklerose. Ferner ist es angezeigt bei Gefäßkrämpfen wie auch bei anfallendem Hinken in Verbindung mit anderen Maßnahmen einer diätetischen und wassertherapeutischen Umstimmungskur.

Das Wechselfußbad

Die Technik ist einfach, indem man zwei Gefäße (Fußbadewanne oder großen Eimer oder Waschzuber), eines mit kaltem, eines mit warmem Wasser von 37–40 Grad Celsius, bereitstellt, wobei die Wasserhöhe beim Hineinstellen des Fußes bis über die Waden reichen soll. Das kalte Wasser mit einer Temperatur nicht über zehn Grad Celsius. Man beginnt mit dem warmen Bad und endigt mit dem kalten. Der Wechsel erfolge zwei- bis dreimal. Die Dauer beträgt fünf bis zehn Minuten im warmen Wasser, fünf bis zehn Sekunden im kalten. Die Nacherwärmung erfolge durch Bettruhe oder Bewegung.
Die Heilanzeigen des Wechselfußbades gleichen der des einfachen warmen und heißen Fußbades.

4. Das Sitzbad

Das Sitzbad wirkt vorzugsweise auf die Durchblutung der Unterleibs- und Bauchorgane, und zwar ohne Beeinflussung der Zirkulation der unteren Gliedmaßen. Die Wirkung stellt sich einerseits als eine anregende dar und anderseits als eine Beseitigung vorhandener Stauungen; jedoch bewirken häufig wiederholte Sitzbäder das Gegenteil von dem, was bezweckt wurde. Daher gilt die Regel, daß Sitzbäder, kalt wie warm, nie mehr als zwei- bis dreimal in der Woche zu nehmen sind.

Das kalte Sitzbad

Temperatur bis zu 18 Grad Celsius. Dauer sechs bis zehn Sekunden. „Das kalte Sitzbad wird in folgender Weise genommen:
Die eigens für die Sitzbäder gefertigte Sitzbadewanne oder in deren Ermangelung ein weites, nicht tiefwandiges Gefäß aus Holz, Blech oder Zink wird zum vierten oder fünften Teile etwa mit Kaltwasser angefüllt. In diese Wanne setzt man sich ausgekleidet wie auf einen Stuhl derart, daß der halbe Unterleib bis in die Nierengegend und die obere Hälfte der Schenkel in das Wasser kommen. Die andere Schenkelhälfte gegen die Knie zu und die Füße kommen außer Wasser zu stehen. Wer schon einige Praxis hat, braucht sich nicht ganz auszukleiden.
Diese kalten Sitzbäder gehören nebst den Halbbädern zu den *bedeutsamsten und wirksamsten Anwendungen speziell für den*

Unterleib. Sie sind *schwache Verdauung* und den *Stuhlgang fördernd, gasaustreibend, den Blutumlauf regelnd, stärkend und deshalb bei Bleichsucht, Blutfluß* und *ähnlichen Zuständen,* bei *Unterleibsgebrechen der delikatesten Art* nicht genug zu empfehlen. Niemand braucht die naßkalte, kurz dauernde Anwendung zu fürchten. Gut und nach Vorschrift ausgeführt, kann sie niemals schaden.

Um *Erkältungen vorzubeugen,* um *gefeit, gekräftigt, unempfindlich* zu werden *gegen den häufig so arg mitspielenden Temperaturwechsel,* nehme man solche Sitzbäder, am besten *nachts vom Bette* aus! Man erwacht zu irgendeiner Stunde, steigt schnell ins Sitzbad (das Auskleiden bleibt erspart) und sofort, ohne abzutrocknen, wieder ins Bett! Vor oftmaligem Gebrauche hintereinander möchte ich jedoch warnen, weil dadurch das Blut zu sehr in die Sitzteile geleitet wird und so Hämorrhoiden großgezogen werden; zwei- bis dreimal in der Woche geht an.

Wem *der gesunde, ruhige Schlaf* fehlt, schon beim Beginn der Nachtruhe, *wer nachts aufwacht und nicht wieder einschlafen kann,* wer überhaupt an *Schlaflosigkeit* leidet, benütze das kalte Sitzbad! Die Sitzungen *benehmen die Aufregung* und verschaffen angenehme Ruhe.

Ein Patient vermochte geraume Zeit hindurch selten länger als ein bis zwei Stunden zu schlafen und wälzte sich, alle möglichen Gedanken aufgreifend, in immer tiefere Aufregung hinein. Diese Bäder brachten ihm den heißersehnten Gast.

Wer in der Frühe mit eingenommenem Kopfe, wer matter aufsteht, als er zur Ruhe ging: beiden rate ich dringend diese Anwendung. Auch allen Gesunden sei dieselbe hiermit nochmals aufs wärmste empfohlen.“

Das warme Sitzbad

Temperatur 32–37 Grad Celsius. Dauer zehn bis fünfzehn Minuten. Das warme Sitzbad wird nur als Kräuterbad verwendet. Der Patient muß sich vollkommen entkleiden, und nach dem Hineinsetzen in die Wanne werden die Füße auf ein Fußbänkchen gestellt, damit durch diese bequeme Haltung der Beine Blutstauungen in den Kniekehlen durch das Auflegen auf den Rand der Badewanne vermieden werden. Niemals soll ein warmes Sitzbad genommen werden, wenn die Füße kalt sind. In diesem Falle muß durch Erwärmung der Füße vorgesorgt werden. Über den Rand der Sitzbadewanne wird jetzt ein schmales Brett gelegt, damit bei der nun folgenden Einpackung die Decken nicht ins Wasser fallen können. Die Eindeckung besteht aus einem großen waschbaren Leinentuch oder Badetuch, das unmittelbar auf den Körper kommt; nach außen schließt eine Wolldecke ab. Die Tücher sollen bis auf den Boden reichen und auch die Füße mit einpacken. Am Halse läßt man das Leinentuch etwas überstehen und legt es wie eine Halskrause um den Rand der Wollbedeckung. Auf das warme Bad folgt entweder ein kaltes Sitzbad oder eine Abgießung des Unterkörpers und der Beine (kurzer Unterguß) oder einfacherweise eine Waschung. Die meistverwendeten Zusätze sind: Zinnkraut, Haferstroh und Heublumen.

Das warme Sitzbad steigert sehr stark die Durchblutung der Organe des Beckens und des Bauches, und damit im Zusammenhang wirkt es entzündungswidrig und aufsaugend. Krämpfe der Organe werden beseitigt. Zum Anzeigengebiet gehören daher Blasenschwäche, akute und chronische Entzündungen der Blase und der Nieren, Erschlaffung der Magen- und Darmmuskulatur, Kreislaufstörungen in den Unterleibsorganen, geschwürige Veränderungen in Magen und Darm, Entzündungen im Beckenbindegewebe und an den Unterleibsorganen.

„Das Zinnkrautsitzbad dient hauptsächlich bei krampfhaften Zuständen der Nieren und der Blase, bei Grieß- und Steinleiden und bei Beschwerden im Wasserlassen.

Das Haferstrohsitzbad ist ein vorzügliches Bad bei allen gichtischen Leiden.

Das Heublumensitzbad hat mehr allgemeine Wirkung und wird in Ermangelung von Zinnkraut und Haferstroh bei allen obengenannten Unterleibsleiden angewandt."

Sitzbäder mit anderen Zusätzen siehe unter speziellen Wirkungen der Zusätze!

Das heiße Sitzbad

Es wird selten verwendet. Die Temperatur beträgt 38–45 Grad Celsius, die Dauer nicht mehr als zwölf Minuten. Auch nach dem heißen Sitzbad folgt eine kalte Nachanwendung. Es dient hauptsächlich zur Bekämpfung von hartnäckigen Krämpfen der Darmmuskulatur (Spasmen); auch bei Durchfallsneigung und gegen Störungen der Menstruation kann es in Frage kommen.

Das ansteigende Sitzbad

Die Ausführung ist ähnlich wie beim warmen und heißen Sitzbad, nur wird die Temperatur des Bades von 35–37 Grad Celsius im Verlauf von etwa 25 Minuten bis auf etwa 42 Grad Celsius gesteigert. Als eine sehr eingreifende Anwendung darf es nicht ohne ärztliche Verordnung genommen werden. Es wird bei krampfhaften Zuständen an Nieren und Blase, gegebenenfalls auch bei Steinbildungen und beim Versuch, abgangsfähige Nierensteine aus dem Harnleiter in die Blase abzuführen, mit Erfolg angewandt. Eine kalte Nachanwendung fällt hierbei fort, und der Patient begibt sich zum Nachdünsten in das vorgewärmte Bett.

Das Wechselsitzbad

Hierzu benötigt man zwei Sitzbadewannen oder eine Sitzbadewanne und ein anderes passendes Waschfaß. Beim Hineinsetzen in das warme Sitzbad werden, wie beim einfachen warmen Sitzbad, alle außerhalb des Wassers befindlichen Teile eingepackt, damit keine Auskühlung eintritt. Nach fünf bis zehn Minuten begibt man sich in das kalte Sitzbad, das eine Temperatur bis 18 Grad Celsius hat. Also zuerst fünf bis zehn Minuten im warmen oder heißen Sitzbad von 35 bis 40 Grad Celsius, darnach fünf bis zehn Sekunden ins kalte Sitzbad. Der Wechsel kann zwei- bis dreimal erfolgen. Für gewöhnlich begibt man sich nach der gesamten Anwendung ins Bett oder sorgt durch Bewegung für allgemeine Erwärmung des Körpers. Das Wechselsitzbad wirkt in besonderer Weise anregend auf die Durchblutung der Unterleibs- und Bauchorgane. Es wird daher besonders zur Beseitigung von Stauungen im Unterleib und in den Bauchorganen und zur Behebung von Darmerschlaffungen bzw. Versteifungszuständen mit gutem Erfolg angewandt.

5. Das Halbbad

„Unter Halbbädern versteht man Bäder, welche den Körper im höchsten Falle bis zur Mitte des Unterleibes, ungefähr bis zur Magengegend herauf, abspülen, aber sehr oft unter diesem Wasserstande bleiben." Zum Halbbad verwendet man für gewöhnlich eine Badewanne; es ist aber auch jedes andere Gefäß brauchbar, in dem das Eintauchen des ganzen Unterkörpers in knieender, hockender oder sitzender Haltung möglich ist. In der Kneippkur wird das kalte Halbbad am meisten angewandt.

Das kalte Halbbad

Temperatur bis 18 Grad Celsius. Dauer acht bis fünfzehn Sekunden. Unter Beachtung der üblichen Vorsichtsmaßnahmen für kalte Anwendungen setzt man sich langsam eintauchend in das Bad hinein oder indem man zu Beginn das Gesäß auf die Fersen aufsetzt. Im Bad benetzt man die Herzgegend und ebenso auch kurz den Rücken. Nach dem Bade verschaffe man sich durch Bewegung Wärme oder gehe ins Bett!

Die Wirkung auf die Zirkulation bedingt zunächst eine Verengung der Hautgefäße und Blutrückstauung nach dem Körperinnern, die aber vom Körper gut vertragen wird. Relativ rasch tritt die reaktive Erwärmung ein, und durch den ganzen ausgelösten Vorgang wird auch die Durchblutung des ganzen Unterkörpers stark beeinflußt.

„Bevorzugt ist das kalte Halbbad als Abhärtungsmittel, und infolgedessen sollen auch die Gesunden von ihm reichlich Gebrauch machen. Die Unterleibsschwächen und Unterleibskrankheiten, deren Ursachen im Grunde nur ein Mangel an Abhärtung, Verweichlichung sind, werden durch Halbbäder günstig beeinflußt. Tausende und Tausende von Menschen tragen eine, zwei, mehr Leibbinden und anderes. Sie binden die Verweichlichung, das Gebrechen erst recht sozusagen in den armen Leib hinein. Man probiere einmal langsam, aber entschieden unser Halbbad! Außerdem werden die Klagen über Hämorrhoiden, Windkolik, Hypochondrie, Hysterie sich in Bälde bedeutend mindern.“ Das kalte Halbbad erweist sich demnach günstig bei chronischer Darmschwäche, Blähsucht und Verstopfung, ferner bei Leberstauung. Auch Schwächezustände der Blase, mit Neigung zu häufigem Urindrang, lassen sich beeinflussen. Mit der Kräftigung der Muskulatur durch das Halbbad können auch Senkungserscheinungen der Unterleibsorgane sich zurückbilden. Während der Schwangerschaft haben kalte Halbbäder von zwei bis drei Sekunden Dauer eine kräftigende Wirkung. Bemerkenswert ist auch die Wirkung des kalten Halbbades auf nervöse Überreizungszustände (sexuelle Überreizung) und Depressionen, die mit Verstopfung und Blähsucht im Zusammenhang stehen. Ableitend wirkt das kalte Halbbad bei Basedow. Da es die Blutandrangszustände zum Kopfe mildert, kann es nachts, vom Bett aus genommen, ein vorzügliches Schlafmittel sein. Auch nervöse Herzstörungen werden durch kalte Halbbäder in ableitendem Sinne günstig beeinflußt. Bei organischen Herzerkrankungen, und insbesondere bei Aderverkalkung, ist anfangs Vorsicht geboten. Kompensierte Herzfehler, selbst auch Angina pectoris, lassen sich jeweils günstig beeinflussen. Bei akuten entzündlichen Erkrankungen, die mit starken Durchfällen einhergehen, und nach starken Blutungen ist das kalte Halbbad nicht angezeigt.

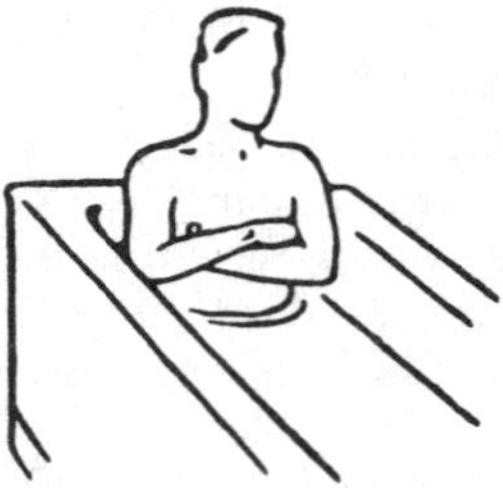

Abb. 22 Halbbad

„Gesunden gebe ich den Rat, sie sollen morgens beim Aufstehen den Oberkörper waschen, nachmittags oder abends unser Halbbad nehmen. Haben sie zur Waschung in der Frühe keine Zeit, so mögen sie im Halbbad selbst die Waschung des Oberkörpers (der Brust und des Rückens) vornehmen!"

Das warme Halbbad

Temperatur 32–37 Grad Celsius. Dauer zehn bis fünfzehn Minuten. Es wird meistens gebraucht zur Vorwärmung für eine kalte Anwendung oder mit einem Kräuterzusatz an Stelle eines Kräutervollbades bei solchen Personen, bei denen das Vollbad zu stark wirkt. Nach dem Bade folgt unbedingt eine kalte Nachanwendung, entweder Unterkörperwaschung oder Abguß des Unterkörpers. Darnach Bettruhe.

Das heiße Halbbad

Temperatur 38–45 Grad Celsius. Die Dauer: Je heißer, desto kürzer, niemals länger als zwölf Minuten.
Es kommt verhältnismäßig wenig zur Anwendung, manchmal an Stelle des heißen Vollbades, wenn das Vollbad zu stark ist.

Das ansteigende Halbbad

Die Technik ist die gleiche wie bei allen ansteigenden Bädern. Man beginnt bei einer Temperatur von etwa 35 Grad Celsius und steigt im Verlauf von 25 (evtl. sogar bis 45) Minuten auf etwa 42–45 Grad Celsius. Der Badende wird gewöhnlich so eingepackt, daß ein größeres Leinentuch und eine Wolldecke, unter Freilassung von Hals und Kopf, über die Wanne gelegt werden. Als stark eingreifendes Behandlungsmittel kommt das ansteigende Halbbad auch nur selten zur Anwendung, zum Beispiel als schweißtreibende Maßnahme oder bei gichtischen Veränderungen, die hauptsächlich an den Beinen sich befinden, und bei ausgedehnten Krampfadern. Im Beginn von drohenden Erkältungskrankheiten mit Fieber kann das ansteigende, schweißtreibende Halbbad kupierend wirken. Auch bei abtreibfähigen Nierensteinen können ansteigende Halbbäder infolge ihrer krampflösenden Eigenschaften in Frage kommen, hier jedoch in Verbindung mit anderen Maßnahmen (Einläufen, abführenden Tees usw.)

6. Das Vollbad

Wir unterscheiden je nach der Temperatur kalte, temperierte, warme, heiße, ansteigende und Wechselvollbäder. Man nennt sie Vollbäder, weil der ganze Körper bis zum Halse in das Wasser eintaucht.

Das kalte Vollbad

Temperatur bis 15 Grad Celsius. Dauer des Bades acht bis fünfzehn Sekunden. Nach Erfüllung aller Vorbedingungen (siehe Einleitung) steige man nicht zu rasch in das kalte Vollbad, sondern stelle sich zuerst mit den Füßen hinein und benetze sich mit raschen großen Strichen Brust, Rücken und Stirne mit kaltem Wasser! Dann legt man sich langsam zurück. Nach dem Bade wird das Wasser mit der Hand von der Haut abgestreift, und man kleidet sich ohne Abtrocknen an und sucht sich durch Bewegung oder Bettruhe zu erwärmen. Über die Wirkung siehe Einleitung zu diesem Abschnitt! Wegen seiner stark angreifenden Wirkung wird das kalte Vollbad nur selten angewandt. Vor allem dürfen schwächliche Personen keine kalten Vollbäder nehmen. In erster Linie ist die Wirkung des kalten Vollbades auf den Stoffwechsel hervorzuheben; deshalb kommt es bei Stoffwechselstörungen, insbesondere solchen, die mit

Fettsucht einhergehen, zur Anwendung. Bei fieberhaften Erkrankungen und gleichzeitig kräftigem Allgemeinzustande wirken kalte Vollbäder wärmeentziehend, daneben auch kräftigend auf die Zirkulation. Daher erklärt sich die Verwendung kalter Vollbäder bei Typhus. Bei organisch bedingten Zirkulationsstörungen, Herzfehlern, allgemeiner Herzschwäche, Aderverkalkung, Blutarmut, Lungentuberkulose sind sie jedoch nicht angezeigt. Als Abhärtungsmittel sind sie im Sommer für kräftige Personen von Vorteil. Sie kräftigen ungemein. Als Nachanwendung zu den warmen Vollbädern tritt ihre gefäßübende Wirkung stark hervor.

(Die kalten Vollbäder stellen ein gutes Beispiel dafür dar, wie Kneipp auf Grund der Erfahrungen am eigenen Leibe und der Erfahrungen in seiner Praxis der heute üblichen Anwendungsform, besonders mit der unbedingten Kürze der Anwendung, vorgearbeitet hat. Er machte hierüber in der ersten Auflage zu diesem Werke die folgenden bezeichnenden Bemerkungen:)

„Auf diese meine Sonderanschauungen (betreffend die Kürze des Bades) werde ich im folgenden noch einige Male zurückkommen müssen. Hier stehe nur die Bemerkung, daß ich vor ungefähr zwanzig Jahren selbst noch anderer Meinung war, Bäder von längerer Dauer anriet und im Glauben lebte, die Wasserheilanstalten könnten von der besten Methode nicht weit abirren.

Die langjährige Erfahrung und die tägliche Praxis an mir und an anderen haben mich seit langer Zeit, wie ich glaube, eines Besseren belehrt. Diese Lehrmeisterinnen brachten mich zu der festen Überzeugung, daß bei Kaltwasserbädern der Grundsatz der richtige und wahre ist:

Je kürzer das Bad, desto besser die Wirkung! Wer eine Minute im kalten Vollbade bleibt, handelt klüger und sicherer als derjenige, welcher fünf Minuten darinnen bleibt.

Mögen Gesunde oder Kranke dieses Bad gebrauchen, *ich verwerfe ein jedes, das über drei Minuten dauert.*

Diese Überzeugung, die unzählige Tatsachen gebracht und seitdem bestätigt haben, macht es erklärlich, daß ich über die schroffen Anwendungen in Wasserheilanstalten, auch über das vielfach unüberlegte Baden zur Sommerszeit meine eigenen Anschauungen habe.

Was den letzten Punkt angeht, so gibt es Leute, welche einmal, ja zweimal im Tage je eine halbe Stunde und darüber im Wasser bleiben. Bei tüchtigen Schwimmern, die starke Bewegung machen und nach dem Baden gute, kräftige Nahrung zu sich nehmen können, sage ich weniger. Die kräftige Natur wird schnell ersetzen, was das Bad ihr genommen. Den Landratten aber, die ohne rechte Bewegung wie mühsam gehende Schildkröten eine halbe Stunde im Wasser herumkriechen, nützt so ein Badmartyrium nicht nur nichts (die Reinigung der Haut hätten sie billiger haben können), es schadet; und wenn es öfters, gar zu oft wiederkehrt, schadet es viel: Derlei Bäder machen schlaff und müde. Statt daß sie der Natur, dem Organismus, nützen, ziehen sie ihn aus; statt daß sie kräftigen und nähren, zehren sie.

Noch zwei Punkte seien hier berührt.

Eine wichtige Rolle im Gesundbleiben spielt das *Abgehärtetsein gegen die verschiedenen Einflüsse, den Wechsel der Temperatur* (Witterung, Jahreszeiten). Unglücklich der Mensch, dem jeder Windhauch, jedes Lüftchen die Lunge, den Hals, den Kopf verdreht, der das ganze Jahr aufmerken muß, wie heute und morgen die Windfahne gerichtet ist! Dem Baum in der freien Natur kann es gleichgültig sein, ob Sturm, ob Windstille, ob Hitze, ob Kälte herrscht. Er trotzt Wind und Wetter, er ist abgehärtet. Der Gesunde probiere unser Bad, er wird dem starken Baume gleichen!

Die Hauptfragen, die wir zu beantworten haben, sind folgende:

In welchem Zustande, in welcher Disposition (Beschaffenheit) muß der gesunde Körper sein, daß er solche kalte Vollbäder mit gutem Erfolge gebraucht? Ferner:

Wie lange darf ein Gesunder im Bade bleiben? Endlich:

Zu welcher Jahreszeit beginnt man am leichtesten diese Abhärtungskur?

Die gute Disposition für die kalten Vollbäder *erfordert wesentlich, daß der ganze Körper vollkommen warm sei.*

Wer somit *durch den Aufenthalt im warmen Zimmer, wer durch Arbeiten* oder *durch Gehen* vollständig durchwärmt ist, befindet sich in der richtigen Verfassung.

Wem kalt ist, wer an kalten Füßen leidet, wen fröstelt, der soll bei solchem Kältezustande nie ein kaltes Vollbad nehmen, er habe sich denn zuvor durch Gehen usw. gehörig erwärmt!

Umgekehrt: *Wer schwitzt, wer erhitzt* (ich rede von gesunden Menschen), *im größten Schweiße wie gebadet ist,* nehme ruhig unser Vollbad![1]

---

1) Wer durch Regen oder sonst etwas durchnäßt wurde, soll mit dem Wasser nichts zu tun haben; es bekäme ihm nicht gut. An dieser Stelle warne ich auch davor, nach solchem Bade irgend nasse Kleider anzuziehen. Diese müssen vollständig trocken sein.

Kaum wird irgend etwas von ruhigen, besonnenen, einsichtsvollen Männern so sehr gefürchtet, als in der Hitze, im Schweiße sich ins kalte Wasser zu begeben. Und doch, nichts ist schuldloser. Ja, ich stelle kühn die wohlüberlegte und langjährig erprobte Behauptung auf: *Je ärger der Schweiß, um so besser, um so wirksamer das Bad!* Bei Unzähligen, die früher geglaubt hatten, es müsse sie bei solcher ‚Roßkur' sofort der Schlag treffen, war nach einem einzigen Versuche, nach der ersten Probe alle Furcht, alle Angst, alles Vorurteil geschwunden.

Wer hat denn je, wenn er schwitzend nach Hause kommt, wenn ihm der salzige Saft übers Gesicht rinnt und die Finger wie mit Klebstoff zusammengeleimt erscheinen, Bedenken und Furcht, Hände und Gesicht zu waschen, wohl auch noch Brust und Füße? Das tut ein jeder, denn es macht behaglich und wohl. Muß die Wirkung für den ganzen Körper – das ist die notwendige Folgerung – nicht dieselbe sein? Sollte eine Sache, die *einzelnen* Teilen vortreffich zustatten kommt, für dieselben eine Wohltat ist, für das *Ganze* ein Nachteil, ein Verderben sein?

Ich glaube, die Angst vor der schädlichen Wirkung der kalten Bäder für Schwitzende rührt meistens her von der Wahrnehmung, daß Personen, die, von Schweiß triefend, plötzlich an die Kälte kommen oder der frischen Luft, besonders der Zugluft sich aussetzen, sich manchmal schon für ihr ganzes Leben gründlich verdorben haben. Das ist ganz wahr.

Auf das Wie des Gebrauches also kommt es an. Wer in diesem Stücke seinem Kopfe nachgeht, der mag auch die Folgen, an deren er leichtfertigerweise selbst die Schuld hat, allein tragen.

Damit stehen wir bei der Beantwortung der zweiten Frage: *Wie lange darf ein Gesunder im kalten Vollbade bleiben?*

Ein Herr, dem ich wöchentlich zwei solcher Bäder verordnet hatte, kam nach vierzehn Tagen zu mir und jammerte, daß sein Zustand sich bedeutend verschlimmert habe, er sei wie ein Eisklumpen. Das Aussehen war sehr leidend, und ich begriff nicht, daß das Wasser mich auf einmal so im Stiche gelassen. Auf meine Frage, ob er die Anwendung genau nach Weisung gemacht, antwortete der Herr: ‚Aufs genaueste; *ich habe noch mehr getan, als Sie befohlen haben; statt einer Minute bin ich fünf Minuten* im Wasser geblieben, dann aber kaum mehr oder nicht mehr warm geworden.' Er machte es die folgenden Wochen richtig und hatte in Bälde die frühere Naturwärme und Frische.

Dieser eine Fall erläutert alle Fälle, in denen das Wasser geschadet haben soll. Nicht das Wasser, nicht die Anwendung fällt aus der Rolle; die unvorsichtigen und ungenauen Menschen sind die Missetäter. Wie nun aber einmal die Gewohnheit besteht, muß ihre Schuld das unschuldige Wasser tragen.

Wer das kalte Vollbad nimmt, kleide sich rasch aus und lege sich eine Minute in die bereitstehende Badewanne. *Wer es im Schweiße nimmt*, setze sich in die Wanne, das heißt gehe nur bis an die Magengegend ins Wasser und wasche sich schnell und kräftig den Oberkörper ab! Dann tauche er einen Augenblick bis zum Halse unter, gehe ungesäumt aus dem Wasser und kleide sich, ohne abzutrocknen, in tunlichster Eile an! Der Hand- oder Feldarbeiter kann sofort wieder seine Arbeit aufnehmen; andere müssen (mindestens eine Viertelstunde) so lange Bewegung machen, bis der Körper trocken und normal erwärmt ist. Ob dieses im Zimmer oder im Freien geschieht, bleibt sich ganz gleich; ich für meine Person gebe selbst im Herbst und Winter stets der frischen Luft den Vorzug.

Was du tust, mein lieber Leser, das tue vernünftig und überschreite nie das rechte Maß! *Auch die Anwendung des Vollbades soll in der Woche die Zahl von drei in der Regel nicht übersteigen.*

Wann soll ich am besten diese Bäder beginnen?

Solche, denen es Ernst ist, mögen nach Anwendung der Abhärtungsmittel zuerst noch mit Ganzwaschungen (siehe Waschungen) beginnen und diese, wenn sie das Waschen *vor Schlafengehen nicht aufregt und wach erhält*, abends vor dem Zubettgehen, sonst in der Frühe beim Aufstehen vornehmen. Abends verliert man gar keine Zeit, auch früh ist in einer Minute alles fertig. Wer nicht gleich zu tüchtiger Handarbeit oder in kräftige Bewegung kommt, soll sich nochmals (bis zur Trocknung und Erwärmung) ein Viertelstündchen niederlegen.

Diese Übung, wöchentlich zwei- bis viermal vorgenommen, was genügt, oder täglich praktiziert, bildet die beste Vorbereitung zu unserem kalten Vollbade. Man versuche es nur einmal! Dem ersten Unbehagen wird bald ein bis ins Innerste hinein wohltuendes Behagen folgen; und was früher gescheut und gefürchtet war, wird bald fast Bedürfnis werden.

Für Verwendung bei Kranken ist zu merken:

Bei Beschreibung der einzelnen Krankheiten wird genau angegeben werden, wann und wie oft das kalte Vollbad zur Verwendung kommen soll. Nur einige Bemerkungen von mehr allgemeiner Natur mögen hier ihre Stelle finden.

Eine kräftige Natur, ein gesunder Organismus ist imstande, die Krankheitsstoffe, welche sich ansetzen wollen, selbst auszuscheiden. Dem kranken und durch Krankheit geschwächten Körper muß man beispringen, ihn unterstützen, daß er anfange, diese Arbeit selbst wieder zu tun.
Für einen *Schwerkranken*, der wegen zu großer Schwäche unfähig ist, die kalten Vollbäder zu gebrauchen, dienen als Ersatz die Voll- und Ganzwaschungen, die bei jedem, auch dem schwächsten Kranken, leicht im Bette vorgenommen werden können. Wie sie vorzunehmen sind, sehe man bei den Waschungen! Sie werden wie die Vollbäder so oft wiederholt, als der Hitze- oder Bangigkeitszeiger einen hohen Grad, eine hohe Ziffer aufweist.
Gerade bei solchen ans Bett gefesselten Schwerkranken hüte man sich doppelt vor dem großen Fehler einer zu schroffen Anwendung! Man würde stets das Übel ärger machen."

Das warme Vollbad

Temperatur 35–37 Grad Celsius. Gewöhnliche Dauer fünf bis zwanzig Minuten. Treten Kongestionen zum Herzen und zum Gehirn auf, Herzklopfen, Herzdruck, so kann mit kühlen Kompressen auf die Stirne oder mit kalter Abwaschung der Arme dem entgegengewirkt werden. Warme Vollbäder werden entweder zur Reinigung oder als Kräuterbad verabreicht. Man darf sie wegen der Gefahr der Verweichlichung nicht zu oft nehmen. Nach dem Bad erfolgt stets eine kalte Anwendung: entweder Waschung oder Abguß oder Schenkelguß mit Oberkörperwaschung, wenn die volle Begießung einen zu starken Reiz ausübt, oder Nachdünsten im Bett ohne vorherige Nachanwendung.
Über die Wirkung der warmen Vollbäder siehe unter „Allgemeines" zu diesem Abschnitt! Darnach ist die Wirkung auf die Zirkulation hervorzuheben, indem zuerst die Hautgefäße passiv erweitert werden, das Herz aber stärker arbeiten muß. Es kommt zu einer Wärmestauung im Inneren des Organismus bzw. zu einem Temperaturanstieg, da während des Bades Wärmeausleitung und das Dunstvermögen der Haut ausgeschaltet sind. Auch der mechanische Druck des Wassers kommt beim warmen Vollbad zur Geltung. Häufig tritt im Bade oder im Anschluß daran Schweißausbruch ein. Es erhöhen sich die Stoffwechselvorgänge. Die Zubereitung der Kräuterzusätze siehe unter Badezusätze!
Heublumen- und Haferstrohbäder eignen sich bei Stoffwechsel-

störungen, Fettsucht, Gicht, Rheuma der Muskeln, Sehnen und Gelenke, ferner bei Grieß- und Steinleiden.
Fichtennadelbäder und Salzbäder sind gebräuchlich bei Erkrankung der oberen Luftwege, Bronchitis und Bronchialkatarrh, bei Nierenentzündung, bei Rachitis und Skrofulose. Auf Nervöse wirkt das Fichtennadelbad, aber auch das Haferstrohbad beruhigend; jedoch darf die Temperatur hierbei nicht über 34 Grad Celsius betragen.
Salzbäder werden mit Erfolg verwendet bei akuten Infektionskrankheiten mit Hautausschlag, Masern und Scharlach; ferner sind sie auch bei Asthma gebräuchlich. Bei Ekzemen (Flechten) wirken Kleiebäder unter Umständen in Verbindung mit Lehmpackungen günstig ein. Gegenanzeigen gegen das warme Bad stellen alle stärkeren organischen Erkrankungen an Herz und Kreislauf dar. Da alle diese Zusätze leicht zu verschaffen sind, kann sich jeder ihrer bedienen.
Heublumen und Haferstroh sind leicht zu haben, besonders auf dem Lande, ebenso Fichtenreisig, Zapfen usw.

Das heiße Vollbad

Temperatur 38–45 Grad Celsius. Dauer fünf bis zwanzig Minuten. Es wird selten angewandt und ist nie ohne ärztliche Verordnung zu nehmen. Nach dem Bade folgt eine kalte Anwendung: Ganzwaschung oder Abguß und Bettruhe. (Über die Wirkung der heißen Vollbäder siehe unter „Heiße Bäder“ – Einleitung!) Bei den verschiedensten Arten der rheumatischen Erkrankungen können ebenso wie die warmen Vollbäder auch heiße Vollbäder bei sonst kräftigen Personen mit Erfolg verwendet werden, zumal wenn es sich darum handelt, eine besonders starke Stoffwechselwirkung, stärkeren Schweißausbruch hervorzurufen; ebenso bei Infektionskrankheiten (Gehirn- und Rückenmarksentzündung, katarrhalischer Lungenentzündung, namentlich der Kinder), ferner bei Nierenentzündung und Harnvergiftung.

Das ansteigende Vollbad

Es wird selten und nur bei kreislaufkräftigen Personen angewandt. Hauptwirkung: stark schweißtreibend und stoffwechselanregend, besonders wenn eine Trockenpackung zum Nachschwitzen folgt. Man beginnt bei einer Temperatur von 35–37 Grad Celsius und läßt heißes Wasser langsam im Laufe von 15–20 Minuten zufließen, bis eine Temperatur von 42–45 Grad Celsius erreicht ist. Sinngemäß kommt das ansteigende Vollbad bei einer Reihe von Störungen, insbesondere Stoffwechselstörungen, zur Anwendung, bei denen auch warme und heiße Vollbäder angewandt werden. Es muß demnach dem Arzt überlassen bleiben, ob er dem warmen, heißen oder ansteigenden Bade den Vorzug gibt. Eine Gegenanzeige bilden alle Kranken mit Herz- und Kreislaufstörungen. Man merke sich noch, daß bei allen genannten Bädern der Patient niemals allein zu lassen ist, da Schwächezustände und Ohnmachten auftreten können.

Das Wechselvollbad

Technik: Fünf bis zehn Minuten in heißem Bade von 37–40 Grad Celsius, darnach 6–20 Sekunden ins kalte Bad von einer Temperatur bis zu 15 Grad Celsius. Es kann zwei- bis dreimal gewechselt werden. Beginn mit dem warmen Bad, zum Abschluß immer das kalte Bad.

Das Wechselvollbad ist ein energisches Übungsmittel für Herz und Kreislauf. Es wird jedoch selten angewandt, da es hohe Anforderungen an Kreislauf, Atmung und Nervensystem stellt und nur von kräftigen Menschen vertragen wird.

7. Mineralbäder

In diesem Abschnitt nahm Kneipp Stellung gegen eine kritiklose Verwendung von Mineralbädern, wie sie in der damaligen Zeit besonders häufig anzutreffen war. Willkür und Modesucht waren die vielfach maßgebenden Antriebe, ebenfalls manche eingefressene Gewohnheit, die nicht für alle paßt. Laienhafte Überschätzung und unphysiologische schematische Verabfolgung ergänzten sich. Man denke nur an das vielfach gebräuchliche Schema der 21 Bäder und dergleichen! Heute hat sich hierin unter einer mehr und mehr ärztlichen Betreuung manches gewandelt, und viele Orte haben naturheilerische Gesichtspunkte neben die speziellen der Bäder als die maßgeblichen Faktoren der Heilwirkung gestellt. Nehmen wir hinzu, daß die Anregung zu einer Lebensumstellung und Lebensordnung, anderseits die Absage an so viele krankmachende Gewohnheiten des Zivilisationsmenschen das Wichtigste überhaupt sind, dann gewinnen wir das beste Verständnis für das, was Kneipp mit seiner Mahnung zur Einfachheit vor allem ins Gewissen rücken will. Die schönsten Bäder nützen nichts, wenn der Badebeflissene für sein ferneres Leben von krankmachenden Lebens-, Eß- und Trinkgewohnheiten nicht lassen will.

E. Dämpfe

Unter einem Dampf versteht man eine Wasseranwendung, mit der unter der Einwirkung des Wassers in Form des heißen Dampfes eine Erwärmung eines mehr oder weniger großen Teiles des Körpers eintritt. Die Wirkung auf die Zirkulation beruht in einer starken Erweiterung der Gefäße, womit Hautdecke und Organe eine vermehrte Durchblutung, das Herz und zentrale Bluträume eine Entlastung erfahren. Zu merken ist jedoch in erster Linie, daß Dämpfe nicht so häufig genommen werden dürfen.
„Wie unsere sämtlichen Wasseranwendungen, so wirken auch die Dämpfe in der gelindesten Form und deshalb durchaus ungefährlich und unschädlich. Gleichwohl erheischt die Anwendung der Wasserdämpfe *große Vorsicht*. Was den Kranken, der richtig und nach Vorschrift anwendet, gesund macht, kann bei Nachlässigkeit und Sichgehenlassen einen Gesunden krank machen. Wer zum Beispiel unmittelbar nach einem Dampfbad ohne vorhergehende Abkühlung ins Freie, an die kühle Luft tritt, kann nicht nur krank, er kann tödlich krank werden; die Anwendung ist daran so unschuldig wie ein neugeborenes Kind. Diese erste Bemerkung soll zur Vorsicht, nicht zur Ängstlichkeit ermahnen. Ich wiederhole, daß *bei richtigem Gebrauch niemals eine, selbst nicht die leiseste Gefahr zu befürchten ist.*
Sind Dämpfe zur Heilung überhaupt notwendig? Wenn eine Hausfrau ihre Wäsche reinigt, so gebraucht sie warmes und kaltes Wasser. Das warme Wasser soll das zu Entfernende auflösen, das kalte Wasser soll das Gelöste wegschwemmen. Ein ähnlicher Prozeß (Vorgang) vollzieht sich beim Heilverfahren. Auch bei Krankheiten muß Verschiedenes, wie Blutanstauungen, verdorbene Säfte usw., auf- und ausgelöst werden. Das geschieht durch die Wärme. Sodann muß der Körper gekräftigt und widerstandsfähig gemacht werden. Das geschieht durch die Kälte.
Jeder Körper muß demnach ein gewisses Quantum, ein gewisses Maß von Wärme haben, wenn seine Arbeit vonstatten gehen soll. Der gesunde Körper besitzt in sich Naturwärme genug; er braucht keine Zutat.
Jeder kränkelnde Körper fühlt sehr bald den Abgang, das Fehlen der notwendigen inneren Wärme. Diese muß auf irgendeine Art ersetzt werden. Bei vielen Patienten genügen die Wickelungen und Umschläge; bei anderen tun die Dämpfe, diese künstliche Zufuhr, ich möchte sagen Einpressung der Wärme, bessere Dienste.

Meine *sämtlichen Dämpfe* sind eigentlich nur *Teildämpfe,* das heißt, sie berühren direkt nur Teile des Körpers; dennoch bleibt keiner derselben ohne Einwirkung auf den ganzen Körper. Gerade *darin* scheint mir der *große Vorteil* zu liegen. Die Dämpfe berühren oder, wenn man will, schwächen nur die leidende Körperstelle und lassen den übrigen gesunden Körper intakt, unberührt, ungeschwächt. Dieser behält seine volle Kraft und ruht, während der leidende, vom Dampf angegriffene Teil in voller Arbeit ist, unterdessen gleichsam eine Weile aus, um dem geschwächten Mitgenossen alsbald von seiner Kraft mitzuteilen.

Die notwendigen *Vorsichtsmaßregeln* bezüglich der Abkühlung, Bekleidung, Bewegung enthält die spezielle Beschreibung der einzelnen Dämpfe. – Noch muß ich warnen vor einer *Täuschung:*

Sehr oft kommt es vor, daß einer der verschiedenen Dämpfe, insbesondere der Kopf- und Fußdampf, in besonderer Weise günstig wirkt. Sie machen, weil sie stark auflösen und ausscheiden, sehr leicht, ungemein behaglich, viele Patienten überaus froh und glücklich. Die Gefahr liegt nahe, daß sie *das Gute mißbrauchen,* den betreffenden Dampf *zu häufig vornehmen* und so unüberlegterweise ihrer Gesundheit großen Schaden zufügen. *Modus est in rebus!*

„Nach den Erlebnissen des Krieges und dem Beispiel östlicher Völker, insbesondere der Finnen, werden heute ausgesprochene Schwitzbäder wie die Sauna als Ausscheidungs- und Kreislauftrainingsbäder wieder geschätzt. Die Sauna stellt eine Kombination von Heißluftschwitzbad, Dampfstößen mit kühlen Zwischenerfrischungen (Kaltbad, Güsse), und Luftbädern und einer Schlußabkühlung dar. In kleiner Form erfüllen Heimschwitzbäder, wie die ‚Heim-Sauna', in jedem Zimmer aufstellbar, den gleichen Zweck." (D. H.)

1. Der Kopfdampf

Die Anwendung des Kopfdampfes erheischt einige *kleinere Vorbereitungen.* Zu dessen Vornahme nämlich sind notwendig ein *kleines Gefäß,* mehr tief als weit, mit einem gut abschließenden *Deckel;* sodann zwei *Stühle* und zum Zudecken des zu Behandelnden eine *größere Wolldecke.* Von den Stühlen dient der eine zum Sitzen, der zweite als Untergestell für das Gefäß (Topf, Schaff, Schafferl, Kübel, Gelte).

Wenn all die genannten Gegenstände bereitstehen, wird das auf den Stuhl gestellte Gefäße bis zu Dreiviertelteilen mit *strudelndem*

Wasser angefüllt und mit dem Deckel und einem feuchten Tuche gut verschlossen, damit bis zum Gebrauche möglichst wenig Dampf entweiche. Der Patient hat den ganzen Oberkörper bis zu den Beinkleidern entblößt und über diese als abschließende Binde ein trockenes Tuch gelegt, um den niederrinnenden Schweiß aufzuhalten und das Naßwerden der Beinkleider zu verhindern. Er setzt sich auf den Stuhl und stützt die flachen Hände neben das Gefäß auf die Stuhlränder, den Oberkörper über das Gefäß neigend. Oberkörper und Gefäß werden sodann mit Leinentuch und großer Wolldecke locker, aber nach allen Seiten hin derart eingehüllt, daß

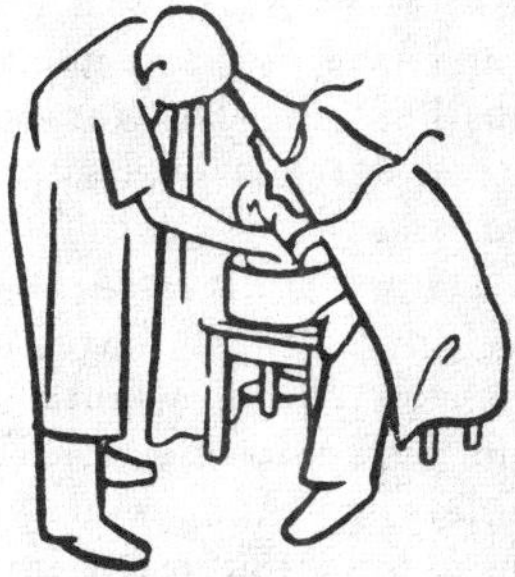

Abb. 23 Kopfdampfbad

auch nicht durch die kleinste Öffnung Dampf entweicht. Jetzt erst entfernt der Behandelnde, dem zu Behandelnden gegenüber befindlich und von unten her die Wolldecke etwas lüftend, in die Höhe hebend, den abschließenden Deckel mit dem angefeuchteten Tuche; der Dampf dringt ungehindert wie ein glühender Strom auf Kopf, Brust, Rücken auf den ganzen Oberkörper ein und beginnt seine auflösende Arbeit.

Wer zur Aufsicht und Bedienung beigegeben ist, sorge wohl dafür, daß schwächere Patienten, denen der Rücken leicht weh tut, bequem sitzen, eine gute Stütze im Rücken haben usw. Dagegen achte er nicht auf Klagen und die verschiedenartigsten Ausrufe wie: ‚Ich halte es nicht ferner aus! Mich muß der Schlag treffen! u. a.

Im ersten Augenblicke mag mancher ob der ungewohnten Glühtemperatur erschrecken; doch bald hat er sich an das tropische, das heiße Klima gewöhnt und schnell einige *kleinere Vorteile* gefunden. Beim ersten Ansturme der hitzigen Wolken suche er eine mehr aufrechte Stellung einzunehmen, den Kopf zu heben, nach verschiede-

nen Richtungen zu wenden usw.! Mit dem Angewöhnen und dem Nachlassen der Hitze kehrt der Oberkörper in die vorgeschriebene gebückte Stellung zurück. Man kann aber auch dem Patienten die Entfernung des Deckels selbst überlassen, und zur Vermeidung einer allzu schroffen Wirkung kann der Deckel stückweise bis zur vollen Abnahme gelüftet werden.
Zu befürchten hat man absolut nichts. Ich kenne nicht *einen* Fall, in welchem der Kopfdampf, genau nach Vorschrift angewendet, auch nur im geringsten geschadet hätte. Ich habe ihn den verschiedensten Personen in den verschiedensten Krankheiten appliziert und stets gute Erfolge erzielt. Schaden zugefügt haben nie die Dämpfe, wohl aber jene Selbstklugen sich selbst, welche ohne alle Vorsicht und Regel taten, wie es ihnen gut dünkte, nicht wie die Ordnung es vorschrieb. Eine Anwendung *dauert* 20–24 Minuten. Der Patient soll während der ganzen Dauer nicht nur willig mit seinem Kopf herhalten, er soll auch nach Vermögen *Augen, Nase, Mund öffnen* und an Dampf einströmen lassen, was und wieviel er nur ertragen kann.
Nach Ablauf der Zeit von 20–24 Minuten wird die Bedeckung entfernt und, wenn die schweißtreibende Wirkung erwünscht ist, abgetrocknet; dann folgt Bedeckung von Kopf und Oberkörper mit einem Leinentuch und Nachdünsten im vorgewärmten Bett. Soll aber nur die stoffwechselsteigernde Wirkung zur Geltung kommen, so wird der ganze Oberkörper mit frischem Wasser kräftig abgewaschen. Der Patient macht sich zur Winterszeit im Zimmer, zur Sommerszeit im Freien Bewegung, bis die gehörige Trocknung und die normale Wärmetemperatur der Haut eingetreten sind. Ich schulde an dieser Stelle noch *einige wichtige* und nicht zu übersehende *Bemerkungen.*
Der *reine* Wasserdampf wirkt auf manche Augen, ebenso beim Einatmen auf den Magen zuweilen nicht ganz günstig. Deshalb *mische* ich dem heißen Wasser stets *Kräuter* bei. Zunächst empfehle ich *Fenchel,* der sich vortrefflich bewährte. Ein Löffel gemahlener Fenchel reicht für eine Anwendung aus. Auch Kräuter von *Salbei, Schafgarbe, Minze, Holunder, Spitzwegerich, Lindenblüten* tun treffliche Dienste. Und wenn dir auch diese abgehen, so nimm eine Handvoll *Brennesseln* oder *Heublumen* und mische sie bei! Das Kräutchen mag verachtet sein, sein Dienst ist dennoch gut. – *Bei den meisten Menschen* tut der Dampf bald seine Wirkung; schon nach den ersten fünf Minuten rinnen die Schweißtropfen von der Stirne; nach acht bis zehn Minuten perlen sie aus allen Poren hervor.

Es gibt jedoch *Patienten* – es sind in der Regel *blutarme Individuen* mit wenig Naturwärme –, bei denen der Dampf nicht so leichte Arbeit hat. Man hilft nach, indem man im Herde ungefähr den sechsten Teil eines Ziegelsteines glühend macht und diesen zirka zehn Minuten nach Beginn der Anwendung in das Dampfbad bringt. Es braust gewaltig, und die Wolken steigen von neuem dichter und lebhafter auf.

Unmittelbar nach beendigtem Kopfdampf, der wie die folgende Abkühlung im Winter stets in *erwärmten Räumen* vorzunehmen ist, soll man es *nie wagen, ohne vorherigen kalten Abguß ins Freie zu gehen,* wodurch die durch den Dampf geöffneten Poren wieder geschlossen werden. Zur Winterszeit verbleibe man vor solchem Austritt ins Freie noch ungefähr eine halbe Stunde im gewärmten Zimmer, in demselben auf und ab gehend. Ohne diese Vorsicht könnte man sich leicht nicht nur einen Katarrh, sondern unter Umständen eine schwere, tödliche Krankheit zuziehen.

Wer nach dem Kopfdampf Gelegenheit hat, *rasch ein kaltes Vollbad* von höchstens einer Minute zu nehmen, macht seine Sache gleichfalls gut, wenn er solche Gelegenheit benützt.

Die Wirkungen dieser Anwendung sind *bedeutende;* sie erstrecken sich auf die ganze Hautfläche des Oberkörpers, deren Poren sie öffnen, sodann auf das Innere des Körpers, indem sie in der Nase, in der Luftröhre, in der Lunge usw. auflösen und ausleiten. Bei *Erkältungen* durch Nässe oder raschen Temperaturwechsel, bei *Kopfleiden, Ohrensausen, rheumatischen* und *krampfhaften Zuständen* im Genick und auf den Schultern, *bei Enge auf der Brust,* bei noch nicht vorgerücktem *Schleimfieber,* lauter Begleiter und Begleiterinnen der verschiedenen Katarrhe tut der Kopfdampf vorzügliche Dienste. Zwei Anwendungen innerhalb dreier Tage bringen in der Regel vollständige Heilung. *Beginnende Katarrhe* hebt gewöhnlich ein einziger Kopfdampf auf und aus; sie mögen sitzen, wo sie wollen.

Da der Kopfdampf stark auflösend wirkt und allzu reichliche Schweißbildung leicht allzusehr schwächen könnte, so darf diese Anwendung *nicht zu oft* vorgenommen werden. Als *Regel* soll gelten, daß man die Zahl 2 in der Woche nicht überschreite. *In seltenen Fällen,* in welchen *ganz besondere Auflösungen* und *Ausscheidungen* notwendig sind, kann eine Woche hindurch der Kopfdampf jeden zweiten Tag zur Anwendung kommen, jedoch mit verkürzter Dauer (geringste Zeit 15 Minuten, längste Zeit 20 Minuten).

2. Der Fußdampf

Die Arbeit, welche der Kopfdampf am Oberkörper vornimmt, leistet der Fußdampf dem Unterkörper, in erster Linie den Füßen. Die *Anwendung* geschieht *folgendermaßen:*
Über den zum Sitzen bereit gehaltenen Stuhl werden der Länge nach ein Zwischentuch (Leinen) und eine ziemlich breite und dichte Wolldecke ausgebreitet. Darauf setzt sich der zu Behandelnde mit bekleidetem Oberkörper, mit entkleideten Füßen (Beinen). Vor ihn kommt wie zum Fußbade das mit heißem Wasser etwas über die Hälfte gefüllte Gefäß zu stehen. Es ist das auch zum Kopfdampf benützte Gefäß. Auf dem oberen Rande desselben liegen zwei schmale Holzstäbe oder ein Lattenrost, auf welche der zu Behandelnde die Füße bequem aufstellen kann. Man suche dieselben durch irgendeine kleine Vorrichtung zu befestigen, daß die Gefahr des Nachgebens und des Verbrühens der Füße den Patienten nicht ängstigt. Hat dieser sodann seine Stellung eingenommen, und steht das dampfende Wasser vor ihm, dann wird die Bedeckung derart um die Beine und das Gefäß gelegt, daß kein Dampf unbenützt verlorengeht und durch eine große Wollröhre das warme Element von unten nach oben, zu den Füßen, zu dem Unterleibe und weiter, aufsteigt. Zu den Fußdämpfen benütze ich in der Regel leichtere, strudelnde *Absude von Heublumen.* Wie beim Kopfdampfbad, kann ich auch bei dieser Anwendung den Dampf und damit die Wirkung steigern, indem ich nach je fünf oder zehn Minuten das glühende Stück eines Ziegelsteines in das heiße Wasser sachte und vorsichtig einsenke. Man lasse die Steine ja nicht ins Wasser fallen! Dieses müßte ein Spritzen und Brandwunden absetzen. Die Zahl der glühenden Ziegelstücke, sowie die *Dauer des Fußdampfes* richten sich genau nach dem höheren oder geringeren Grade der Wirkung, welche man erzielen will. Oft soll *lediglich der untere Teil der Füße* in Schweiß gebracht werden, wie zum Beispiel bei Fußschwitzern; manchmal aber sucht man die *ganzen Füße, die Schenkel inbegriffen, öfters den ganzen Unterleib,* zuweilen den *ganzen Körper* durch einen Fußdampf in Schweiß zu bringen. Viele habe ich gesehen, denen bei dieser höchst einfachen und primitiven Anwendung der Schweiß von der Stirne rann wie bei der forciertesten (angestrengtesten) Schwitztour unter zwei bis drei Federbetten. Bei den *leichtesten Anwendungen* werden ***ein*** glühendes Ziegelstück und eine Zeitdauer von 15–20 Minuten genügen. Um die *größte Wirkung* eines eigentlichen Schwitzdampf-

bades zu erzielen, wird es notwendig werden, die glühende Masse alle fünf bis zehn Minuten zu erneuern und die Anwendung *bis zu 25 und 30 Minuten* auszudehnen.

Dem Dampfbade folgt *stets* die *kalte Abkühlung*, welche sich ganz nach der Ausdehnung der schwitzenden oder in Schweiß gebadeten Stellen richtet. Füßen, welche nur bis an die Knie schwitzen, genügt eine rasche kalte Abwaschung mit einem Linnentuch, kräftigeren Naturen ein Knieguß. Bei mitschwitzenden Schenkeln und Unterleib reicht ein Halbbad aus. Ist der ganze Körper in Mitleidenschaft gezogen, so muß auch der ganze Körper entweder durch ein Halbbad mit Waschung des Oberkörpers oder durch ein Ganzbad oder durch eine Ganzwaschung abgekühlt werden. Die Regeln über die Vornahme dieser Anwendung lese man an den betreffenden Stellen (bei den Bädern und Waschungen), die Regeln über das Verhalten nach dem Fußdampfe beim Kopfdampfe nach! Sie gelten auch hier ohne allen Unterschied.

Die *Anwendung* des Fußdampfes *geschieht* vornehmlich bei den *verschiedenartigsten Fußleiden,* so bei *starken übelriechenden Fußschweißen,* wo es gilt, die faulen Säfte aufzulösen und auszuleiten; bei *angeschwollenen Füßen,* die auf Säfte- und Blutstauungen schließen lassen; bei gichtisch-rheumatischen Ablagerungen; bei *kalten Füßen,* bei denen die Transpiration auf null Grad steht und zu denen das Blut sozusagen den Weg nicht mehr findet. Diese Dämpfe wecken neue Tätigkeit und bringen frisches Leben, sind zuweilen auch nur, wie bei den einzelnen Krankheiten gesagt werden wird, notwendige vorbereitende Übungen, welche anderweitigen Wasseranwendungen die Wege ebnen und deren Erfolg sichern. Wer an *Nagelgeschwüren, eingewachsenen Nägeln* usw. leidet, wer *Blutvergiftung* befürchten muß, zum Beispiel wegen unglücklicher Behandlung von Hühneraugen, Ausreißen von Nagelwurzeln usw., lasse sich baldigst diesen Dampf bereiten!

Gesteigerte Anwendungen, welche mehr oder weniger auf den ganzen Körper wirken sollen, kommen vor bei *krampfartigen,* besonders *durch Erkältung* entstandene Leiden des *Unterleibes;* bei *Kopfleiden,* deren Ursache auf Kongestionen, zu heftigen Blutandrang nach dem Kopfe, zurückzuführen ist.

Bei *blutarmen Individuen,* denen vor dem Beginn irgendeiner Kaltwasseranwendung mehr Wärme einzupumpen ist, haben leichtere Fußdämpfe sehr oft große Dienste erwiesen.

Als *Regel bezüglich der Wiederholung* dieser Anwendung gilt wie beim Kopfdampfe, daß man damit recht sparsam sei. Einmal, zweimal in der Woche wird man öfters, dreimal nur selten lesen, letzteres nur bei Einzelfällen, welche stets diese Notiz ausdrücklich enthalten müssen.

Nun noch eine Bemerkung!

Oft schon sind mir *Klagen* zugekommen *wegen der zu großen Umständlichkeit* der von mir verordneten Dämpfe. Ich frage jeden Wohlmeinenden: Was ist einfacher, mein Fußdampf oder ein Schwitzbad nach soundso vielen Tassen heißen Tees, nach soundso vielstündiger Tortur, unter soundso vielen Federbetten, ein Schwitzbad, welches selten, fast nie vorübergeht ohne die heftigsten Kopfschmerzen und anderes Weh?

3. Der Leibstuhldampf

Dieser Dampf tut seiner leichten Bereitung, bequemen Applizierung und überaus schuldlosen, das ist ungefährlichen Wirkung wegen, besonders bei *Krankheiten, große Dienste*. Selbst Schwerkranke, bei denen wegen Schwäche oft sehr schwer der erwünschte Schweiß zu erzielen ist, können auf diese Weise recht leicht zum Schwitzen gebracht werden.

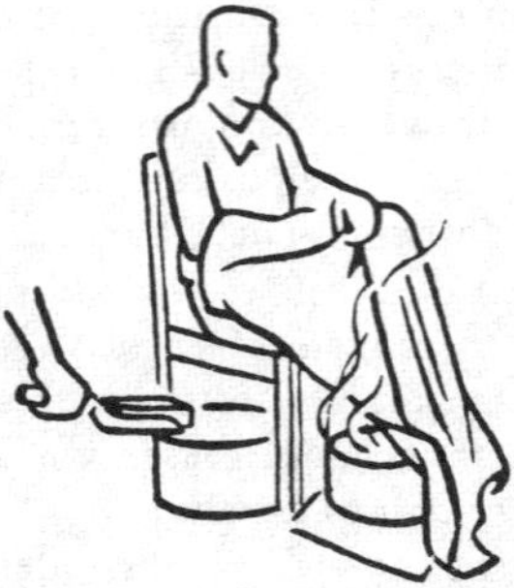

Abb. 24 Unterleibsdampf

Man benutzt den Leibstuhl oder einen anderen Stuhl mit durchlöchertem Sitz (Rohrsessel) und stellt das Gefäß mit der strudelnden Kräutermischung darunter. Der Patient setzt sich; die Bedienung sorgt, daß kein Wölkchen des wohltuenden Rauches unnütz entweicht. Dazu Bedeckung des entkleideten Unterkörpers mit Hilfe von zwei Leinentüchern und von zwei Wolldecken bis zur Gürtellinie. Die Tücher müssen fest auf dem Boden aufliegen;

oben muß die Bedeckung gut abschließen. Rasch steigt der heiße Qualm zum Körper auf und erzeugt in Bälde schwächeren oder stärkeren Schweiß, der sich manchmal zu einem förmlichen Schwitzbade, das heißt zu einem allgemeinen Schwitzen des ganzen Körpers steigert. Die Anwendung *dauert 15–20 Minuten.* Erscheint es notwendig, den Kranken in länger dauerndem Schwitzen zu erhalten, oder soll es zur Lösung von Krämpfen dienen (zum Beispiel bei akutem Blasenkatarrh, Harnverhaltung, Vorsteherdrüsenschwellung, Gebärmutterkrämpfen), so bringt man (da das Sitzen beschwerlich und der Dampf vielleicht für längere Dauer nicht wirksam wäre) ihn ohne kalte Nachanwendung zu Bette. *Nach dem Dampfe* soll in allen anderen Fällen eine Ganzwaschung, ein Halbbad mit Abwaschung des Oberkörpers oder ein Vollbad je nach Können des Patienten die ganze Anwendung beschließen. Bei *Schwerkranken* wird stets die Ganzwaschung am leichtesten und ungefährlichsten vorgenommen werden können.

Die *Wirkung des Leibstuhldampfes* ist, wie von selbst einleuchtet, auflösender und ausleitender Natur. Die Ausscheidungen geschehen in Form und durch Abgang des Schweißes. *Niemals* benütze ich für diese Dämpfe das *Wasser allein; stets* mische ich *Kräuter* bei, und zwar wieder die bekannten Kräuter von Heublumen, Haferstroh, vor allen anderen indessen von Zinnkraut.

Bei *Nieren-* und *Steinleiden* wende ich Dämpfe an von *Haferstrohabsud;*

bei *Erkältungen* und *krampfhaften* oder *rheumatischen Zuständen des Unterleibes,* bei *Blasenkatarrhen,* bei *beginnender Wassersucht* solche von *Heublumenabsud.*

Weitere Heilanzeigen: Stoffwechselstörungen, Leberstauung und -schwellung, Vorsteherdrüsenvergrößerung, Nieren-, Blasen-, Darmkolik, Krämpfe bei der Periode.

Wie die Dämpfe mit Anwendung von Kaltwasser wechseln, lese man im dritten Teile bei den einzelnen Krankheiten nach!

Die auffallendsten und erstaunlichsten Erfolge habe ich erzielt mit Dämpfen von *Zinnkrautabsud* in all den höchst peinlichen Fällen, in welchen das *Urinieren* (Wassermachen) unmöglich wurde und infolgedessen die entsetzlichsten, wahnsinnigsten Schmerzen den armen Patienten quälten und fast zur Verzweiflung brachten. Die meist durch Erkältung und Entzündung entstandenen krampfhaften Zustände der Blase wurden durch den heißen Zinnkrautdampf in verhältnismäßig kurzer Zeit behoben, und das Organ tat wie früher seine reinigenden Dienste.

4. Besondere Dämpfe auf einzelne kranke Stellen

Im Wechsel mit anderen Wasseranwendungen dienen in vielen Fällen die Dämpfe sehr gut bei *Leiden an den Augen, in den Ohren, im Mund, an den Fingern, an der Hand, am Arme.*
Für Augendämpfe dient sehr gut *Absud von Fenchelpulver* oder *Augentrost* oder *Schafgarbe;*
für Ohrendämpfe Absud von *Taubnesseln* oder *Brennesseln* oder *Schafgarbe;*
für Verschleimung im Halse Absud von Kamille, Schafgarbe oder *Spitzwegerich* oder *Brennesseln.*
Bezüglich der *Anwendungszeit* überschreite man *20 Minuten nie!* Die *kürzeste* Dauer umfaßt *10 Minuten.*
Jene *Dämpfe,* welche zum *Einatmen* dienen, nach innen wirken oder die Augen und Ohren betreffen, sollen vorsichtigerweise ***niemals übermäßig schroff*** genommen werden.

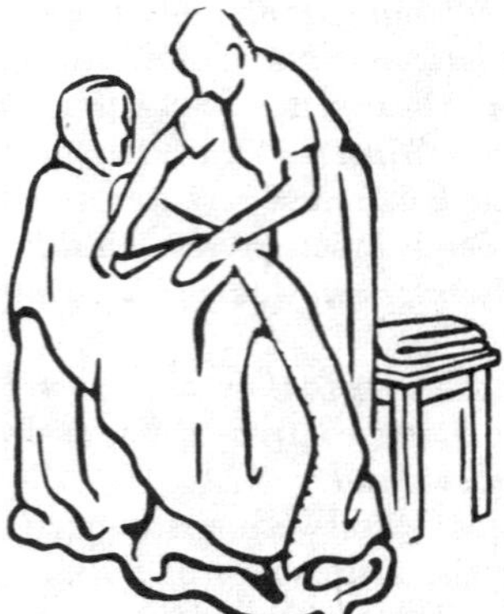

Abb. 25 Volldampf beim Zupacken

5. Der Volldampf

Er wird mit zwei Dampftöpfen, einen für unter die Füße, einen unter den Sitz des Stuhles, hergerichtet. Die Eindeckung erfolgt mit Laken und Wolldecken bis zum Halse (bei völlig nacktem Körper). Der Volldampf ist überall da angezeigt, wo eine starke Wärmewirkung mit nachfolgendem Schwitzen erzeugt werden soll. Dauer: ca. 20 Minuten. Nach dem Dampf erfolgt Trockenpackung oder Abgießung.

Über das Trinken des Wassers

In diesem Stücke kann ich mich sehr kurz fassen. Ich *warne vor zwei Extremen,* das heißt vor zwei das richtige Maß überschreitenden Ansichten. Es sind einige Jahrzehnte her, da gab es förmliche Wassertrinkturniere. Wer die meisten ‚Maßerl zwang', der war der größte Held. Ein tägliches Quantum von 4, 6, 8, 10 Maß zählte durchaus nicht zu den Seltenheiten. Noch heutzutage spukt in manchem Kopf der Gedanke, viel Wassertrinken müsse gesund machen. Besser noch diese Grille als die andere, welche dem glühenden Hirn vorsingt, 3, 4, 5 Maßerl braunes Gerstenwasser seien nicht zuviel Flüssiges für die Menge des täglich eingenommenen *Festen.*

Den *Leuten der zweiten Gattung* scheint das Gegenteil von dem Gesagten das Richtige zu sein: sie trinken wochen-, ja monatelang gar kein Wasser, denn das Wassertrinken ist nicht vom Guten, wie sie meinen.

Wie doch die Menschen zuzeiten allen gesunden Sinn verlieren, sich förmlich jedes vernünftige Urteil unterbinden, jedem instinktiven Trieb und Gefühl, dem die Tiere blind Folge leisten, um es gemein zu sagen, von vornherein den Hals abschneiden! Ist dieses vernünftig?

Einige Minuten, bevor die Uhr schlägt, kündigt sich's an. Hat denn der große Werkmeister, unser Schöpfer, etwas Halbes, ein Pfuschwerk gemacht? Oder haben die Menschen in seine wunderbare Ordnung die Unordnung gebracht? So ist es. Der unendlich weise Schöpfergott läßt den *Hunger* ein Zeichen geben, wann gegessen, den *Durst* anklopfen, wann getrunken werden soll. Der Menschenkörper, diese lebendige Uhr vom besten Gang und Schlag, liefe und schlüge vortrefflich, wenn nicht der Menschentor Schmutz und Sand und den anderen Unrat zwischen die Räder werfen und so den geordneten Lauf stören, vielleicht zerstören würde.

Sooft die zahmen und wilden Tiere Hunger verspüren, suchen sie Nahrung; sooft der Durst sich einstellt, eilen sie zum frischen Quell. Nach erfolgter Sättigung hören sie sofort auf, ein Weiteres zu sich zu nehmen.

Geradeso handelt der unverdorbene Mensch bei geregelter Lebensweise, gleichviel, ob er gesund sei oder krank.

Demnach lautet unser *einziger* und *oberster,* hierher gehöriger *Grundsatz,* ein goldener Grundsatz, den ein jeder befolgen sollte: *Trinke, sooft es dich dürstet, und trinke nie viel!*

Wer vor dem Essen Durst hat, der trinke! Durch den Durst zeigt

sich die Dürftigkeit der Säfte an; die Magensäfte sind zudem dick und erleiden eine Verdünnung.
Bei Tisch soll womöglich nicht oder sehr wenig getrunken werden, damit der reinste Magensaft auch noch den letzten Bissen tränke und durchdringe.
Ist eine längere Zeit nach dem Essen vorüber, verlangt der Speisebrei zu seiner weiteren Verarbeitung vom Magensafte wieder Flüssiges, mit anderen Worten, stellt sich nach 1, 2, 3 Stunden wieder Durst ein, dann kann auch wieder mäßig getrunken werden.
Trinke, sooft es dich dürstet, und *trinke nie viel!*
Ein Beispiel meines Vorgehens möge diesen Abschnitt schließen! Es leidet jemand an hartem Stuhlgang, große Hitze quält den Unterleib, heftiger Durst den armen Kranken; er könnte, wie er sagt, zwei, drei, vier Glas Wasser, Glas auf Glas trinken; es ist ihm, als ob es in einen Glühofen geschüttet werde. Ich glaube das, die Wassermasse kommt in den Magen und macht dann, ohne die leidende Stelle irgend zu berühren und günstig zu beeinflussen, eine rasche Wanderung durch den Leib, bis sie ausgeschieden wird. Man gebe dem Kranken statt der vielen Gläser mit Wasser während eines Tages jede halbe Stunde einen Eßlöffel voll! Man wird ganz andere Wirkung verspüren, eine Wirkung, welche das notwendige Ergebnis einer vernünftigen Behandlung sein muß.
Die kleine Menge Wasser wird schnell vom Magensafte erfaßt und leicht mit demselben vermischt. Die eine jede halbe Stunde erfolgende Nachspeisung gibt reichlichere Säfte, die kühlend und in normalem Laufe den Körper, die Eingeweide durchströmen und erweichend und lösend binnen kurzer Zeit allen Stockungen und Verhärtungen ein Ende machen. Unzählige haben in dieser Beziehung meinen Rat befolgt, und schnell ward ihnen geholfen. Probatum est!
In der allerneuesten Zeit wurde viel gesprochen und geschrieben von den *Wirkungen des Trinkens vom heißen Wasser*, besonders bei chronischen Krankheiten. Ich selbst habe vor Jahren bei manchem Patienten gute Erfolge erzielt. Ehre, wem Ehre gebührt! Wer dem warmen Wasser vor dem kalten, frischen Elemente den Vorzug gibt, wer wollte ihn tadeln oder gar verurteilen! Das ist Geschmacksache. Ich habe indessen durch Erfahrung gefunden, daß kaltes, frisches Wasser dieselben, wenn nicht bessere Dienste tut. Ich für meine Person ziehe es jedem lauwarmen oder heißen Wasser vor. Jeder wähle, wozu ihn das Verlangen treibt!“

ZWEITER TEIL

Apotheke

Allgemeines und Einteilung

Zu den Dingen, welche ich verabscheue und hasse, zählt als ein gründlich und grundsätzlich gehaßtes das Geheimmittel-Wesen, die Krämerei mit Heilmitteln, welche als Geheimnis des Erfinders gelten.

Diesen Vorwurf soll mir niemand machen können. Darum *öffne* ich in diesem zweiten Teil die Läden meiner Apotheke und lasse einen jeden hineinschauen und hineinschmecken bis ins letzte Teeschächtelchen und ins kleinste Ölfläschchen.

In jeder Apotheke steckt ein teures Geld; *in der meinigen ist nicht viel Rares.* Ich gestehe dieses sehr gerne zu und betrachte diesen leicht möglichen Vorwurf als einen großen Vorzug meiner Apotheke. *Fast sämtliche meiner Tees und Extrakte, Öle, Pulver rühren* von früher geachteten *spottbilligen Heilkräutern* her, welche der liebe Herrgott im eigenen Garten, auf freiem Felde, manche ums Haus herum an abgelegenen und unbesuchten Stellen wachsen läßt, Heilkräutern, die meistens keinen Pfennig kosten.

Mein Büchlein ist ja in erster Linie für *arme Kranke geschrieben.* Für sie suchte ich mit Absicht all die gleichfalls armen alten Bekannten auf, vieles andere beiseite lassend. Lange Jahre hindurch habe ich sondiert und geprüft, getrocknet und zerschnitten, gesotten und gekostet. *Kein Kräutchen, kein Pulver, das ich nicht selbst versucht* und als bewährt befunden habe! Ich wünsche nur das eine, daß die alten Bekannten zu neuen Ehren gelangen.

Ich habe mich lange besonnen, ehe ich mich entschloß, den für sich allein ausreichenden und genügenden Wassermitteln diese Apotheke, das ist dieses Verzeichnis der dem Wasser von innen heilsam entgegenwirkenden Hilfsmittel, anzufügen. Es könnte wie eine *Mißtrauenskundgebung gegen die Wasserheilkraft* aussehen.

Doch *es gibt Kranke, welche aus unüberwindlicher Wasserangst* sich schwer zu einer oft notwendigen längeren Wasserkur entschließen können. Diesen wollte ich es erleichtern, mit anderen Worten: die Wasseranwendungen reduzieren, vereinfachen und die Zeit des Gebrauches abkürzen. Solches aber kann und wird geschehen, wenn ich der äußeren Kur (mit Wasser) durch eine innere Kur (die Heilmittel) in die Hand arbeite.

Wer sämtliche Artikel dieser Apotheke überblickt, sieht sofort, daß sie wie die gesamten Wasseranwendungen selbst *dreifachen Zweck haben: ungesunde, kranke Stoffe im Innern aufzulösen, auszuleiten*, sodann den Organismus zu *kräftigen*. Insofern glaube ich mit vollem Rechte behaupten zu können, daß beide Verfahren das innere und das äußere, zusammenstimmen und einheitlich zusammenwirken. *Ich warne vor einer Täuschung*. Wer glaubt, er müsse die Wasserkur recht strenge anwenden, irrt!

Wer meint, er müsse nach innen recht häufig und viel anwenden, irrt ebenfalls! Immer und in allen Fällen gilt der goldene Grundsatz: Die gelindeste, ob äußere oder innere Anwendung ist die beste. Es gibt viele Patienten, welche meinen, recht viel Medizin und Pillen u. a. müssen gesund machen. Ich erinnere mich gut an einen sehr tüchtigen Arzt, der möglichst wenig verschrieb und oft über die Unvernunft der Leute klagte, welche trotz des ärztlichen Ausspruches stets nach Medikamenten schreien. „Wenn mir solche unausstehliche Toren kamen und nicht Ruhe gaben", sagte er einst, „dann gab ich ihnen Brotpillen mit einer kleinen, gleichgültigen Mischung, welche den – Apothekengeruch brachte. Sie nahmen die Pillen, und wenn ich wiederkam, so hatten diese ‚besten Pillen, die sie im Leben genommen', fast regelmäßig geholfen!"

Hier ein Wort über die *Süßigkeiten und Schleckereien*. Wenn ich von Männern höre, die derlei Kindereien treiben, so ärgere ich mich; wenn ich von Kindern solches höre, so bemitleide ich die Armen und bedauere die Kurzsichtigkeit oder mangelhafte Wachsamkeit der Eltern[1]. *Absolut und entschieden spreche ich mich gegen all diese Schleckereien aus*, mögen dieselben was immer für einen Namen und Ruf haben, aus was immer für einem Laden kommen und für Katarrhe, Husten, Magenleiden, alles Denkbare und Undenkbare, Mögliche und Unmögliche angepriesen werden. Man kann damit *gründlich* den Magen und anderes verderben.

Unsere *Hausapotheke* soll vier *Hauptabteilungen* oder *Hauptfächer* und *einige kleinere Nebenfächer* enthalten.

---

[1] Kranken derlei Zeug zu reichen, wäre ein unverantwortlicher Frevel.

In die Hauptfächer stellen wir:
in das erste die *Tinkturen,*
in das zweite, größte, die *Teesorten,*
in das dritte die *Pulver,*
in das vierte die *Öle.*

In die *Nebenfächer* kommt wieder gut geordnet *alles andere,* was nicht unter obige vier Abteilungen fällt. Auch die *Leinwandabfälle* zum *Überbinden* und *Überlegen* (stets rein und frisch), die *Baumwolle* usw. können eines der Nebenfächer einnehmen.

Die *Tinkturen* und die *Öle* müssen in Gläsern aufbewahrt werden, die verschiedenen Tees und Pulver entweder in festen *Papiertüten* oder besser in *Schachteln.* (Wer neue machen läßt, soll sie länglichrund und gleichmäßig, wenn auch in verschiedenen Größen, machen lassen, daß sie dastehen wie Soldaten in Reih und Glied. Das macht einem jeden Freude und gibt der Hausapotheke ein Ansehen – und das gehört ihr auch.) Alles an einem *kühlen,* jedoch nicht feuchten (daß sich nicht Schimmel ansetze) *und nicht allzu abgelegenen Orte* im Hause!

Auf einem jeden Glase oder Fläschchen, auf jeder Schachtel oder Tüte soll genau und für jedermann gut leserlich die *Aufschrift des Inhaltes* stehen. Am besten werden die verschiedenen Heilmittel in jeder Abteilung *alphabetisch,* das ist nach dem ABC, geordnet.

Vor allem soll in der Hausapotheke *große Ordnung sein.*

Hier soll nur noch ein Wort stehen über die *Bereitung der Tinkturen, des Tees, der Pulver.*

Tinkturen oder Extrakte

Die inneren Kräfte, die Heilsäfte, können aus einer Pflanze in verschiedener Weise ausgezogen werden. Den *besten, stärksten Auszug* erhalten wir im eigentlichen, sogenannten *Extrakt.*

Der Extrakt wird *folgendermaßen bereitet:*

Man sucht unter den Kräutern, Beeren usw., aus denen man den Extrakt gewinnen will, die besten aus: die reifsten, die untadelhaftesten! Diese trocknet man auf einem Brett an der frischen Luft, *stets* jedoch (das merke man sich gut) im *Schatten, niemals an der Sonne!* Beim Trocknen wird sich noch manches zeigen, was als untauglich verworfen werden muß.

Nachdem die Kräuter, Beeren usw. gut getrocknet sind, *zerkleinere, zerschneide* man sie, wenn notwendig, und bringe sie in eine *verschließbare Flasche* (Weinflasche)! Diese nun wird mit echtem Kornbranntwein – den ich allen anderen vorziehe – oder in dessen Ermangelung mit reinem Spiritus oder Fruchtbranntwein aufgefüllt und luftdicht verschlossen für einige Zeit an einen mäßig warmen Ort gestellt[1]. Ich habe derart gefüllte Flaschen schon ein Jahr lang und noch länger ruhig stehen lassen und dann erst den mit dem ausgezogenen Saft des betreffenden Heilmittels durchtränkten Spiritus als Extrakt abgegossen. Im *Not- und Bedarfsfalle* kann man diesen schon nach wenigen Tagen des Ansatzes in Gebrauch nehmen.

Die Tinkturen nimmt man tropfenweise; in gewissen Fällen (es ist das jedesmal ausdrücklich angegeben) wird auf den Kaffeelöffel (kleineres Maß) und auf den Eßlöffel (größeres Maß) hingewiesen.

Tee

Bei trockener Witterung, vielleicht wenn du vom Felde heimkehrst oder wenn du hinausgehst, den Stand der Saaten zu betrachten, mache einen Abstecher und sammle da diese, dort jene Heilkräuter! Was auf *trockenem* Grunde wächst, gar an *sonnigen Berghalden,* verdient den Vorzug; und welche Pflanzen du in *der schönsten Blütezeit* sammelst, diese werden dir die herrlichste und in Leiden die gesegnetste Frucht bringen. Manches der Kräuter und Kräutchen wächst in *deinem Gras-* oder *Gemüsegarten,* am *Haus* oder an der *Scheune.* Du brauchst nur dem zehnjährigen Knaben oder deinem kleinen Mädchen es vorzumachen, wie sie es anstellen sollen, und du verlierst beim Sammeln der Kräuter keinen Augenblick und bereitest deinen Kindern eine Freude. Die *Garten-* und *Feldkräuter* sollen *jedes Jahr erneuert,* das heißt neugesammelt, die alten weggegeben werden.

Jede Hausmutter versteht es, jedweden *Tee zu bereiten.* Von den getrockneten Kräutern (über das Trocknen lies das auf der vorhergehenden Seite Gesagte!) nimmt sie zueiner Tasse, so viel sie mit *drei Fingern* fassen kann, gießt in das Pfännchen über die Teeblätter oder Blüten sprudelndes Wasser und läßt es einige Minuten aufkochen; dann schüttet sie den fertigen Tee ab.

In dieser Weise bereiteter Tee hat den feinsten Geschmack mit dem besten, jeder Pflanze eigentümlichen Aroma; aber es ist nicht der kräftigste Tee.

---

1 Sämtliche Kräuter, Beeren usw., die zu Extrakten dienen, können auch in Wein angesetzt werden, wie dieses an Ort und Stelle stets bemerkt ist. Dieser Wein dient indessen nur zum sofortigen, wenigstens ziemlich schnellen Gebrauche, nicht zum Aufbewahren.

Bei mir werden die Kräuter durch *längere Zeit förmlich abgekocht, gründlich ausgesotten,* daß auch nicht ein Teilchen der Heilkraft verlorengeht, vielmehr alle im Wasser gefangen werden.
Die Art des Einnehmens, ob tassen-, ob löffelweise, ist bei jeder einzelnen Krankheit genau angegeben.

Pulver

Das Pulver *wird gewonnen,* indem die trockenen Wurzeln, Blätter, Körner oder Beeren der Heilpflanzen zerrieben oder im Mörser zerstoßen werden.
Manchen Kranken ist damit leichter beizukommen als mit Tee. Man streut ihnen das vorgeschriebene Pulver wie Gewürz (Pfeffer, Zimt usw.) an eine Speise oder mischt es an einen Trank, daß sie dasselbe gar nicht gewahr werden.
Die *Gefäße,* welche zur Aufbewahrung der verschiedensten Pulver dienen, seien des Staubes wegen recht *sorgfältig verschlossen.*

Öle

Die *Bereitung der Öle,* soweit diese nicht in der Apotheke gekauft werden, ist bei jeder Krankheit besonders angegeben.
An der Reinhaltung der Ölfläschchen insbesondere wird man den Sinn für Ordnungsliebe, Reinlichkeit usw. erkennen.

Heilmittel

In alphabetischer Aufzählung sind die von mir verwendeten Heilmittel folgende:

Agave (Agave americana L.) [Aloe]

Diese Pflanze hat ihre Heimat fern in Amerika. Von dort wurde sie zu uns herübergebracht; man sieht sie jetzt nicht selten an den Fenstern der Blumenfreunde zwischen anderen Blumenstöcken hervorragen. Sie fällt auf und ist erkenntlich durch ihre recht dicken, fleischigen, ziemlich langen Blätter, die seegrün sind und viele Stacheln tragen. Blüten bringt sie selten; wenn man aber die Wirkung der fleischigen Blätter kännte, dann würde sicher jeder Blumenfreund auch diese ausländische Pflanze in einem Topfe unter seinen Blumen haben:
Die Wirkungen sind folgende:
Wenn man ein solches Blatt nimmt, es in Wasser siedet und den Absud trinkt, so reinigt eine Tasse voll davon Magen wie Ge-

därme. Auch auf kranke Leber und Gelbsucht wirkt diese Pflanze, wenn sie zu Pulver gemacht und täglich zweimal eine Messerspitze voll davon eingenommen wird.
Wenn man von derselben so ein Blatt mit einem Kaffeelöffel voll Honig in einem Schoppen Wasser siedet und diesen Absud in kleinen Portionen einnimmt, dann nimmt er die innere Hitze aus den Augen, wenn diese damit gut ausgewaschen werden. Wermut, mit Aloe gesotten, treibt schlechte Stoffe aus und macht einen recht guten Magen.
Dieses wenig Angeführte veranlaßt mich, jedem Blumenfreunde den Rat zu geben, diese Pflanze in einem Topf unter seinen Blumenstöcken zu pflegen.

Aloe (Aloe arborescens)

Aloe (man kauft das Pulver in der Apotheke) ist, sowohl innerlich als äußerlich verwendet, von guter Wirkung. Siedet man ein bis zwei Messerspitzen *Aloepulver* mit einem Kaffeelöffel voll Honig, so reinigt diese Mixtur den *Magen* gründlich ohne die geringste Blähung.
Wird Aloe mit anderen Kräutern vermengt und als *Tee bereitet,* so ist obige Wirkung noch nachhaltiger. Die Mischung hat gewöhnlich *folgende Zusammensetzung:* Eine Messerspitze Aloe, Holunderblüten für zwei Tassen Tee, ein paar Messerspitzen Foenum graecum, ein Kaffeelöffel Fenchel. Die zwei Tassen Tee sind innerhalb zweier Tage zu nehmen. Die Wirkung, die nicht in heftigem Abführen, sondern lediglich in reichlichem Stuhlgang besteht, tritt erst nach zwölf bis dreißig Stunden ein.
Aloe wirkt besonders auf die Verstopfung des Dickdarms. Jedoch wirkt sie nur bei der Anwesenheit von Galle und ist daher bei Verschluß der Gallenwege ohne Erfolg. Bemerkenswert ist die blutanreichernde Wirkung in den Unterleibsorganen, die bei unterdrückter oder verringerter Periode in einzelnen Fällen genutzt werden kann. Hingegen sind wegen derselben Eigenschaft größere Gaben bei Neigung zu vermehrter Blutung aus der Gebärmutter, bei Hämorrhoiden und bei Schwangerschaft gefährlich. Auch soll Aloe nicht längere Zeit genommen werden.
Eine Anwendung von Aloe mit Johanniskraut und Schafgarbe wird an anderer Stelle erwähnt werden.
Dieselbe reinigende Kraft, welche Aloe, innerlich angewendet, zeigt, hat sie auch bei *äußerlichem Gebrauch.* Wer kranke, trübe, rot unterlaufene, *triefende Augen* hat, aus denen Eiter und ande-

rer Unrat sich ausscheiden, bereitet sich aus Aloe ein vorzügliches *Augenwasser*. Eine kräftige Messerspitze Aloe wird in ein Medizinglas geschüttet, mit heißem Wasser übergossen, gerüttelt – das Augenwasser ist zum sofortigen Gebrauche fertig. Drei- bis viermal täglich wasche man die Augen äußerlich ab und innerlich aus! Das anfängliche Jucken und leichte Brennen darf einen nicht stören. *Alte Schäden, faulendes Fleisch, tiefe Narben mit viel Eiter* werden vorzüglich gereinigt durch solches Wasser, das sie heilt. Es werde zu dem Zwecke ein Lappen in Aloewasser getaucht und auf die leidende Stelle gelegt!

Sollte an irgendeiner Körperstelle die *Neubildung der Haut* durch Geschwüre oder vielmehr durch die aus denselben ausströmende scharfe Flüssigkeit gehindert werden, so streue man Aloepulver auf die Geschwürstelle so dicht, daß der ganze offene Schaden bedeckt ist! Das Ganze werde trocken überbunden! Dieses täglich einmal. Das Pulver bildet, die schlechten Stoffe aufsaugend, eine harte Kruste, unter welcher bald die neue Haut sich zeigt.

Wunden, frische wie alte, heilt Aloe sehr schnell zu. Bei alldem kann das reinliche und reinigende Heilmittel, wohin es immer komme (in das Auge oder in die Wunde), niemals schaden.

Angelika, wilde oder Wald-**Engelwurz**
(Angelica silvestris L.)

Es wächst auf feuchten Wiesen und an nassen Waldstellen eine Pflanze mit einem Stengel, der einen halben bis ganzen Meter hoch ist. Der Stengel ist hohl, und die Buben machen gerne Pfeifen daraus. Die Pflanze führt den Namen Angelika, Wald- oder wilde Angelika; sie heißt *Waldangelika;* weil sie meist im Walde zu finden ist; sie heißt auch wilde Angelika, weil sie wild, ohne menschliches Zutun, wächst und sich so von einer anderen Art (Angelica archangelica L., *edle* Engelwurz) unterscheidet, die einer eigenen Pflege bedarf. Beide sind Heilpflanzen im gleichen Sinne und mit gleicher Wirkung ich ziehe erstere aber vor, weil man sie ohne Mühe haben kann. Hat jemand ungesunde oder halbgiftige Speisen bekommen, so ist ein Tee, von ihren Wurzeln, Samen und Blättern gesotten, ein vorzügliches Mittel, diese schlechten Stoffe wieder zu entfernen.

Weil das Blut aus den verschiedenen Nährstoffen bereitet wird und die Nährstoffe für die Natur nicht alle gut und gesund sind,

so leitet dieser Tee die schlechten Stoffe wieder aus dem Blut. Wie oft kommt es vor, daß im Magen eine unbehagliche Kälte herrscht! Eine Tasse Tee von solchen Wurzeln bringt dem Magen wieder mehr Wärme. Am besten ist es, wenn man eine solche Tasse Tee in drei Portionen teilt und die erste am Morgen, die zweite am Mittag, die dritte am Abend nimmt.
Wenn ungesunde Stoffe im Magen und in den Gedärmen sind oder wenn verhockte Gase Grimmen verursachen, so ist wieder dieser Tee ein Hauptmittel, das Übel zu beheben, besonders wenn man zum Tee halb Wein und halb Wasser nimmt.
Starke Verschleimungen in der Lunge und der Brust, Magenbrennen, Verschleimungen in der Luftröhre werden gerade durch diesen Tee am leichtesten beseitigt.
Zum Tee nimmt man einen halben Teelöffel auf eine Tasse Wasser, setzt kalt an, kocht dann kurz auf, läßt einige Minuten ziehen. In der Verbindung mit Enzian oder Wermut kommt die Bitterstoffwirkung, in der Mischung mit Faulbaumrinde oder Dornschlehblüte die stuhlfördernde Wirkung mehr zur Geltung.
Man kann mit Recht die Angelika als ein vorzügliches Hausmittel empfehlen, und die Landleute sollten fleißig auf ihren Wiesen und in ihren Wäldern eine ziemliche Portion für das ganze Jahr sammeln, an der Luft trocknen und an einem trockenen Orte aufbewahren! Diese Wurzeln, Samen und Blätter, gut getrocknet, können auch zu Pulver gemacht werden und wenn man täglich zwei- oder dreimal eine Messerspitze solchen Pulvers einnimmt, so ersetzt dieses den Tee.
Dem Pflanzenunkundigen gebe ich notgedrungen den guten Rat, nicht Angelika zu sammeln, er möchte sonst aus der Wiese Roßkümmel oder aus dem Walde gar Schierling (Giftpflanze) zu seinem Verderben nach Hause tragen. Ich setze diese Worte her, weil beides sich ereignet hat.

Anis (Pimpinella anisum L.)

Anis ist wie Fenchel sehr zu empfehlen. Seine Wirkung auf Gase (Winde) übertrifft jene des Fenchels bei weitem. Meistens werden beide Heilmittel miteinander gemengt und verbunden.
Besonders werden Gasverhaltungen des Magens und des Dickdarms (Koliken) beeinflußt. Weniger zu empfehlen ist der Tee, wenn die Koliken auf einer Entzündung (akute Magen-Darm-Entzündungen) beruhen. Nervenwirkung und Wirkung auf eine

gesteigerte Durchblutung ergänzen sich. Die Durchblutungssteigerung macht sich auch auf die Organe des kleinen Beckens bemerkbar; deshalb dient Anis auch als Mittel zur Förderung der Periode und zur Wehenanregung bei Geburten. Ebenfalls steht damit die Steigerung der Milchbildung bei stillenden Frauen im Zusammenhang. Da das ätherische Öl neben der Ausscheidung über Haut und Nieren auch über die Lunge austritt, werden auch die Bronchialdrüsen angeregt. In der Mischung mit Lungenkräutern (Spitzwegerich, Huflattich) wirkt Anis lösend auf zähen Bronchialkatarrh und günstig auf Krampfhusten.
Menge: Ein Teelöffel auf eine Tasse; aufkochen, zehn Minuten ziehen lassen!
Die Öle von Anis und Fenchel kauft man am leichtesten in der Apotheke. Gegen obiges Leiden genügen vier bis sieben Tropfen auf Zucker; täglich ein- bis zweimal zu nehmen.

Anserine oder Gänsefingerkraut (Potentilla anserina L.)

Das Gänsefingerkraut wächst, wie sein Name besagt, da am besten, wo Gänse sich am liebsten aufhalten. Man trifft es besonders zahlreich in der Nähe der Häuser, ferner auf Triften, an Weg- und Grabenrändern. Viele Leute haben ihm nach seiner Wirkungsweise den Namen *Krampfkraut* gegeben.
Tee von Anserinenkraut ist ein vortreffliches Mittel bei *Krampfanfällen*, seien diese im Magen oder im Unterleib oder wo immer. Beim Beginn der Anfälle, besser noch bei den sich zeigenden Symptomen (Vorzeichen) der Krämpfe, gebe man dem Kranken täglich dreimal recht warme Milch (so warm sie der Kranke ertragen kann), in welcher solche Heilkräuter (so viel mit drei Fingern zu fassen sind) wie zu Tee abgebrüht wurden!
Das Kraut kommt demnach zur Verwendung bei Koliken des Verdauungsapparates, aber auch bei Krämpfen anderer Organe. Bei leichten Verlaufsarten der Epilepsie konnte Bearbeiter krampfausschließende Wirkungen beobachten.
Anserine wird vielfach in Zusammensetzung mit anderen Teesorten verwendet.
Doppelte Wirkung erzielt der, welcher solchen Tee einnimmt und zugleich auf die krampfhaften Stellen Überschläge mit dem im Wasser angeschwellten oder abgebrühten Kraute macht.
Keine Familienmutter soll es unterlassen, einen hinlänglichen Vorrat solchen Krautes zu sammeln und zu trocknen. Sie weiß

selbst zu beurteilen, wie schmerzhaft solche häufig vorkommenden Krampfanfälle sind, und wie es noch größeren Schmerz bereitet, Angehörige leiden zu sehen, ohne helfen zu können.

Arnika oder **Bergwohlverleih** (Arnica montana L.)

Arnika besitzt in der ganzen Welt den Ruf einer vorzüglichen Heilpflanze. Weshalb gerade viele von denen, die solches wissen könnten und sollten, dieses bestreiten, begreife *ich* wenigstens nicht.

Die *Arnikatinktur* ist so allgemein bekannt und bei Wunden zu deren Auswaschung, zu Kompressen (Aufschlägen) usw. so allgemein in Übung, daß es mir nicht notwendig erscheint, darüber auch nur ein Wort zu verlieren.

Bei Quetschungen, Kontusionen ist die Wirkung oft zauberhaft. Oberflächlich und tiefer gelegene Entzündungen, Schwellungen, Blutergüsse bilden sich bei Auflagen mit verdünnter Arnikatinktur (ein zu zwei mit Wasser oder ein Eßlöffel auf einviertel Liter Wasser) rascher zurück. Die innerliche Verwendung geschieht mit ein oder zwei Tropfen der Tinktur auf ein Glas Wasser zum Beispiel bei Magen-Darm-Katarrh und Magengeschwür, Blutergüssen, ferner bei Herzschwäche und Kreislaufschwäche. Zum Tee nimmt man einen Teelöffel Blüten auf eine Tasse siedenden Wassers und läßt drei bis fünf Minuten ziehen. Einnahme nach Abkühlung schluckweise. Die Blüten sind auf ein eventuelles Vorhandensein der Larve der Arnikafliege zu prüfen, die giftig ist. Erregungszustände, gesteigerte Reizbarkeit sind Gegenanzeigen gegen die innerliche Darreichung von Tinktur und Tee.

Man kauft diese Tinktur billig; ein jeder kann sie aber auch leicht selbst bereiten. Die Blüten werden Ende Juni und Anfang Juli gesammelt und in Branntwein oder Spiritus angesetzt. Nach ungefähr drei Tagen schon kann die fertige Tinktur in Gebrauch genommen werden.

Attich oder **Zwergholunder** (Sambucus ebulus L.)

Am Rande der Wälder, besonders abgetriebener (ausgehauener), sieht man Stauden, einen Meter und darüber hoch, die im Juli weiße große Doldenblüten, im Herbste prächtige, schwere glänzende Doldentrauben tragen. Das ist Attich oder Zwergholunder. *Der Tee aus solchen Wurzeln* bereitet, treibt mit außerordent-

licher Wirkung bei *Wassersucht* das Wasser ab und reinigt die *Nieren.* Mir sind mehrere Fälle bekannt, in denen solcher Tee die ziemlich vorangeschrittene Wassersucht vollständig heilte und ausheilte.
Auch bei *anderen Zufällen im Unterleib,* die von schlechten Säften herrühren, wirkt er gut; er scheidet die Säfte durch den Urin aus.
Attichtee, den man *aus dem Pulver bereitet,* tut dieselben Dienste. Zu einer Tasse, die auf zweimal zu verschiedenen Zeiten des Tages genommen wird, reichen zwei Messerspitzen des Pulvers aus.
Im Spätherbste sammelt man die Wurzeln, trocknet sie gut an der Luft und bewahrt die gedörrten *Wurzeln* oder das aus den zerstoßenen Wurzeln gewonnene Pulver in der Hausapotheke auf.

Augentrost (Euphrasia officinalis L.)

Zum Lohn und aus Dankbarkeit für treue Dienste haben unsere Voreltern diesem kleinen Kräutchen den schönen Namen „Augentrost" gegeben. Wenn oft kein Mittel mehr helfen wollte, spendete dieses Blümchen den *Augen* den letzten Trost. Ich habe dasselbe schon recht häufig geraten und mit guten Erfolgen.
Wenn die Öhmd-(Grummet-)Ernte zur Hälfte reif ist, im August etwa, findest du dieses Heilkräutlein fast auf jeder Wiese. Oft wächst es so zahlreich, das eigentliche Futter verdrängend, daß die Bauerseheleute ihm gram werden.
Sowohl die getrockneten als die zerriebenen Blätter kommen als *Tee* und als *Pulver* zur Anwendung. Mit dem Tee wäscht man täglich zwei- bis dreimal die Augen gut aus, oder man taucht in denselben kleine Fleckchen, die man über Nacht aufs Auge legt und mit einer Binde befestigt. Das Auge wird so gereinigt, geklärt, die Sehkraft gestärkt (Augenentzündung, Bindehautentzündung).
Menge: Ein Teelöffel des getrockneten Krautes oder eine Messerspitze des Pulvers auf eine Tasse Wasser; kurz aufkochen. Zu Aufschlägen, wie auch innerlich.
Nach meiner Praxis lasse ich *zu gleicher Zeit* die Patienten *das Pulver nach innen* anwenden, und zwar täglich eine Messerspitze in einem Löffel Suppe oder Wasser. Damit ist die Heilkraft des Kräutchens nicht erschöpft. Auch *Magentrost* könnte man es nennen. Wegen seiner angeborenen Bitterkeit gilt sein Tee als *„Magenbitter"* zu regerer Verdauung und zur Verbesserung der Magen-

säfte; er wirkt auf die linderen katarrhalischen Zustände von Magen und Darm. Probiere es einmal, lieber Leser! Das Kräutchen wird auch bei dir mit seinem Trost nicht kargen.

Ausscheidungsöl (im Volksmund „Malefizöl")

Es gibt Fälle, wo im Körper sich so viele kranke Stoffe angesammelt haben, daß es ungemein schwer ist, diese gänzlich aufzulösen und auszuleiten. Die Schwierigkeit besteht nicht in der zweifelhaften Leistungsfähigkeit des Wassers oder der verschiedenen Anwendungen, vielmehr in der Frage: Wird ein solcher Patient, werden insbesondere schwächliche Naturen, vor den notwendig anzuwendenden Übungen und der Langwierigkeit einer solchen Kur nicht zurückschrecken und so alle Bemühungen vereiteln? Dieser Gedanke hat mich viel beschäftigt, und manche Erfahrung hat zu neuem ernstem Nachdenken angespornt.
Da fiel mir ein, daß ja *manches innere Leiden plötzlich verschwand, sobald nach außen hin ein Ausschlag zutage trat.*
Könnte man, so frage ich mich, nicht auf künstliche Weise solchen Ausschlag bewirken, mit anderen Worten, durch irgendein Mittel den im inneren Körper verborgenen kranken Stoffen zum Durchbruch verhelfen, sie herauslocken an die Oberfläche der Haut und so der Wasserkur ihre Arbeit um ein gutes Stück erleichtern?[1]
Nach langem Suchen traf ich auf ein Öl, welches diese Dienste in vortrefflicher Weise leistet, in manchen Fällen geradezu mit auffallenden Erfolgen. Dasselbe ist, wie gesagt, zur Heilung nicht absolut notwendig, keine conditio sine qua non; das Wasser allein kann wohl die Arbeit tun. Aber es unterstützt und fördert das oft sehr schwere Werk der Auflösung und Ausleitung um ein bedeutendes. Das Öl wird *nur äußerlich* angewendet und allein in solchen Fällen, in denen so auf die leichteste Weise eine vorteilhafte Ausleitung des kranken Stoffes erzielt werden kann.
Es besteht aus einer Mischung von Kroton- und Lorbeeröl, die in jeder Apotheke zu einem geringen Preise erhältlich ist.
Die Wirkung ist *ganz und gar unschädlich*, aber gründlich, tiefgehend bis ins Innerste. Weil es die Rebellen im Körper und im Blut mit scharfer Spürnase wittert und sicher ans Tageslicht bringt, hat ein Herr, bei dem es prächtig und erfolgreich diente,

[1] Patienten, die schon Wasserheilanstalten besucht haben, behaupten, man erblicke im Erscheinen eines Ausschlages ein sicheres Zeichen vom guten Gelingen der ganzen Kur.

ihm den Namen „Malefizöl" gegeben, den es bis heute behalten. Ich hatte keinen Grund, den originellen Namen irgendwie anzufechten.

Die *Art der Verwendung* mögen einige Beispiele veranschaulichen. Jemand klagt über *Augenleiden:* Die Augen sind gerötet, jede Helle tut weh. Sie triefen sehr stark und schmerzen aufs empfindlichste. In diesem Falle reibe ich die Hautfläche hinter den Ohren (an Ohrmuschel und Hinterhaupt) leise, um sie etwas zu erwärmen, und trage dann sachte drei bis vier Tropfen solchen Öles auf die erwärmte Stelle auf. Schon nach einer halben Stunde spürt der Patient die Wirkung, ein leichtes Spannen und Brennen; nach ungefähr 24 Stunden erscheinen unzählige, mit Eiter angefüllte Bläschen, die je nach der Masse des auszuziehenden kranken Stoffes wachsen, später vertrocknen und als verdorrte Krusten abfallen. Sollte der erste Versuch nicht gelingen, das heißt, sollte das Öl nach zirka 30 Stunden nicht wirken, so bringe man am zweiten Tage nochmals ein paar Tropfen auf die geröteten Stellen! Die Wirkung wird sicherlich nicht ausbleiben und der Giftstoff, der im Auge die Entzündung verursacht hat, „in Bälde ausgegangen" sein. Bei einer Reihe derartiger Augenleiden ließ bei Anwendung besagten Öles schon nach ein bis zwei Stunden der Schmerz nach, und binnen kurzer Zeit waren die Augen rein und gesund.

Heftiges Zahnweh plagt einen anderen Patienten; das Zahnfleisch ist angeschwollen, der Kiefer schmerzt, als ob er zerrissen werde; den ganzen Kopf peinigt die schmerzlichste Aufregung. Wie beim ersten Falle bringe man einige Tropfen unseres Öles hinter die Ohren oder ins Genick! Der Erfolg muß ein günstiger sein.

Eine *Eigentümlichkeit des Öles* besteht noch darin, daß es bei der ersten und vornehmeren Arbeit des Ausziehens die bestrichene Stelle verwundet, dann aber, sobald es seine Pflicht getan, in zweiter Arbeit dieselbe schnell und gut zuheilt.

Baldrian (Valeriana officinalis L.)

Wir benützen allein die *Wurzel*, die entweder zur *Teebereitung* zugeschnitten oder zu *Pulver* zerrieben und stets nur (als Tee und als Pulver) in kleinen Portionen genommen wird.

Baldriantee beeinflußt das Nervensystem und wirkt über das Großhirn besonders auf seelische Erregungszustände beruhigend. Weit geschätzt ist die Verwendung als Schlafmittel, besonders wenn

die Schlaflosigkeit eine Folge von Übermüdung und Erschöpfung ist. Ebenso werden Zustände von Herzunruhe mit Herzklopfen, soweit sie den Teil einer allgemeinen Nervosität bilden, beruhigt. Baldrianwurzel lindert *Kopfbeschwerden* und behebt *krampfhafte Zustände*, ähnlich wie die Raute; sie wirkt auf beide Leiden gut ein, weil sie deren hauptsächlichste Ursachen, die *Gase* nämlich, ausscheidet.
Hierbei ist die Mischung mit Fenchel, Anis, Kümmel oder Anserine und Kamille zweckmäßig.
Menge: Ein Teelöffel auf eine Tasse Wasser, kurz aufkochen; eine Tasse täglich. Man kann die gleiche Menge auch kalt ansetzen. Von der Tinktur nimmt man etwa 20–25 Tropfen mit Wasser.

Bitter- oder Sumpfklee (Menyanthes trifoliata L.)

ist eine Pflanze, welche auf Moorgrund und gewöhnlich in der Nähe von laufendem Wasser steht. Da, wo das Wasser im Fließen keinen Ausweg mehr gefunden hat und eine kleinere oder größere Pfütze bildet, wächst unter sauerem Grase auch diese Sumpfpflanze. Sie hat drei Blätter und ist sehr bitter, daher der Name Bitterklee. Dieses Kraut gibt vorzüglichen Tee für den *Magen;* er wirkt gut auf die Verdauung und hilft gut die Magensäfte bereiten.
Bitterklee in Branntwein angesetzt, gibt den sogenannten „bitteren Geist“, der demselben guten Zwecke dient.
Menge: Ein Teelöffel des getrockneten Krautes auf eine Tasse aufgießen, zehn Minuten ziehen lassen; eine Tasse schluckweise als Tagesmenge. Die Mischung mit Faulbaumrinde (40), Berberitze (20), Löwenzahn (10) oder Mennig (15), Bitterklee (15 Gramm) regt die Gallenabscheidung an.

Bockshornklee (Trigonella foenum graecum)

siehe Foen. gr.

Brennessel, große (Urtica dioica L.)

Die Brennessel ist die verachtetste unter den Pflanzen. Manche zartbenervte Seele sticht und brennt es schon, wenn sie nur diesen Namen hört. Ob wohl mit Recht? Jüngst hörte ich, daß ein Wanderlehrer, ich glaube in Böhmen, über die Brennesseln und deren Bedeutung eine ganze Broschüre geschrieben habe. Der fängt's wieder einmal gut an, das lobe ich mir! Die Brennessel hat in der Tat für Kenner den größten Wert.

Frische Brennesseln, vom Standorte gerade weggenommen, gedörrt und zu Tee verwendet, lösen die *Verschleimungen in Brust und Lunge,* reinigen den *Magen* von verlegenen Stoffen, wirken auf die Nierenfunktion.

Kräftiger als die Blätter wirken die Bennesselwurzeln, ob man sie im Sommer grün ausgegraben oder im Winter gedörrt verwendet. Eine beginnende *Wassersucht* kann durch Tee von Brennesselwurzeln behoben werden. Derselbe räumt überhaupt mit *faulen Säften im Innern* gründlich auf.

Wer *unreines Blut* hat, soll zur Sommerzeit recht oft Brennesseln, *wie Spinat gekocht,* essen. Salat und frischer Preßsaft dienen zur Frühjahrskur. Man liebt besonders in Italien die Kräutersuppen. *Kräuterknödel* aus Brennesseln sind nicht bloß ein Nähr-, sondern auch ein Gesundheitsmittel.

Wer an *Rheumatismus* leidet und kein Mittel mehr findet, denselben auszutreiben, bestreiche oder schlage die schmerzenden Stellen täglich ein paar Minuten lang mit frischen Brennesseln! Die Furcht vor der ungewohnten Rute wird bald der Freude über deren vorzügliche Heilwirksamheit weichen.

Dornschlehblüte (Prunus spinosa L.)

Dornschlehblüten sind das schuldloseste *Abführmittel* und sollten in jeder Hausapotheke in vorderster, leicht zugänglicher Reihe zu finden sein.

Wie oft fühlt man im Magen und im Unterleib, im ganzen Befinden, daß eine schnelle Reinigung gut, ja notwendig wäre; man sucht ein leichtes Mittel und sucht und – könnte es so leicht bei der Hand haben!

Nimm solche Dornschlehblüten, drei Teelöffel auf eine Tasse Wasser, siede sie eine Minute lang und trinke drei bis vier Tage lang solchen Tee, täglich eine Tasse! Der Tee wirkt leicht ohne alle Unannehmlichkeiten und Beschwerden, dazu dennoch gründlich.

Viel gebräuchlich und in der Wirkung sich gegenseitig unterstützend ist die Mischung von Faulbaumrinde (40), Rhabarberwurzel (30), Dornschlehblüte (30 Gramm). Hiervon ein Eßlöffel auf eine Tasse Wasser.

Als *Magenmittel,* als reinigendes und stärkendes, kann ich diesen Tee gleichfalls bestens empfehlen.

Eibisch (Althaea officinalis L.)

Eibischtee wird sehr viel gebraucht bei *Erkältungen, Husten* und *Heiserkeit.* Ich bin für denselben nicht besonders eingenommen, da er meinen Erwartungen zu wenig oder nicht entsprochen hat. In der Mischung: Eibischwurzel (35), Süßholz (20), Veilchenwurzel (15), Huflattichblätter (30 Gramm) wirkt die Eibischwurzel lösend auf die anderen Wirkstoffe; angewandt bei Bronchialkatarrhen. Menge: Ein Eßlöffel zerschnittene Wurzel auf eine Tasse Wasser, zehn Minuten auf mäßigem Feuer kochen. Die Abkochung wird durchgeseiht und mit Honig oder Kandiszucker gesüßt. Zu heftiges Kochen der Wurzel ergibt einen widerlichen Geschmack. Bei Magengeschwür ist die Mischung mit Tormentillwurzel oder Kamille zweckmäßig.

Eichenrinde

Heißt er uns gar die Eichenrinde als Medizin gebrauchen! Ja freilich, sie mag frisch vom Baume weg oder getrocknet sein.

Junge Eichenrinde, längere Zeit (eine halbe Stunde) abgebrüht, gibt einen *heilkräftigen Absud.* Man tauche nur ein Handtüchlein in denselben und winde es als Wickel um den Hals! Solche Wickel lösen auf und verdrängen *dicke Hälse;* und wenn ein Kropf noch nicht zu groß und zu fest ist, sind sie selbst die wirksamsten und zugleich schuldlosesten *Kropfmittel.* Mit den Drüsen räumen diese Wickel nicht weniger gründlich auf.

Wer an *Mastdarmvorfall* leidet, nehme fleißig Sitzbäder mit Absud von Eichenrinden, dazu zuweilen kleine Klistiere mit verdünntem Absud!

Die lästigen und oft gefährlichen *Mastdarmfisteln* können durch den Absud günstig beeinflußt werden.

Auch *harte Geschwülste,* die nicht entzündet sind, können ebenso behandelt und aufgelöst werden.

Tee von Eichenrinde wirkt auf katarrhalische Zustände des Verdauungsapparates, so auf Durchfälle, die durch eine Entzündung bedingt sind. Bei der äußerlichen Anwendung sind Wirkungen auf oberflächliche Wunden, auf oberflächliche Ekzeme, Frostbeulen zu nennen. (Hierbei bewährt sich die Verbindung der Eichenrindenabkochung mit Lehm). Bereitung: Entweder Kaltwasserauszug ein bis zwei Teelöffel auf eine Tasse Wasser, oder ein

Eßlöffel auf eine Tasse Wasser zehn Minuten kochen. Tagesmenge: ein bis zwei Tassen. Die gleiche Menge bei der Verwendung als Spülflüssigkeit.

Enzian, gelber (Gentiana lutea L.)

Der gelbe Enzian wächst besonders auf den Bergen. Durch zuverlässige Leute kann man leicht und billig dieses prächtige Heilkraut sich sammeln lassen. Vor allem rate ich, *Extrakte* von Enzian zu bereiten. Die Enzianwurzeln werden zu diesem Zwecke gut getrocknet, klein geschnitten und so mit Branntwein oder Spiritus in Glasflaschen angesetzt.

Dieser Extrakt ist eines der ersten *Magenmittel.* Man gieße davon 20–30 Tropfen an sechs bis acht Eßlöffel Wasser in ein Glas und nehme diese Mischung längere Zeit hindurch täglich! Die gute Verdauung wird ein nicht minder guter Appetit recht bald anzeigen. Spürt man, daß eine Speise schwer im Magen liegt und belästigt, das Magentränklein von einem Kaffeelöffel Extrakt in einem halben Glas warmen Wassers wird die Störung bald beendigen.

Für *Magendrücken, aufgetriebenen Magen, Aufstoßen, Sodbrennen,* soweit sie mit mangelhafter Magendrüsentätigkeit im Zusammenhang stehen, ist Enzian, auch als Tee, ebenfalls sehr gut.

Auf größeren Reisen, wenn man tagelang oft schlecht ißt, noch schlechter trinkt und todmüde und halbkrank am Ziele ankommt (Erschöpfungszustände), leistet ein winziges Fläschchen Enziantinktur, tropfenweise auf Zucker zu Rate gezogen, treffliche, unbezahlbare Dienste.

Übelkeiten und Anfälle von Ohnmachten entfernt ein Kaffeelöffel Tinktur in Wasser genommen; sie erwärmt, weckt auf, bringt Körper und Geist wieder in Frieden.

Enzian, zu Tee verwertet, tut ähnliche Dienste. Man siedet dann entweder die geschnittenen Wurzeln (ein Teelöffel auf zwei Tassen Wasser, kurz aufkochen, drei bis fünf Minuten ziehen lassen, eine halbe bis eine Stunde vor dem Essen zur besseren Magenverdauung, oft genügen nur einige Schlucke) oder selbst das Enzianpulver.

Vom Enzianpulver sonst dreimal täglich eine kleine Messerspitze, ist ein Mittel gegen Magenerschlaffung. Bei Gefahr einer Blutung ist Enzian jedoch nicht anzuraten.

Bei Blutarmut und Bleichsucht macht man sich die blutbildende Wirkung der Bitterstoffe, also auch des Enzians, zunutze.

Erdbeere (Fragaria vesca L.)

Welche Freude, wenn Kinder das erste Erdbeersträußchen den Eltern, dem Lehrer, dem Pfarrer bringen! Welcher Genuß, wenn als Nachspeise der erste Teller kühlender Erdbeern auf den Tisch gebracht wird!

Nicht allein die *Früchte* dieses kleinen, so überaus fruchtbaren Pflänzchens sind gerne gesehen; auch *die Blätter* sammelt und trocknet manche für ihre schwachen Kleinen besorgte, von schwerer Arbeit heimkehrende Mutter; denn Erdbeerblätter, das weiß sie, sind ein gutes, gesundes und so ein *überaus billiges Nährmittel.*

Wie bereitet sie diesen Tee? Sie nimmt Erdbeerblätter, so viel sie mit drei bis vier Fingern fassen kann, schüttet ungefähr einviertel Liter siedendes Wasser daran und deckt beides gut zu. Nach fünfzehn Minuten gießt sie den Tee ab, und sie hat reinen *Erdbeerblättertee.* Dann mischt sie daran heiße Milch, etwas Zucker, und das Tränklein ist fertig.

Würde die Mutter statt des dritten oder vierten Teiles der Erdbeerblätter *Waldmeister* (Asperula odorata L.) nehmen, so gewänne der Tee an Geschmack und Gehalt.

Die *Erdbeeren* selbst sind als Gesundheitsmittel gar nicht zu unterschätzen. Man gebe dieselben besonders *Rekonvaleszenten,* die große Schwäche und Entkräftung nach schwerer Krankheit spüren! Man gebe sie verbunden mit anderen Nahrungsmitteln! Wer im Sommer längere Zeit hindurch, gleichsam zum Kurgebrauch, täglich zum Beispiel einen Schoppen Milch mit einem halben Schoppen Erdbeeren vermischt (wie man dieses in Süddeutschland vielfach tut) oder täglich zweimal ein Stück guten Roggenbrotes mit je einem Viertelschoppen Erdbeeren genießt, wird bald die überaus wohltuende Wirkung verspüren, die neben der *Kräftigung* auch in *Blutreinigung* besteht. Werden die Erdbeeren *eingekocht* wie Kirschen, Weichseln, Amorellen usw., dann kann obige Kur mit bestem Erfolge selbst im Winter vorgenommen werden.

Bei *innerer Hitze* leisten Erdbeeren im Sommer selbst Kranken die besten Dienste. Welch herrliches kühlendes Labsal kann dem Lechzenden damit gereicht werden!

Grieß- und Steinleidenden werden vielfach täglich gleichmäßige Portionen von Erdbeeren empfohlen.

Dasselbe gilt für *Leberleidende* (täglich in verschiedenen Malen bis zu zwei Schoppen) und für solche, die mit aus dem krankhaften

Blute herrührenden *Ausschlägen* behaftet sind (morgens und nachmittags je einen Schoppen.)
Es ist merkwürdig, wie gerade diese Frucht von der Erde den Menschen so reichlich gereicht wird. Daß unser Verständnis und unsere Dankbarkeit der liebevollen Freigebigkeit ihres und unseres Schöpfers jederzeit entsprechen möchte!
Manche Menschen bekommen nach dem Genuß von Erdbeeren einen – übrigens unschädlichen – Nesselausschlag. Diese, sowie solche mit schwachem Magen und schlaffer Darmtätigkeit, müssen demnach vorsichtig sein und greifen besser zu anderen Obstarten.

Fenchel (Foeniculum officinale All.)

Die Fenchelkörner dürfen in keiner Hausapotheke fehlen, da das Leiden, in welchem sie Hilfe schaffen, so gar häufig vorkommt; ich meine die *Kolik* mit ihrer Begleitschaft, den krampfartigen Zuständen. Schnell siede die Mutter einen Löffel voll Fenchel in einer Tasse Milch fünf bis zehn Minuten lang und gebe den Heiltrank dem Kranken so warm wie möglich (nie zu heiß, daß man im Innern nichts verbrennt). Die Wirkung ist meist sehr gut und sehr schnell. Die rasch sich verbreitende Wärme stillt die Krämpfe, die Kolik läßt nach und verschwindet. *Äußerlich* soll, wie solches an anderer Stelle angegeben ist, ein warmer Aufschlag von Wasser und Essig (halb und halb) auf den Unterleib gelegt werden.
Auch Lungenkranken ist Fencheltee zu empfehlen; ja die krampflösende Eigenschaft läßt ihn bei Asthma und Keuchhusten, ferner auch bei Migräne und Scheinepilepsie, die durch Magen-Darm-Störungen bedingt sind, als gutes Mittel gelten.
Fenchelpulver, wie Gewürz auf Speisen gestreut, vertreibt die Gase aus dem Magen und den unteren Regionen.
Das Pulver *wird gewonnen,* indem man Fenchelkörner im Ofenrohre röstet (dörrt) und in einer gewöhnlichen Kaffeemühle mahlt.
Fenchelöl kauft man in der Apotheke.
Fenchel, als Augenwasser verwendet, klingt manchem Geheilten, der dies liest, nicht mehr neu. Man koche einen halben Eßlöffel Fenchelpulver ab und wasche mit dem Absud ungefähr dreimal des Tages die Augen aus!
Reinigender und stärkender noch wirken die *Augendämpfe.*
Da ich bei jedem Kopfdampfe behufs Lösung im Innern stets einen, zum mindesten einen halben Löffel Fenchelpulver verwende, so ist eigentlich mit jedem Kopfdampf ein solcher Augendampf verbunden.

Ähnliche Wirkungen wie mit Fenchel erzielt man mit *Anis* und *Kümmel*. Öfters werden zwei oder gar sämtliche drei Heilkräuter miteinander vermischt, zusammen gemahlen und benützt.
Mischt man zum Beispiel Fenchel-, Anis- und Kümmelpulver und gibt hierzu noch Kohlepulver und Heilerde, alles zu gleichen Teilen, so hat man ein gutes Mischpulver gegen Blähungsbeschwerden. Auch könnte man der Mischung noch einen Teil Rhabarberwurzelpulver zufügen, um die gleichzeitig stuhlgangfördernde Wirkung zu betonen. Von diesem Pulver nimmt man einen Teelöffel mit Wasser oder Milch nach dem Essen.

Foenum graecum

Von dem Samen (foenum graecum) des Bockshornklees (Trigonella foenum graecum) wird ein Pulver bereitet, das vielen von denen, die meine Wassermittel gebrauchten, längst kein Fremdling mehr ist. Sie schätzen es und benützen es fleißig. Man habe keine Furcht! Es ist ganz unschädlich.
Nach innen wirkt es, als Tee zubereitet, kühlend bei *hitzigen Fiebern*. Vor allem dient es zur Behandlung von Katarrhen des Verdauungsapparates und als leicht stuhlförderndes Mittel. Menge: Ein Teelöffel auf eine Tasse Wasser, kalt ansetzen, einige Stunden ziehen lassen, kurz aufkochen, mit Honig süßen und schluckweise ein bis zwei Tassen täglich trinken.
Bei *Halsleiden* mit starken Hitzen im Halse dient der *Tee* als gutes *Gurgelwasser*.
Was die *äußere Anwendung* betrifft, so ist Foenum graecum *das beste von allen mir bekannten Mitteln* zum Auflösen von *Geschwülsten und Geschwüren*. Es wirkt langsam, schmerzlos, aber bis zum letzten Tropfen Eiter ausdauernd und gründlich. Man kocht ähnlich wie beim Leinsamen den bekannten öligen Brei, den man in kleine Linnentüchlein bringt und auflegt.
Bei *offenen Füßen* ziehen solche Auflagen die sogenannten *„Zuschläge“*, das sind die Entzündungen um die Ränder der Wunde, aus und verhindern die Bildung des *faulen Fleisches* oder gar einer *Blutvergiftung*. Diese letztere Anwendung empfehle ich der besonderen Aufmerksamkeit aller, denen solche Fußwunden recht viel Leid und Sorge bereiten.
Foenum graecum kauft man sich in der Apotheke.

Hafer oder **Haber** (Avena sativa L.)

Ein tüchtiges Sieden entzieht den Haferkörnern – auf gleiche Weise kann *Gerste* behandelt und gebraucht werden – die innewohnende Kraft. Solches Getränk, nahrhaft, leicht verdaulich, kühlend bei vorhandenen inneren Hitzen, ist für *Rekonvaleszenten,* die zum Beispiel durch die Blattern, durch den Typhus und andere ähnliche Krankheiten übermäßig entkräftet und geschwächt wurden, ein vorzügliches *Nährmittel,* ein wahres Labsal. Wie oft bedaure ich es, daß man derlei armseligen Kreaturen, die doch vor allem neues, gesundes Blut brauchen, alle möglichen, nur nicht solche Getränke bereitet und bietet!

Die *Bereitung* ist einfach. Ein Liter Hafer wird sechs- bis achtmal mit frischem Wasser gewaschen, dann in zwei Liter Wasser solange abgekocht, bis dieses zur Hälfte eingesotten ist. In den abgegossenen Absud rührt man zwei Löffel Honig und läßt die Mischung noch einige Minuten kochen.

Das Haferstroh, das große Mengen Kieselsäure enthält, wird außerdem gerne als Teebestandteil zu Mischungen verwendet, die auf gichtisch-rheumatische Krankheitszustände günstig wirken, zum Beispiel mit Ginster, Birkenblättern. Der Saponingehalt der Birkenblätter erleichtert die Aufnahme der Kieselsäure. Da Haferstroh leicht zu beschaffen ist, wird es äußerlich (als Badezusatz, siehe unter Badezusätze) an Stelle von Zinnkraut und Hohlzahn genommen.

Hagebutten

Am Hundsrosenstrauch (Heckenrose, Rosa cania L.) pflückt die an ihre Hausapotheke denkende Mutter nicht allein die schönen Rosen, sondern auch mit Fleiß die sogenannten Hagebutten, und zwar nicht allein für Soßen, sondern auch zu Heilzwecken. Diejenige Hausmutter wird mit noch größerem Eifer ihren Garten und auch fremdes Eigentum durchmustern, die in der Familie ein Glied hat, das an *Grieß* oder *an Nieren- und Blasenstein,* diesen schrecklichen und schmerzlichen Übeln, leidet. Sie weiß, *Hagebuttentee* lindert und reinigt die Nieren und die Blase.

Ich kenne einen hochbejahrten Greis, welcher in jüngeren Jahren viel an Grieß und Stein gelitten hat und sich oftmals nicht zu raten und zu helfen wußte. Man riet ihm diesen Tee, und er gewöhnte sich mit solcher Vorliebe daran, daß abends beim Schlafengehen die seit Jahren übliche Tasse nie fehlen darf; sie ist ihm lieber als

ein Glas des besten Weines. „Das sind meine Spirituosen", sagt er, „das ist Öl, welches die bald ausgelaufene Maschine des alten Körpers täglich von neuem zum Gange ölt."
Die Hagebutten werden ausgekernt, die Hülsen getrocknet und daraus der Tee bereitet: zwei Teelöffel auf eine Tasse Wasser, eine halbe Stunde kochen, einige Stunden stehenlassen, dann durchseihen. Täglich drei Tassen.

Harz- und Weihrauchkörner

Wie die Kerze träufelt, so träufelt es manchmal aus der Rinde der Tanne oder der Fichte. Ein jeder, der zur Sommers- oder zur Herbstzeit in den Wald geht, kann dieses Träufeln gewahren. Wie hängengebliebene Tränen sehen diese Harzperlen aus, weiß wie Wachs, klar wie Honig, frisch wie Quellwasser.
Das Harz ist das Blut der Tanne, der Fichte; und wenn ein solcher lebenskräftiger Baum ins Fleisch hinein verletzt wird, so blutet er oft ganz gewaltig.
Dieses Harz, das so zäh klebt und dem Ansehen nach edle, kernige Stoffe enthält, muß gewiß eine besondere Kraft haben.
Fünf bis sechs solcher erbsengroßer Harzkügelchen oder Harztränen, längere Zeit hindurch täglich eingenommen und geschluckt, *kräftigen die Brust* und wirken merkwürdig stärkend auf die *inneren Gefäße.*
Ich kannte einen sehr schwächlichen Priester, der täglich ein größeres Quantum dieser harzigen Flüssigkeit zu sich nahm. „Diesem Kraftsirup", meinte er, „verdanke ich die Erstarkung meiner Brust."
Diese *Harzpillen* kann derjenige, dem sie der nahe Wald nicht liefert, durch *Weihrauchkörner weißer Sorte* ersetzen. Weihrauch ist ja auch nur ein feines Harz. Sechs bis acht solcher Körner, auf längere Zeit täglich genommen, bilden eine gute Brustkur.
Die Angst vor Unverdaulichkeit dieser Harzsteinchen, wie sie eine hochgehende Phantasie befürchten möchte, soll dir nicht bange machen. Die Natur verarbeitet auch solcherlei Ware recht gut.

Heidelbeere (Vaccinium myrtillus L.)

Um Jakobi herum gehen die Kinder so gerne in die Wälder. Die Heidelbeeren sind reif, eine Leibspeise für die jungen Springinsfelde. Auch alte Kinder lassen sich diese Beeren recht gut schmekken. Auf den Obstmärkten in Großstädten sieht man die schwarzen Bekannten korbweise stehen; manches Studentlein denkt an vergangene schöne Jugendzeit, wo es mit der kleinen Schwester in die „Hoidlen" – wie die Schwaben sagen – ging, und läßt sich von der Obstfrau für ein paar Pfennige die anheimelnden Schwärzlinge in die Tasche schütten.

Kein Haus sollte sein, das nicht eine gute Portion Heidelbeeren dörrt und fürs Jahr aufbewahrt. Sie sind zu gar vielem nütze.

Man bringt Heidelbeeren, so viel man mit zwei bis drei Handvoll fassen kann, in ein Glas und gießt guten, echten Branntwein darauf. Je längere Zeit (selbst jahrelang) die angesetzten Beeren stehen, das heißt je besser sie ausgezogen werden, um so schärfer wird und wirkt die Medizin solchen Beerengeistes.

Wer *an leichten Diarrhöen* mit Schleimbeimengungen leidet, nehme von Zeit zu Zeit einige getrocknete rohe Heidelbeeren, verkaue und schlucke sie! Sehr oft genügt dieses leichteste Mittelchen. Ich sah Badegäste in großen Badestädten, die, um unangenehmen Überraschungen auf dem Spaziergange vorzubeugen, von der erfahrenen und umsichtigen Hausfrau derlei „Diarrhöestillpillchen" mit auf den Weg bekamen.

Heftiges, andauerndes Abweichen, mit großen Schmerzen verbunden, bei den mitunter Blut abgeht, stillt ein Löffel *Heidelbeerbranntwein,* genommen in ein achtel Liter warmen Wassers. Nach acht bis zehn Stunden kann man die gleiche Medizin nochmals nehmen.

Bei gefährlichen *Ruhrerkrankungen* arbeitet derselbe Heidelbeergeist der äußeren Wasseranwendung (warme Aufschläge von Wasser und Essig auf den Unterleib) von innen überaus wirksam entgegen.

Unter den *Tinkturen* unserer Hausapotheke ist die Heidelbeertinktur die *erste* und *unentbehrlichste.* Sie dient in all den obenbezeichneten Fällen und ist einer der wärmsten Freunde des Unterleibes. Die Dosis richtet sich nach dem Grade des Übels: Die kleinste beträgt zehn bis zwölf Tropfen auf Zucker, die stärkere etwa dreißig Tropfen, die stärkste und größte einen Kaffeelöffel, in warmem Wasser oder in Wein (sechs Löffel voll) genommen.

Tee von Heidelbeerblättern gilt bei Zuckerkrankheit als nützliches Mittel; auch in der Mischung mit anderen Tees, zum Beispiel von Bohnenschalen (10), Brennesseln (10), Birkenblättern (20), Heidelbeerblättern (60 Gramm), oder Bohnenschalen (60), Heidelbeerblättern (40 Gramm). Menge: Bei ersterer Mischung: ein Eßlöffel auf eine Tasse Wasser abkochen, zwei- bis dreimal täglich eine Tasse warm vor dem Essen; bei zweiter Mischung: zwei Eßlöffel auf drei Tassen Wasser und auf zwei Tassen einkochen, zwei- bis dreimal täglich eine Tasse vor dem Essen trinken.

Holunder, schwarzer (Sambucus nigra L.)

Dem Hause am nächsten stand in den guten alten Zeiten der *Holunderbusch;* jetzt ist er vielfach verdrängt und ausgerottet. Es sollte kein Wohnhaus geben, wo er nicht gleichsam als Hausgenosse in der Nähe wäre oder wieder in die Nähe gezogen würde; denn am Holunderbaum sind wirksam die Blätter, die Blüten, die Früchte, die Rinde und die Wurzeln.

Zur Frühlingszeit sucht die kräftige Natur manche Stoffe, die sich im Körper den Winter über angesammelt haben, zu entfernen. Wer kennt nicht diese Zustände, die *sogenannten „Frühlingskrankheiten"*, wie Ausschläge, Abweichen, Kolik und ähnliches!

Wer durch eine *Frühlingskur* Säfte und Blut reinigen und verlegene Stoffe in leichter und natürlicher Weise ausscheiden will, der nehme sechs bis acht *Blätter* des *Holunderbaumes*, schneide sie klein, wie man Tabak schneidet, und lasse den Tee etwa zehn Minuten lang sieden! Dann nehme er in der ganzen Kurzeit täglich morgens nüchtern eine Tasse solchen Tees, eine Stunde später sein Frühstück!

Dieser *einfachste Blutreinigungstee* säubert die „Maschine" des menschlichen Körpers in vortrefflicher Weise (harntreibende Wirkung!) und ersetzt armen Leuten die Pillen und Alpenkräuter u. a., die in feinen Schachteln und Schächtelchen heutzutage die Runde machen und oft ganz sonderbare Wirkung tun.

Wie im Frühling, so kann diese Kur auch zu jeder anderen Jahreszeit vorgenommen werden. Selbst die *gedörrten Blätter* liefern guten Tee zur Auflösung und Reinigung.

Wer hat nicht schon von Holunder*blüten* zubereitete Kuchen (die schwäbischen sogenannten „Küchlein") gegessen? Viele Leute backen sie gerade zu der Zeit, in welcher der Baum im weißen Frühlingsschmucke prangt, und sagen, diese Blütenkuchen schützen vor Fieber.

Auch die *Holunderblüte reinigt,* daran zweifelt niemand; und es wäre gut, wenn in jeder Hausapotheke eine Schachtel gedörrter Blüten aufbewahrt würde. Der Winter ist lang, und es kann Fälle geben, in denen ein derart lösendes und schweißtreibendes Mittelchen treffliche Dienste leistet. Schaden kann solcher Tee niemals. Häufig mischt man ihn mit ähnlich wirkenden Heilkräutern, zum Beispiel mit Lindenblüten oder mit Kamille, wobei die Hauttätigkeit stark angeregt wird. Bei allen mit Fieber einhergehenden Erkrankungen der Luftwege, Schnupfen, Rachen-, Kehlkopf-, Luftröhrenentzündung, Mandelentzündung, Bronchialkatarrh, grippeartigen Erkrankungen, ist er als schweißtreibende Maßnahme angezeigt. Menge des einfachen Tees: fünf Teelöffel auf eine Tasse heißen Wassers (Aufguß); bis fünf Tassen täglich. Süßung mit Honig oder braunem Zucker.

Bei Organismen, in welche die *Wassersucht* Einzug halten, sich ansetzen will, treibt die *Holunderwurzel*, als Tee zubereitet, so kräftig Wasser aus, daß sie kaum von irgendeinem anderen Medikament übertroffen wird. Größere Mengen von Rinde und Wurzel sind jedoch unzweckmäßig.

Die *Beere*, welche zur Herbstzeit häufig gekocht und als Brei, als Mus gegessen wird, wurde von den Alten als Blutreinigungsmittel hochgeschätzt. Meine selige Mutter hat alle Jahre vierzehn Tage bis drei Wochen lang eine solche Holunderkur vorgenommen. Dieses war der Hauptgrund, weshalb unsere Altvordern noch vor fünfzig bis sechzig Jahren mindestens ein paar Holunderbäume vors Haus pflanzten. Wie die hohen Herrschaften heutzutage zu der teuren Traubenkur wandern, oft nach fernen Ländern, so gingen unsere Eltern und Großeltern in die Kur zum Holunderbaum, der sie in nächster Nähe so billig und oft viel besser bediente. – Vor mehreren Jahren kam ich in ein österreichisches Alpenland. Da sah ich zu meiner großen Freude auch den Holunderbaum noch in Ehren. „Ja, daran“, sagte mir ein alter Bauer, „lassen wir keine Beere zugrunde gehen“. Wie einfach, wie rationell (vernünftig)! Die Vögel selbst suchen, ehe sie ihre Herbstwanderung antreten, noch überall den Holunderbaum auf, um ihr Blut zu reinigen und ihre Natur für die weite Wanderung zu stärken. Wie schade, daß der Mensch alle diese Naturtriebe, „den gesunden Sinn“ vor lauter Kunst und Gekünsteltem nicht mehr fühlt und achtet!

Wird die *Beere* mit *Zucker* oder besser mit *Honig eingekocht*, so dient diese Masse zur Winterszeit besonders solchen Leuten vorzüglich, die wenig Bewegung haben, die mehr zu ruhiger, sitzender Lebensweise verurteilt sind. Ein Löffel voll von solchem Eingekochten, in ein Glas Wasser gerührt, gibt den *herrlichsten Kühl- und Labetrunk* ab, *reinigt den Magen, wirkt auf Urinausscheidung* und günstig auf die *Nieren*.

Viele Landleute *dörren* die Beeren. Verkocht man diese gedörrten Beeren zu Brei oder siedet man sie ab zu Tee oder ißt sie dürr, in allen Formen wirken sie sehr gut bei *heftigem Abweichen.*
Weil man sich an die überaus guten Dienste des Holunderbaumes, dieses treuen und früher so geachteten Hausfreundes, nicht mehr erinnerte, deshalb hat man ihn vielfach verworfen. Daß der alte Freund wieder zu neuem Ansehen kommen möchte!

Honig

Die früheren Generationen behaupteten, junge Leute sollten ja nicht viel Honig essen, er sei für sie viel zu stark; den Alten dagegen „helfe er nochmals auf den Gaul".
Ich habe den Honig vielfach verwendet und stets gefunden, daß er von vorzüglicher Wirkung ist. Er wirkt lösend, reinigend, stärkend.
Als *Beimischung zu Tee für Katarrh* und *Verschleimungen* benützt man den Honig seit langer Zeit.
Die Landleute verstehen es gut, für *äußere Geschwüre* die *Honigsalbe* anzuwenden. Wer nicht die Gewandtheit besitzt, solche Geschwüre mit Wasser zu behandeln, dem rate ich entschieden, vor jeder anderen Schmiererei nach diesem einfachen, unschädlichen und wirksamen Mittel zu greifen. Die *Bereitung* ist höchst einfach. Man nimmt halb Honig, halb weißes Mehl und rührt die Mischung durch Zugießen von wenig Wasser gut durcheinander. Die rechte Honigsalbe soll ziemlich fest, nicht flüssig sein.
Auch nach innen wirkt der Honig bei verschiedenen kleineren Übeln heilkräftig.
Wem das *Schlucken* wegen Katarrh oder eines ähnlichen Übels schwer geht, lasse einen Kaffeelöffel Honig in ein Viertelliter Wasser aufkochen! Jeder Sänger hat so das herrlichste und süßeste *Gurgelwasser.* Selbst wenn ein Tropfen hinunterrinnt, braucht man sich vor dem Magenverderben und Vergiften nicht zu fürchten.
Das reinigende und stärkende *Honig-Augenwasser* ist bekannt. Siede einen Kaffeelöffel Honig in ein Viertelliter Wasser fünf Minuten lang. Alsbald kannst du das Augenläppchen eintauchen.
Eines noch liegt mir am Herzen. Ich kenne einen Herrn von mehr als achtzig Jahren. Dieser bereitet sich seinen *Tischwein* täglich selbst. Er gießt einen Eßlöffel echten Honig in siedendes Wasser und läßt dieses eine Weile kochen. Der Trank ist fertig; er soll gesund sein, kräftigen und vortrefflich munden. „Meine Gesund-

heit und meine Rüstigkeit in solchem Alter", meinte der Greis, „verdanke ich diesem Honigwein." Mag sein! So viel kenne ich aus eigener Erfahrung (ich habe sehr viel *Honigwein* bereitet, sehr viel trinken sehen, selbst auch manchmal ein Glas getrunken): Dieser Wein wirkt lösend, reinigend, nährend und stärkend. Nicht nur dem schwachen, auch dem starken Geschlechte würde so ein Trank alle Ehre machen. Ich denke dabei stets an den *Honigmet* der alten Deutschen. Diesem unverfälschten Biere schrieben sie, wie Tacitus erzählt, hauptsächlich ihre Gesundheit und ihr hohes Alter zu. Wer als echter Sohn urdeutscher Väter sich einmal also gestimmt fühlt, kann das Rezept dieses außer Gebrauch gekommenen Getränkes am Ende dieses Abschnittes finden.

Huflattich (Tussilago farfara L.)

Der Schöpfer hat manches Kraut und manche Pflanze wachsen lassen, die man wenig achtet oder gar verachtet, so daß man eine Freude hat, einer solchen Pflanze einen Fußtritt geben zu können. Dieses Schicksal trifft auch den Huflattich, weil er gewöhnlich als das reinste Unkraut gilt. Wer aber diese Pflanze kennt, wird sie hochschätzen und als vorzügliches Hausmittel behandeln.
Zum Reinigen der Brust und zum Säubern der Lungen ist es sehr ratsam, Lattichtee zu trinken. Engbrüstigkeit und Husten können recht leicht durch diese *eine* Pflanze behoben werden, besonders wenn eine Anlage zu Schwindsucht vorhanden ist. Der Husten wird gedämpft, der Schleim verflüssigt und damit der Auswurf gefördert. Die beim Verräuchern von Huflattichblättern entstehenden Dämpfe wirken krampflösend bei asthmatischen Anfällen. Hinsichtlich der Wirkung des Tees auf Magen und Darm ist die entzündungshemmende Eigenschaft bei Katarrhen mit Schleimbildung hervorzuheben. Die Schleimhaltigkeit der Droge sowie ihr Gerbstoffgehalt wirken hierbei zusammen.
Menge: Drei Teelöffel auf zwei Tassen Wasser, zehn Minuten leicht aufkochen; warm mit Honig oder braunem Zucker oder Kandiszucker trinken, täglich ein bis zwei Tassen. Empfehlenswert ist die Mischung von Huflattich und Zinnkraut bei starker Brustverschleimung oder Zinnkraut, Salbei und Huflattich bei Heiserkeit.
Für die äußere Anwendung merke man sich das folgende: Die Blätter können auf ein Tuch geheftet oder auch ohne dasselbe auf die Brust gelegt werden. Sie ziehen die Hitze aus, hemmen Schwächen oder entfernen die Fieber. Vorzüglich wirken diese Blätter

auf offene Geschwüre gelegt; sie nehmen die Hitze, den Zuschlag (Röte) und ziehen die schädlichen Stoffe nach außen.
Ganz besonders wirksam zeigen sich die Blätter bei offenen Füßen, wenn die Stellen blau und schwarz, stark entzündet sind; sie nehmen die Hitze und den Schmerz, und wiederholt aufgelegt sind sie ein ausgezeichnetes Heilmittel. Also bei hitzigen Geschwüren, bei Rotlauf, Gesichtsrose und ähnlichen Zuständen haben wir im Huflattich ein vorzügliches Mittel. Diese Huflattichblätter können auch, im Schatten getrocknet, zu Pulver gerieben und als solches eingenommen werden; täglich zwei- bis dreimal jedesmal ein bis zwei Messerspitzen voll. Dieses Pulver kann sogar in der Kost genommen werden.

Johanniskraut (Hypericum perforatum L.)

Das Johanniskraut führte seiner großen Wirkungen wegen früher den Namen *Hexenkraut*. Heutzutage sind seine Leistungen und es selbst ganz vergessen.
Dieses Heilkraut übt besonderen Einfluß aus auf Gasbildung, Verstopfung, Leberstauung; sein Tee ist ihr vorzügliches Heilmittel. Eine kleine Beimischung von Aloepulver erhöht die Wirkung, die sich im Urin zeigt, der oft ganze Flocken unreiner Krankheitsstoffe mitschwemmt.
Kopfleiden, die von wässerigen Stoffen oder Verschleimungen im Kopfe herrühren, leichte *Verschleimungen von Brust und Lunge* heilt Tee von Johanniskraut in Bälde.
Ferner beeinflußt längerer Gebrauch von Johanniskrauttee die weiblichen Unterleibsorgane im Sinne einer Kräftigung. Daher rührt die Verwendung bei zu geringer und zu seltener Periode bei jungen Mädchen. Auch die Unterleibskrämpfe werden hierbei gemildert.
Mütter, denen kleine *Bettnässer* viel Arbeit und Sorge bereiten, wissen von der stärkenden Wirkung solchen Tees manches zu berichten.
Menge: Vier Teelöffel Blüten und Blätter ohne Stengel auf eine Tasse Wasser, kurz aufkochen; morgens warm eine Tasse trinken; auch als Kaltwasserauszug mit der gleichen Menge eine Tasse täglich. In Ermangelung von Johanniskraut wende man für all die genannten Zustände die Schafgarbe (Achillea millefolium L.) an.
Das Johanniskrautöl wird äußerlich ähnlich wie Leinöl als Brandöl verwendet. Es fördert die Wundheilung und dient auch als Ein-

reibungsmittel bei Quetschungen und gichtisch-rheumatischen Veränderungen. Herstellung des Öles: Man setzt frische Blumen mit reinem Oliven- oder Leinöl in verschlossener Flasche für etwa zehn bis vierzehn Tage an die Sonne. Danach entfernt man die Blumen und erneuert sie so oft, bis eine dunkelrote Färbung des Öls erreicht ist.

Kamille (Matricaria chamonilla L.)

Kamillentee wird bei Erkältungen, besonders, wenn diese fieberartige Zustände begleiten, bei *Grimmen* (heftigem Leibweh), *Krämpfen, starken Kongestionen* usw. verwendet. Kamillen wirken blähungstreibend, entzündungswidrig und krampflösend. Nur darf die Dosierung nicht zu stark sein. Auf wunden und geschwürigen Magen wirkt Kamillentee heilend, wenn er schluckweise genommen wird. Auf dem Wege nervöser Überleitung kommen Wirkungen auf Harnsystem und Kleinbeckenorgane zustande. Krämpfe zu Beginn der Periode werden gemildert, die Periode selbst verstärkt. Ferner wird Kamillentee auch als schweißtreibendes Mittel vielfach gebraucht. Menge: Zwei Teelöffel auf eine Tasse siedenden Wassers, fünf Minuten ziehen lassen.

Als Spülflüssigkeit (Entzündungen der Mund- und Halsschleimhäute, Angina, Lidrandentzündung, Zahnfleischeiterung, Unterleibs- und Blasenkatarrh) gebraucht man ein bis zwei Eßlöffel auf ein Liter Wasser.

Die *Kamillensäckchen* sodann, die trefflichen Wärmer bei verschiedenen Zuständen, sind in jedem Hause so liebe Bekannte, daß es überflüssig erscheint, darüber ein Weiteres zu sagen. (Siehe auch Badezusätze!)

Kümmel (Carum Carvi L.)

Der Kümmel wirkt ähnlich wie Fenchel und Anis, vor allem blähungstreibend und magenanregend. Er begünstigt Beginn und Verlauf der Periode, wirkt bei der Geburt wehenanregend und erleichtert den Geburtsvorgang. Auch wird die Wasserausscheidung der Nieren gesteigert.

Menge: Ein Teelöffel Samen auf eine Tasse Wasser, aufkochen, zehn Minuten ziehen lassen, durchseihen und warm trinken, täglich eine Tasse. Vom Kümmelöl nimmt man drei Tropfen auf Zucker. (Siehe auch unter Fenchel, Seite 160).

Lavendel, Spike (Lavandula vera DC.)

siehe bei „Spiköl", Seite 180.

Leinsamen (Linum usitatissimum L.)

Leinsamen hat einen hohen Gehalt an Schleim und fettem Öl. Bei innerlicher Verwendung wirken diese Stoffe als Gleitmittel, während die ganzen Körner durch ihre Quellung die Stuhlmasse vergrößern und damit den Stuhlgang anregen. Man nimmt ein bis zwei Teelöffel geschroteten Leinsamen als mildes Abführmittel.
Als Tee (zwei Teelöffel auf eine Tasse Wasser, zwei Minuten kochen, zehn Minuten stehenlassen, durchseihen und trinken) ist er wirksam bei katarrhalischen Magenveränderungen, Magen- und Zwölffingerdarmgeschwüren. Ferner wird ihm eine schmerzstillende Eigenschaft bei Nieren- und Nierenbeckenentzündung, Blasenentzündung, Gallenstein-Nieren-Koliken (bei letzterer in Form von Einläufen) nachgerühmt. Leinsamenöl als Bestandteil der Brandsalbe gilt als ein vorzügliches Mittel bei Verbrennungen.
Die Leinsamenumschläge oder -aufleger sind allbekannt und allgemein in Übung. Damit erzielt man ähnliche Wirkung (kühlend, aufweichend, lösend, ausziehend) wie mit Foenum graecum. Ich gebe letzterem den Vorzug, da es mit mehr Kraft angreift.

Lindenblüten (Tilia grandifolia und parvifolia Ehrh.)

Fast nur noch ältere Leute der alten Schule sammeln die einst so beliebten Lindenblüten. Sie haben ganz recht und mögen nur treu und konservativ bleiben!
Der Lindenblütentee ist neben dem Holundertee der bekannteste *Schwitztee*. Über das Schwitzen, wie es in der Regel betrieben, vielmehr dem mißhandelten Körper ausgepreßt wird, habe ich meine für dasselbe nicht günstigen Sonderansichten. Dagegen verwende ich die Blüten sehr gerne für die den Schweiß erzeugenden und das Schwitzen ersetzenden Dämpfe.
Trefflich wirkt solcher Tee bei *altem Husten, bei Verschleimungen* der Lunge und Luftröhre, bei *Unterleibsbeschwerden,* die ihren Ursprung in der Verschleimung der Nieren haben.
Menge: Zwei Eßlöffel auf zwei Tassen Wasser, aufgießen, mit Honig oder Braunzucker süßen, täglich zwei bis drei Tassen auf einmal oder als Tagesgabe trinken.
Statt der Lindenblüten verwende ich oft das Johanniskraut mit oder ohne Mischung von Schafgarbe. *(S. Johanniskraut, S. 170.)*

Lungenkraut (Pulmonaria off. L.)

Man nimmt drei Teelöffel auf eine halbe Tasse kochendes Wasser, gesüßt mit Honig oder Braunzucker, davon täglich zwei Tassen bei Hustenreiz, Heiserkeit und Halsentzündung.

Malve oder **Stockrose** (Althaea rosae L.)

Unter den Blumen im Garten dürfen die Malven nicht fehlen. Als der gute Schöpfer ihre uns erfreuende Blüte malte, hat er mit der Farbe in jedes Blättchen einen Tropfen Heilsaft gegossen.
Die Malvenblüten, besonders die der schwarzen Malve, als *Tee* bereitet, heilen *Halsgebrechen* und lösen *Verschleimungen* auf der Brust. Gewöhnlich mischt man diese Blüten mit jenen des Wollkrautes.
Menge: Zwei bis drei Teelöffel auf eine Tasse kochenden Wassers, zehn Minuten kochen, süßen mit Honig oder Braunzucker, täglich bis zwei Tassen trinken.
Zu *Dämpfen*, mögen diese zum *Einatmen* oder insbesondere als Ohrendämpfe dienen, erweist sich die Malve als sehr nützlich.

Mandelöl

Das süße Mandelöl soll unter den Ölen der Hausapotheke einen der ersten Plätze einnehmen. Es wirkt bei verschiedenen Leiden und Gebrechen, innerlichen wie äußerlichen, lindernd, kühlend, lösend.
Bei *Verschleimungen* in der *Luftröhre,* im *Magen* löst es auf und stellt in letzterem Falle den Appetit und die Verdauung wieder her.
Bei *Entzündungen,* besonders bei der gefürchteten *Lungenentzündung,* kühlt es. Solche Kranke sollen täglich drei- bis viermal je einen Kaffeelöffel Mandelöl einnehmen.
Äußerlich angewendet dient dieses Öl vorzüglich bei den verschiedenen *Ohrenleiden.* Bei *Ohrensausen, Ohrenreißen, Ohrenkrampf,* bei *verhärtetem Ohrenfett* ist Mandelöl das beste mir bekannte schmerzstillende, eventuell auflösende Mittel. Man gieße sechs bis acht Tropfen in das leidende Ohr und verstopfe dieses mit Watte.
Wer durch *Erkältung, Zugluft, rheumatische Zustände* am Gehör gelitten hat, gieße den einen Tag in das eine Ohr sieben bis acht Tropfen, den andern Tag in das andere ebensoviel und ver-

stopfe jedesmal die Öffnung! Nach einigen Tagen kann er, mit lauwarmem Wasser das innere Ohr ausspülend, nach dem Erfolge forschen. Besser noch ist *der* Patient daran, welcher sich durch einen Sachverständigen sachte mit einem Ohrenspritzchen behandeln läßt.

Geschwülste mit großen Hitzen (Entzündungen) sollen mit Mandelöl zart eingerieben werden; es lindert den stechenden Schmerz und kühlt die brennende Hitze.

Die sogenannten *„Schrunden"* der Landleute, die manchmal recht wehe tun, die *durch Sitzen, Liegen, Reiten usw. entstandenen Wunden,* mögen diese was immer für einen Körperteil peinigen, werden durch Anwendung (gelindes Einreiben) mit süßem Mandelöl vortrefflich behandelt.

Wer unser Öl nicht besitzt, nehme statt dessen Salatöl!

Minze, Pfeffer- und Wasserminze
(Mentha piperita L. und Mentha aquatica L.)

Pfeffer- (im Garten) und Wasserminze sind verwendbar und in ihren Wirkungen wenig verschieden. Der Wasserminze, die stärker wirkt, gebe ich den Vorzug. Die Minze zählt zu den *Hauptmitteln,* welche den *Magen stärken* und die *Verdauung fördern.* Sie wirkt krampflösend und schmerzstillend. Mit Recht wird sie bei Leber-Gallenblasen-Störungen, Gallensteinen und Gallengrieß angewandt. Das ätherische Öl hat deutlich gallentreibende Wirkung. Krampflösende und leberstoffwechselanregende Eigenschaft scheinen zusammenzuwirken. Schon der würzige Geruch zeigt an, daß dieses Kräutchen bezüglich seiner Heilkraft einen vornehmen Platz einnehmen müsse.

Wer Minzenkräuter bei *heftigem Kopfweh* auf die Stirne bindet, wird bald schon ein Nachlassen und eine Beruhigung fühlen.

Besser noch wirkt das Pfefferminzöl, das außer bei Kopfweh bei örtlichen Schmerzen und Neuralgien angewandt wird. Das Öl kann auch innerlich (zwei bis vier Tropfen) gegen Koliken und als blähungstreibendes Mittel gebraucht werden.

Minzentee, jeden Morgen und jeden Abend eine Tasse, fördert die *Verdauung* und macht das *Aussehen* gesund und frisch.

Denselben Dienst tut das *Pulver,* wenn ich täglich ein bis zwei Messerspitzen davon in Speisen oder in Wasser nehme.

Durch *Krankheit* sehr *Geschwächte,* bei jeder Kleinigkeit von *Herzklopfen* Befallene, viel an *Übelkeiten* und *häufigem Erbre-*

chen Leidende sollen den Tee und das Pulver der Minze recht oft gebrauchen.
Minzentee, in *halb Wasser* und *halb Wein* bereitet, mehrere Tage hindurch täglich eine Tasse genommen, nimmt den *übel-* und *faulriechenden Atem.*
Minzenabsud, *mit Essig* bereitet, von Zeit zu Zeit löffelweise (ein bis zwei Kaffeelöffel) genommen, stillt das *Blutbrechen.*
Minzenabsud, in *Milch* wie Tee bereitet und warm getrunken, benimmt die *Unterleibsschmerzen.*
Menge: Zwei bis drei Teelöffel auf eine Tasse siedenden Wassers, etwas ziehen lassen. Ferner kann der Tee als Zusatz zu Klistieren gegen Dickdarmkatarrhe gegeben werden.
Daß doch jede Hausfrau diesen wohledlen Pflänzchen neben der Raute ein Eckchen im Garten anweisen möchte! Sie lohnen die Mühe allein schon durch den ungemein erfrischenden Wohlduft, den sie bei jeder Berührung freigebigst in unsere Hand legen.

Mistel (Viscum album L.)

Diese Schmarotzerpflanze, die insbesondere auf alten Bäumen gut gedeiht, ist gleichwohl eine treffliche Heilpflanze. Ihre Heilwirkungen erstrecken sich in erster Linie aufs Blut; und ich kann den Müttern nicht genug ans Herz legen, recht gute Bekanntschaft mit diesem Kraute zu machen.
Der Cholingehalt der Pflanze macht sie zunächst zu einem den Stoffwechsel anregenden Mittel, befähigt sie ferner zur Anregung der Verdauungsdrüsen. Mangelhafte Gallenabsonderung und Speicheldrüsentätigkeit, durch Drüsenschwäche bedingte Verstopfung, Zuckerkrankheit und Arterienverkalkung gehören zu ihrem Anwendungsgebiet. Bei Kreislaufschwäche und beschleunigtem Puls wird ähnlich wie bei Digitalis der Puls verlangsamt. Gesteigerter Blutdruck wird gesenkt, und die begleitenden Erscheinungen, wie Kopfblutandrang, Schwindel, schwinden bei längerem Gebrauch. Daher ist die Mistel ein begehrtes Mittel bei Aderverkalkung und Blutdruckerhöhung geworden.
Tee von Mistel stillt *Blutflüsse.* Ich könnte eine Reihe von Fällen aufzählen, bei denen eine einzige Tasse zur Stillung genügt hat.
Auch bei anderen *Störungen im Blutumlauf* können diese Pflanze und ihr ganz unschädlicher Tee zu Rate gezogen werden.
Menge: Zum Tee vier Teelöffel auf eine Tasse Wasser; bis drei Tassen als Tagesgabe. Der Kaltwasserauszug wirkt dreimal stärker

als der Aufguß und siebenmal stärker als die Abkochung, so daß ersterer vorzuziehen wäre.
Mit Misteln kann man (zur Hälfte) *Zinnkraut mischen;* auch *Santala,* ein rotes Pulver, dient gut zur Beimengung.

Nelkenöl

Das Nelkenöl wirkt ähnlich wie das Mandel- und das Salatöl, mit denen es auch häufig vermischt wird.
Als besonders dienlich hat es sich mir erwiesen gegen *faule Gase* und *verdorbene, faule Säfte* und *Stoffe* im Magen.
In der Regel nimmt man das Nelkenöl auf Zucker; täglich ein- bis zweimal je vier bis sechs Tropfen.

Raute, Garten- oder Weinraute (Ruta graveolens L.)

Diese edle, heilkräftige Pflanze ist leider noch allzuwenig bekannt, das heißt in ihren vorzüglichen Wirkungen anerkannt. Die Pflanzen reden zu uns durch ihren Geruch. Wie klar und durchdringend meldet die Raute ihren guten Willen, uns Menschen, für die sie geschaffen, zu helfen, verschiedenes Leid zu lindern, als wenn jedes der kleinen Blättchen gleichsam ein Zünglein wäre! Daß wir dieses Sprechen stets verstünden!
Die Raute wirkt, wie und wo immer sie angewendet wird, stärkend und kräftigend. Wer nur ein Blättchen kaut, kann diese Wirkung alsbald auf der Zunge verspüren. Dazu erquickt sein Geschmack die ganze Mundhöhle; er tut wohl und hält an wie Weihrauchduft, der ein Haus erfüllt.
Bei *Kongestionen,* das ist *Blutandrang* zum Kopfe, bei *Eingenommenheit des Kopfes,* bei *Schwindel* bewährt sich *Tee von Raute* vortrefflich, nicht minder bei *Atmungsbeschwerden, Verdauungsstörungen* mit *Blähsucht* und *Koliken, Herzklopfen* und allen *Unterleibsbeschwerden* und *-zuständen* (Krämpfen usw.), die in Schwäche des Gesamtkörpers oder einzelner Organe ihren Grund haben. Ich empfehle diesen Tee insbesondere allen jenen Personen, die zu den genannten *Schwächen,* zu *Krämpfen, Hysterie* usw. Anlage verraten.
Menge: Tee: Ein Teelöffel auf eine Tasse Wasser. Der Saft der Raute, pro Tag ein Teelöffel, dient zur Frühlingskur.
Wer Raute in *Spiritus* ansetzt, kann statt des Tees bei den bezeichneten Übeln täglich (höchstens) zweimal zehn bis zwölf Tropfen auf Zucker nehmen.

Rautenöl wird ebenso genommen. Die *Bereitung* des letzteren geschieht folgendermaßen: Gedörrte Rautenblättchen werden zerquetscht und in ein Glas gebracht. Daran gießt man feineres Salatöl und stellt das Glas längere Zeit an die Wärme. Später gießt man den Inhalt ab und nimmt ihn, wie angegeben, tropfenweise.

Rosmarin (Rosmarinus officinalis L.)

Ein Sträußchen von Rosmarin darf am Hochzeitstage keinem Gaste, bei solennen Festlichkeiten keinem rechten Teilnehmer fehlen. Eine Schande aber wäre es nicht minder, wenn dem Sammler für die Hausapotheke dieses würzige Kraut entginge.

Rosmarin ist ein vorzügliches *Magenmittel.* Als *Tee* zubereitet und getrunken, reinigt er den Magen von *Verschleimungen,* bewirkt guten Appetit und gute Verdauung.

Blähungen werden ausgetrieben und jene Erscheinungen günstig beeinflußt, die mit einer schlechten Zirkulation im Verdauungsapparat zusammenhängen. Auf die Nieren wirkt Rosmarin harntreibend, besonders bei begleitenden Zirkulationsstörungen mit Herzschwäche. Der krankhaft beschleunigte Puls wird verlangsamt. Wegen der Steigerung der Durchblutung der Beckenorgane kommt ihm eine periodenfördernde Wirkung zu.

Menge: Ein Teelöffel auf eine Tasse Wasser, aufgießen; bis zwei Tassen täglich schluckweise trinken. Tunlich ist die Mischung mit anderen Tees: Schafgarbe, Tormentill zu gleichen Teilen oder mit Wermut und Zinnkraut.

Rosmarinwein sodann, in kleinen Portionen getrunken, hat sich als treffliches Mittel gegen *Herzgebrechen* bewährt. Er wirkt beruhigend und bei *Herzwassersucht* stark auf Ausscheidung durch den Urin. – Die gleichen Dienste leistet solcher Wein bei der *Wassersucht* überhaupt.

In beiden Leiden nehme man täglich morgens und abends drei bis vier Eßlöffel oder ein kleines Weingläschen von dem angenehmen Tranke, an den man sich bald gewöhnen wird!

Zur überaus einfachen *Bereitung* schneide man eine Handvoll Rosmarin möglichst klein, bringe das Zerschnittene in eine Flasche und gieße diese mit gutem, gelagertem (am besten Weiß-)Wein auf! Nach einem halben Tage schon ist der Abguß als Rosmarinwein verwendbar.

Dieselben Blättchen können zu einem neuen Ansatze nochmals verwendet werden.

Salbei, Gartensalbei (Salvia officinalis L.)

Wer ein Gärtchen beim Hause hat, wird, wenn er es neu anlegt, den Salbeistock nicht vergessen; er ist eine hübsche Zierpflanze. Hauptanwendungsgebiete sind die entzündlichen Veränderungen in Mund, Gaumen, Rachen, Zahnfleischblutungen und -eiterungen. Bei starker Lungenverschleimung und Lungentuberkulose mit Nachtschweiß wird gerne Salbeitee getrunken; ferner bei akuten und katarrhalischen Veränderungen des Verdauungsapparates und ihren Folgezuständen, wie Leberschwellung usw. Die Wirkung auf die Kleinbeckenorgane läßt die Anwendung des Tees bei verminderter Periode angezeigt erscheinen. Auch zur Behandlung von Stoffwechselstörungen kann eine Pflanze mit so vielseitigen Wirkungen herangezogen werden: Gicht, Rheumatismus, Fettsucht. Auch die Nierenabscheidung wird vermehrt.

Das Pulver als Zahnpulver. Wie Pfeffer, Zucker oder Zimt auf Speisen gestreut, leistet es bei den verzeichneten Leiden dieselben Dienste wie Tee.

Menge: Tee innerlich: ein Teelöffel auf eine Tasse Wasser, aufgießen, ziehen lassen; zwei Tassen täglich. Als Gurgelmittel ist der Tee besonders ausgezeichnet, und man kann noch einen Eßlöffel Honig und einen Teelöffel Essig zu einer Tasse zufügen. Bei der innerlichen Verabreichung wird der Tee mit Wacholder und Zinnkraut oder mit Wacholder und Wermut zu gleichen Teilen gemischt bei Darmstörungen; mit Huflattich, Thymian, Eibisch bei Lungenerkrankungen.

Santala

Santala ist ein rotes Pulver vom Santelholzbaum, eigentlich zum Rotfärben dienend; es kann in jeder Apotheke gekauft werden. Ich *mische* dieses ganz harmlose Heilmittel *stets mit dem Tee von Misteln,* indem ich zu einem Eßlöffel Mistelblätter zwei Messerspitzen Santala nehme und so die Wirkung besagten Tees verstärke.

Sauerkraut

Auch dieses bekannte Heilmittel möge hier seine wohlverdiente Stelle finden!

Es ist vitaminreich (Vitamin A und B), wirkt auf den Zuckerstoffwechsel und enthält als wirksamen weiteren Bestandteil die Milchsäure. Von der Milchsäure ist bekannt, daß sie auf krankhaftes

Gewebe zerstörend wirkt; gesundes Gewebe wird dagegen nicht angegriffen. Auf dieser Tatsache fußt der Gebrauch.
Bei *Verwundungen, Verbrennungen* und anderen derartigen Zufällen, bei *großen Hitzen,* zur *Auflösung* und *Ausleitung alter Schäden* usw. tun Auflagen frischen (der Krautstande eben entnommenen) Sauerkrautes ausgezeichnete Dienste.
Man sehe bei den betreffenden Krankheiten selbst nach!
Im Darm verändern Milchsäure und Milchsäurebazillen die Darmflora; sie wirken entzündungshemmend und fäulniswidrig. Bei der Magenarbeit kommen der Milchsäure ähnliche Kräfte wie der Salzsäure zu. Daher ist die Einnahme von Sauerkrautsaft und Sauerkraut ein gutes Mittel gegen schlechte Magenverdauung, Gasbildung, Aufstoßen, Völlegefühl, schlechte Darmverdauung und Fäulnisdyspepsie, die auf der mangelhaften Abscheidung von Salzsäure im Magen beruhen. Seit längerer Zeit bedient man sich auch der sogenannten Sauerkrautkuren (vor jeder Mahlzeit ein Schälchen rohes Sauerkraut) gegen hartnäckige Verstopfung. Wegen dieser und der Wirkung der anderen Bestandteile darf man Sauerkraut mit gutem Recht als blutreinigend bezeichnen. Der Vitamingehalt wird bei Mangelerkrankungen und Zuckerkrankheit nützlich wirken.
Das Heilmittel ist für Landleute zumal um so beachtenswerter, je leichter und schneller sie es zur Hand haben.

Schafgarbe (Achillea millefolium L.)

Sie ist reich an ätherischen Ölen und Bitterstoff (Achilleïn), und wir verwenden den Tee bei Appetitlosigkeit, Magen- und Darmkrämpfen, Magenentzündung, Dickdarmentzündung, Leberschwellung; ferner wirkt der Tee harntreibend. Bei Lungenerkrankungen beobachtet man eine leicht schleim- und krampflösende Eigenschaft. Über die Wirkungen auf die Eingeweide kommt auch eine zirkulationsfördernde Wirkung zur Geltung, diese jedoch mehr bei Verwendung des Frischsaftes als bei Teebehandlung (Muskelentartung des Herzens, Herzkrampfanfälle – Angina pectoris, Arteriosklerose, anfallsweises Hinken, auch bei Blutungen, Hämorrhoidalblutungen, Blutspucken, bei Unregelmäßigkeit der Periode, bei Kongestionen zum Herzen). Neben der Beeinflussung der Verdauungsvorgänge sind also die kreislaufverbessernden und krampflösenden Eigenschaften hervorzuheben.
Menge: Tee: zwei bis drei Teelöffel auf eine Tasse aufgießen; täg-

lich bis zwei Tassen. Vom Saft drei bis fünfmal täglich einen Teelöffel voll. Äußerlich kommt die Schafgarbe ähnlich wie Arnika zur Verwendung, der Saft zum Beispiel zur Behandlung von Schuppenflechte, schlecht heilenden Geschwüren, Wunden.

Schlüsselblume (Primula officinalis L.)

Nur die *dunkelgelbe Schlüsselblume* hat Wert für die Hausapotheke. Schon der Geruch verrät, daß in all diesen Blütenkelchen eine besondere Heilflüssigkeit stecken müsse. Kaut man zwei bis drei dieser gelben Trichterchen, so fühlt man recht gut, welch medizinischen Gehalt sie bergen.
Wer Anlage hat zur *Gliedersucht, zur Gliederkrankheit* oder schon an diesen Gebresten leidet, trinke längere Zeit hindurch täglich eine Tasse Schlüsselblumentee! Die heftigen Schmerzen werden sich lösen und allmählich ganz verschwinden.

Spiköl

Spiköl oder Lavendelöl ist in jeder Apotheke leicht zu kaufen. Es darf unter den Hausmitteln nicht fehlen.
Täglich zu zwei Malen je fünf Tropfen auf Zucker eingenommen, fördert es die *Verdauung* und macht *guten Appetit.*
Wer an *Blähungen* leidet, an *Kopfweh* infolge von aufsteigenden Gasen, an *Übelkeiten,* nehme Spiköl wie oben angegeben!
Bei *Gemütsleidenden* habe ich Spiköl sehr oft mit bestem Erfolge verwendet, und ich behaupte, daß die Heilung in sehr vielen Fällen mit der Entfernung der namentlich auf das Gehirn schlimm einwirkenden Gase zusammenhängt. Nach meinem Dafürhalten schenkt man in der Behandlung Kranker diesen Gasen viel zu wenig Aufmerksamkeit. Wer je an Blähungen gelitten hat, weiß zu erzählen, welche fatale Rolle diese im Körper wütenden Winde und Stürme spielen.
Bei *Appetitlosigkeit, Kongestionen, Schwindel* und all den *mannigfaltigen Kopfleiden* mag man sich an die anfangs gegebene Verordnung halten!

Spitzwegerich (Plantago lanceolata L.)

Wenn die Landleute sich bei ihren Arbeiten verwunden, so suchen sie rasch Blätter von Spitzwegerich und ruhen nicht mit Drücken und Kneten, bis das etwas störrige Blatt sich einige

Tropfen auszwingen läßt. Diese bringen sie entweder direkt in die *frische Wunde,* oder sie befeuchten damit ein Läppchen, das sie an den wunden Teil bringen.

Verweigert das Blatt seinen Heilsaft, läßt es sich bloß mürbe und etwas feucht reiben, so legen die Leute die *mürben Blätter selbst auf.* Ist dabei Gefahr der Blutvergiftung? Das kennt der Spitzwegerich nicht. Ein solcher Verband ist der erste, aber manchmal der beste Notverband; denn die Heilung solcher Wunden geht rasch vor sich. Wie mit Goldfäden näht der Wegerichsaft den klaffenden Riß zu; und wie an Gold sich nie Rost ansetzt, so flieht den Spitzwegerich jede Fäulnis und faules Fleisch. – Die *Wirkung* dieser Pflanze *nach innen* ist nicht minder vorteilhaft. Daß doch Hunderte von Menschen im Frühjahr oder Sommer diese Heilblätter sammelten, zerquetschten, die Säfte auspreßten und *tränken!* Zahllose innere Gebrechen, die aus dem unreinen Blute und den unreinen Säften wie Giftpilze hervorschießen, würden nicht eintreten. Das sind Wunden, die freilich nicht bluten, aber vielfach noch gefährlicher sind.

Die *gedörrten Blätter* von Spitzwegerich geben gleichfalls eine prächtige *Teepflanze ab gegen innere Verschleimung.* Die Zeitungen bringen oft lange Anpreisungen der vortrefflichen Wirkungen von Spitzwegerich, noch längere über die da und dort bereiteten Spitzwegerichsäfte.

Mancher kauft solche Sachen um sein teures Geld. Guter Bauersmann, mache selbst den Sammler und den Zubereiter und den Apotheker! Du darfst dir keine Grillen machen. Eines weißt du: Du hast echte Ware.

Wegen des Gehaltes an Kieselsäure kommen dem Spitzwegerich ähnliche Eigenschaften wie dem Zinnkraut zu. Der Bitterstoff wirkt appetitanregend, drüsenanregend und krampflösend; der Schleimgehalt hat seine Wirkung auf entzündliche Vorgänge der oberen Luftwege.

Zum Anzeigengebiet gehören also neben der genannten Verschleimung Katarrhe der Mundhöhle, des Halses, Keuchhusten, Asthma, Lungenspitzenkatarrh. Im Verdauungstrakt ist die Wirkung auf Blähungen, leichtere Formen von Stuhlverstopfung, Koliken, Magengeschwüren usw. zu nennen. Wegen der vielseitigen Eigenschaften darf man ihn als blutreinigend bezeichnen.

Menge: Drei Teelöffel auf eine Tasse, aufgießen; zwei bis drei Tassen täglich. Vom Frischsaft ein bis zwei Teelöffel voll nüchtern durch einige Wochen hindurch zu nehmen. Die harntreibende Wir-

kung (Kieselsäure) kann durch Beigabe von Zinnkraut verstärkt werden.
Mit gedörrten Spitzwegerichblättern kann zu Tee sehr gut das *Lungenkraut* (Pulmonaria officinalis L.) verbunden werden (halb und halb).

Tausendguldenkraut (Erythraea centaurium L.)

Welch merkwürdige Namen unsere Voreltern manchem Kräutlein beilegten! Sie kannten eben noch deren Wert. Unser Kraut muß bei ihnen in hoher Geltung und Schätzung gestanden sein. Seine Verwendung kündigt schon der sehr bittere Geschmack an, der es begleitet.
Tee von Tausendguldenkraut leitet die *Magenwinde* aus, verdrängt unbrauchbare und ungesunde Säuren, unterstützt und *verbessert* die *Magensäfte,* wirkt vorteilhaft auf *Nieren* und *Leber.* Er ist das beste Mittel gegen *Sodbrennen* oder, wie die Landleute sagen, den *Magensod.*
Wer an *Störungen im Blut,* besonders an Blutmangel, Blutwallungen, Stoffwechselstörungen, wie Gicht und Rheumatismus, Zuckerkrankheit, Gemütskrankheit, Hysterie leidet, suche Rat und Hilfe beim Tausendguldenkraut!
Der Name lautet auf eine hohe Summe; die Hilfe spendet das Kräutchen einem jeden umsonst.
Menge: Ein Teelöffel auf eine Tasse kalten Wassers, sechs bis acht Stunden ziehen lassen und davon drei bis vier Eßlöffel voll vor den Hauptmahlzeiten nehmen.

Veilchen (Viola odorata L.)

Dieses liebliche, wohlduftende Frühlingsblümchen soll mit seinem Heildufte auch unsere Hausapotheke erfüllen.
Wenn zur beginnenden Frühlingszeit infolge des oftmaligen Witterungswechsels die Kinder *starken Husten* oder *Keuchhusten* bekommen, koche die besorgte Mutter eine Handvoll grüner oder gedörrter *Veilchenblätter* (auch die Wurzeln des Blümchens können benützt, müssen aber vor dem Absieden zerquetscht werden) in einviertel Liter siedendem Wasser ab und gebe dem Kinde nach je zwei bis drei Stunden jedesmal zwei bis drei Löffel solchen Tees! Erwachsene heilen den *alten* Keuchhusten, wenn sie den Tee dreimal im Tag (je eine Tasse) nehmen.
Schwindsüchtigen lindert er ebenfalls den *Husten* und unterstützt

die *Schleimauflösung.* Er dient wie eine Medizin, soll auch so genommen werden, das ist alle zwei bis drei Stunden drei bis fünf Eßlöffel.

Gewöhnliche Menge und Bereitung: Blüten und Blätter werden in der Menge von zwei Teelöffeln in zwei Tassen kurz gekocht; die Wurzel läßt man drei bis vier Stunden kalt ausziehen und kocht sie dann. Beides zusammengemischt, stündlich für Kinder einen Eßlöffel, für Erwachsene zwei- bis dreimal täglich eine Tasse.

Der Tee dient ferner bei *Kopfweh* und *großer Hitze im Kopf.*

Bei *geschwollenem Halse* (Angina) ist dieser Tee ein probates *Gurgelwasser;* man tauche zugleich den anzuwendenden Halswickel statt in gewöhnliches Wasser in den Absud!

Wer an *Atemnot* leidet, die indessen mehr eine Folge von in Magen und Gedärmen angesammelten Gasen und ungesunden Stoffen ist, mache eine kleine Veilchenteekur, das ist, er trinke während einiger Zeit täglich zwei größere oder drei kleinere Tassen unseres Tees!

Veilchenblätter, zerquetscht und überbunden, kühlen und verteilen *erhitzte Geschwülste; in Essig abgekocht* dient solcher Absud, wenn man ihn zu Auflagen benützt, zur Behandlung von *Podagra.*

Erfreue dich an dem Wohldufte und dem herrlichen Blau manches schönen Veilchensträußchens! Verwahre aber auch einen kleinen Vorrat des Heilkräutchens in deiner Hausapotheke, daß es dem Kranken dufte noch zu einer Zeit, in der das Frühlingsblümchen längst verblüht ist!

Wacholderbeere (Juniperus communis L.)

Die Wacholderbeere, wer kennt sie nicht? Als Räucherwerk verbreitet sie in Zimmern und Gängen angenehmen Geruch und verbessert die Luft.

Ähnliche Wirkung übt der Wacholder im *Innern des menschlichen Organismus aus.* Die Verräucherung von Wacholderbeeren führt bei Einatmung der Dämpfe und Berührung des ätherischen Öls mit den Schleimhäuten der Lunge eine Verringerung einer übermäßigen Absonderung, zum Beispiel bei feuchter Bronchitis, herbei.

Solche, die an *schwachem Magen* leiden, mögen das folgende Verfahren einhalten, gleichsam eine kleine *erprobte Kur* mit Wacholderbeeren machen:

Den ersten Tag sollen sie mit vier Beeren beginnen,
den zweiten Tag mit fünf Beeren fortfahren,

den dritten Tag sollen sie sechs, den vierten sieben Beeren kauen und so mit Tagen und Beeren bis auf zwölf (Tage) und fünfzehn (Beeren) auf- und dann wieder auf fünf Beeren heruntersteigen, beim Absteigen jeden Tag eine Beere auslassend. Viele kenne ich, deren gasgefüllter und infolgedessen geschwächter Magen durch diese einfache Beerenkur gelüftet und gestärkt wurde.

Bei *Stein-* und *Grieß-*, bei *Nieren-* und *Leberleiden* haben die Wacholderbeeren seit alten Zeiten guten Ruf, ebenso in all jenen Fällen, wo es gilt, *faule Gase, faule, wässerige und schleimige Stoffe* aus dem Körper zu entfernen.

Neben den Beeren benütze man *die jungen Sprossen* des Wacholderstrauchs zu *Tee* bei Anfängen der *Wassersucht*, desgleichen zur Reinigung des Blutes. Hauptanwendungsgebiete sind demnach Störungen des Verdauungsapparates und der Nierenausscheidung; fassen wir zusammen, so sind hier zu nennen: Appetitlosigkeit, übler Mundgeruch, Sodbrennen, Gasansammlungen und die Folgezustände der Verdauungsstörungen: Migräne, nervöse Herzstörungen, Leberleiden (Schwellung); bei Nierenstörungen: verringerte Wasserausscheidung, Wassersucht und Knöchelschwellung; bei gichtisch-rheumatischen Veränderungen, Harnsäureansammlung im Gewebe ist Wacholder in Verbindung mit anderen Heilkräutern zweckmäßig anzuwenden. Es dürfen jedoch nicht zu große Mengen von Wacholderbeeren genommen werden, da hierbei Nierenreizungen auftreten können.

Die Wirkung auf die Lunge infolge Ausscheidung des ätherischen Öls über die Lungenschleimhaut ergibt eine Anzeige für die Behandlung von Bronchialdrüsenerkrankungen und Katarrhen (Bronchitis). Mit der Anregung der Durchblutung der Kleinbeckenorgane ist die Behandlung der verringerten Periode, die durch Wacholder gesteigert wird, gegeben. Zur harntreibenden Wirkung nimmt man einen Eßlöffel der gequetschten Beeren auf eine Tasse oder einen Eßlöffel Wacholdermus oder Wacholdersirup.

Das *Öl* kauft man am besten in der Apotheke. Es dient als Hautreizmittel bei chronischen Gelenkleiden und tief liegenden Entzündungen.

Die *Tinktur* kann man sich selbst ansetzen in Wein, Branntwein oder Spiritus.

Waldmeister (Asperula odorata L.)

siehe bei Erdbeere.

Wegtritt, Vogelknöterich (Polygonum aviculare L.)

Es wächst ein Kräutlein ganz unbeachtet, gewöhnlich um die Häuser herum, besonders in den Bauerngehöften, auch am Rande der Gassen, das den Namen „Wegtritt" führt. Auch Knöterich wird es genannt, weil an jedem Glied ein kleiner Knoten sich befindet. Man heißt dieses Kräutlein Wegtritt, weil man gewöhnlich darübergeht. Dieses Kräutlein, das von einem Stock viele Ausläufer hat, selbst einen halben Meter lang oder noch länger, hat große Wirkung bei *Steinleiden,* wenn täglich ein oder zwei kleine Tassen getrunken werden. So hatte ein Herr Jahre hindurch viele Schmerzen in den Nieren, und es ging von Zeit zu Zeit Sand und Grieß ab. Er trank diesen Tee durch mehrere Tage und erzählte, daß viele Hunderte größerer und kleinerer Steinchen abgegangen seien und dadurch auch der Schmerz vergangen sei. Es wirkt auch reinigend nach innen, wie auf Nieren, so auf Leber, Magen und Brust. Menge: Zwei Teelöffel auf eine Tasse Wasser aufkochen. Bei Harn-, Grieß- und Steinleiden mischt man zweckmäßig: Ginster (30), Wegtritt (20), Zinnkraut (30), Haferstroh (20 Gramm), um die auf dem Gehalt an Kieselsäure beruhende Wirkung zu verstärken. Hiervon trinkt man morgens nüchtern ein bis zwei Tassen. Ebenfalls eignet sich die Mischung verschiedener kieselsäurehaltigen Pflanzen, zum Beispiel Zinnkraut und Wegtritt, zur Behandlung von Katarrhen der Luftwege, wobei man auch noch andersartige, aber lungenschleimhautwirksame Heilkräuter zufügen kann (Veilchen, Huflattich usw.)

Wegwart (Cichorium intybus L.)

Der Wegwart wartet auf den, der ihn in seine Hausapotheke einheimsen will, auf jedem Wege. Er heißt auch *Sonnenwirbel,* da seine Blätter sich stets der Sonne zukehren. Wenn man ihn ansieht, den guten Wegwart mit seinem verkümmerten Stengel und den zerzausten Blättchen, so kommt er einem vor wie ein Struwelpeter unter den Pflanzen. Nur die blaue Blüte, etwas heller als die Kornblume, bringt ihn wieder etwas in Kredit und Achtung.

Das Aussehen täuscht gar oft; auch beim Wegwart ist es so, denn sein Inneres ist golden.

Tee von Wegwartkraut wirkt appetitanregend, drüsenanregend (Bitterstoff) und leicht stuhlfördernd. Stauungen in Pfortader und Leber, Milz, Hämorrhoiden werden günstig beeinflußt. Gleichzeitig werden die Nieren angeregt (Kaligehalt).

Menge: Ein Teelöffel auf eine Tasse Wasser, kalt ansetzen und vor Gebrauch die Hälfte kurz aufkochen und alles wieder zusammenschütten. Täglich zwei Tassen.
Bei *Magendrücken*, auch *bei schmerzlichen Entzündungen am Körper* lege man auf den Magen und auf die wehtuenden Stellen mit heißem Wasser abgebrühte und in ein Tuch gehüllte Wegwartkräuter und -blüten und erneuere diese Auflagen täglich zwei- bis dreimal!

Wermut (Artemisia absinthium L.)

Wermut zählt mit zu den bekanntesten *Magenmitteln.* Er leitet die *Magenwinde* aus, *verbessert* und unterstützt die *Magensäfte* und hilft so guten Appetit und gute Verdauung bereiten, mag er als *Tee* oder als *Pulver* genommen werden.
Gegen *üblen Geruch aus dem Munde,* wenn er vom Magen ausgeht, wirkt Wermut vortrefflich.
Wer an der *Leber* leidet *(Melancholie),* der greife statt nach der Prise Tabak einmal oder zweimal im Tage nach dem Döschen mit Wermutpulver und streue den Inhalt der beiden Finger auf den ersten Löffel Suppe oder wie Pfeffer an eine Speise! Die abnehmende *Gelbsucht* wird bald die *Verbesserung der Galle* anzeigen; und der Kranke, dem die verfangene faule Luft und die oft noch fauleren Säfte – wahre Düngerstätten des Magens – gleichsam den Atem zuschnüren, wird wieder freier aufschnaufen.
Die Inhaltstoffe (Bitterstoffe, ätherisches Öl und Kaliumnitrat) wirken auf fast alle Ausscheidungsorgane. Wie die Bittermittel sonst alle, so wirkt der Wermut auch kreislaufverbessernd und auf die Drüsen mit innerer Abscheidung (Blutdrüsen). Er fördert so auch die Periode, ja erleichtert den Geburtsvorgang. Auch bei Stoffwechselstörungen, Fettsucht, Zuckerkrankheit, Rheumatismus ist Wermuttee ein unterstützendes Mittel. Kleinere Mengen von Wermut steigern die Harnabscheidung; deshalb kann der Tee auch bei Katarrhen der Harnwege mit Nutzen verwendet werden. Größere Mengen zu nehmen ist jedoch schädlich. Bekannt ist die wurmtreibende Wirkung (Spulwürmer).
Menge: Vom Pulver eine kleine Messerspitze, eventuell in Oblaten, eine halbe Stunde vor der Mahlzeit. Zum Tee: einhalb bis ein Teelöffel auf eine Tasse Wasser aufgießen, eine Tasse täglich, eventuell schluckweise.
Wermut kann auch zu einer *Tinktur* verwendet werden, die sehr lange hält, ohne zu verderben. Wie ein einziges Körnchen Weih-

rauch, das auf der Kohle glimmt, ein ganzes Zimmer mit Wohlgeruch erfüllt, so vermag ein Blättchen Wermut den Inhalt einer ganzen Spiritusflasche mit bitterem Geschmacke anzuhauchen – ein Zeichen, wie stark die Tinktur ist und wirkt.
Reisende, die viel von *Magenbeschwerden* und *Übelkeiten geplagt* werden, sollen ihr Fläschchen mit Wermuttinktur als treuen Begleiter nie vergessen!
Wermuttee hat manchen Augenleidenden auch schon als *Augenwasser* gute, ja die besten Dienste geleistet.

Wollkraut, Wetterkerze (Verbascum Schraderi Meyer)

Die *Blüten* des Wollkrautes oder der Wollblume werden von den Landleuten fleißig gesammelt. Sie wissen gut, daß diese zur Winterszeit wirksames *Gurgelwasser* und noch wirksameren Tee abgeben gegen *Halsgebrechen, Husten, Katarrhe, Verschleimungen der Brust, Atemnot.*
Menge: Drei Teelöffel auf eine Tasse Wasser, zehn Minuten kochen, mit Honig oder Kandis süßen, ein bis zwei Tassen am Tage trinken.
Es sei solcher Tee recht warm empfohlen. Ich mische unter die Blüten des Wollkrautes in der Regel noch die der *schwarzen Malve* (halb und halb); solcher Tee wirkt auf die Schleimauflösung noch nachhaltiger und kräftiger.

Wühlhuber I

Recht lange Zeit habe ich unter den verschiedensten Pflanzen diejenigen herausgesucht, die bei der trefflichen Sonder- oder Einzelwirkung doch nur viribus unitis, mit vereinten Kräften, dem Magen wirksam helfen, das heißt die zur selben Zeit, zu welcher sie ihn durch gründliche Auflösung und Ausleitung allen verdorbenen Inhaltes schwächen müssen, ihn zugleich so stärken, daß er nicht nur keine Stunde die Arbeit einstellt, sondern nicht einmal mit Brummen und Murren arbeitet.
Die Mittelchen und deren Mischung denke ich gefunden zu haben.
Das *Rezept* für den Wühlhuber I ist folgendes:
Man nehme zwei Eßlöffel gemahlenen Fenchel, zwei Eßlöffel zerquetschte Wacholderbeeren, einen Eßlöffel Foenum graecum, einen Eßlöffel Aloepulver! Das Ganze werde gut gemischt und in einer Schachtel an trockenem Orte aufbewahrt! Das *Mittel wirkt erst*

nach zwölf bis dreißig Stunden. Man nimmt den Tee, das ist eine kleine Tasse davon, gewöhnlich abends vor dem Schlafengehen. Zur Tasse genügt ein Kaffeelöffel der Mischung, welche während einer Viertelstunde gesotten, dann abgegossen und kalt oder warm, mit oder ohne Zucker getrunken wird.

Kräftige Naturen können zwei Tage nacheinander eine Tasse Wühlhuber trinken.

Schwächere Patienten tun besser, die eine Tasse auf zwei bis drei Tage zu verteilen, so daß sie jeden Abend vier bis sechs Eßlöffel voll wie Medizin einnehmen.

Wie auf den Stuhlgang, so wirkt dieser Tee auf den *Urin.* Selbst große Verschleimungen auf der Brust leitet er aus.

Mir kamen Fälle vor, in denen der Wühlhuber *nach langwierigen, schwer zu stillenden Diarrhöen* den letzten Rest der Unreinigkeiten entfernte und auf die innere Revolution sofort der tiefste und dauerndste Frieden folgte. Eine kleine Tasse, während des Tages in drei Portionen getrunken, reicht vollkommen aus.

Wühlhuber II

Das *zweite Rezept* dieses Tees ist das nachfolgende:

Zwei Eßlöffel gemahlenen Fenchel,
drei Eßlöffel zerquetschte Wacholderbeeren.
drei Eßlöffel Pulver von Attichwurzeln,
ein Eßlöffel Foenum graecum,
ein Eßlöffel Aloepulver.

Dieser Tee schließt die Wirkung auf den Stuhlgang nicht aus; doch sein Revier sind (statt des Magens und des Darmkanals) mehr die *Nieren* und die *Blase;* die kranken Stoffe treibt er aus durch *Harnausscheidung.* Wer *Unbehaglichkeit im Unterleibe* (in der Blasengegend) fühlt oder *Beschwerden im Urinieren,* Brennen in der *Blase* und den *Nieren,* die *Anfänge* der *Wassersucht* hat, wende ruhig diesen zweiten Wühlhuber an!

In der Gebrauchsanweisung gelten dieselben Regeln wie beim Wühlhuber I.

Zinnkraut oder Acker-Schachtelhalm (Equisetum arvense L.)

Die vielseitige und vorzügliche Wirkung dieses Heilkrautes kann nicht genug hervorgehoben werden. Es reinigt nicht bloß die Geschirre, weshalb es bei allen Hausfrauen als treffliches Putzmittel

gilt, es reinigt und heilt auch innere und äußere Gebrechen des menschlichen Körpers.
Bei *alten Schäden, faulenden Wunden,* bei allen, *selbst krebsartigen Geschwüren,* sogar bei Beinfraß dient Zinnkraut in außerordentlicher Weise. Es wäscht aus, löst auf, brennt gleichsam das Schadhafte weg. Das Kraut kommt entweder als *Absud* bei Waschungen, Wickeln, Auflagen (Beingeschwüre) oder, indem es selbst in *nasse Tücher eingehüllt* und auf die leidenden Stellen gelegt wird, dann besonders bei *gewissen Dämpfen* zur Verwendung. – Näheres enthält die Beschreibung der einzelnen Krankheiten. Mannigfaltiger noch sind die Dienstleistungen des Zinnkrauts nach innen.
Sein *Tee,* der nie schaden kann, *reinigt den Magen.* Man nehme zeitweise zu diesem Zweck eine Tasse! Er wirkt harntreibend bei vielen Zuständen verringerter Nierenabsonderung, Wassersucht usw. und lindert die Schmerzen bei *Grieß- und Steinleiden,* bringt vor allem *den* Leidenden Hilfe, die *Beschwerden* haben im *Wassermachen* (Urinieren); auch bei Nierenbecken- und Blasenkatarrh ist er gut. Die *Zinnkrautdämpfe,* speziell für diese Übel, sollen nur angedeutet werden. Gerade solche Leiden sind entsetzlich schmerzhaft – und so häufig! Man beachte wohl das einfache und ohne jede Mühe zu bekommende Schmerzstillkraut! Täglich sollen solche Kranke neben der eventuellen äußeren Anwendung eine Tasse Zinnkrauttee trinken.
Entzündungen der Schleimhäute (Lidrandentzündung, Bindehautentzündung, Halsentzündung [Angina], akute und chronische Mandelentzündung, Nasenschleimhautentzündungen chronischer Art, Polypen, Zahnfleischentzündung, Mundfäule) werden durch Zinnkrautabkochungen günstig beeinflußt; teilweise unterstützt die Behandlung andere Maßnahmen wirkungsvoll. Nasenspülungen mit Zinnkrautabsud macht man am besten mit einem Nasenspüler (Apotheke). Wegen des Kieselsäuregehaltes bestehen Beziehungen zum Bindegewebe des Körpers. Kieselsäure regt die Bindegewebsneubildung an. Deswegen eignet sich Zinnkrauttee zur Behandlung der Tuberkulose der Lunge, Drüsenschwellungen und allgemeinen Gewebsschwäche.
Bei *Blutungen, Blutbrechen* zählt er mit zu den ersten und besten Tees. Wer Blut bricht, nehme ihn schleunigst! Ich kenne Fälle, in denen nach vier Minuten schon völliger Stillstand eintrat. (Bei Magenblutungen eine Tasse auf einmal, bei Magengeschwür halbstündlich einen Eßlöffel, bei Lungenblutungen kühlen Tee, teelöffelweise, alle fünf bis zehn Minuten.)

Bei *starkem Nasenbluten* ziehe man durch die Nase wiederholt solchen Tee auf! Er wirkt zusammenziehend und hilft schnell. Solchen, die von *Blutflüssen* heimgesucht werden, empfehle ich, täglich ein bis zwei Tassen diesen Tees zu trinken.
Menge und Bereitung: drei Teelöffel auf eine Tasse Wasser, eine halbe Stunde kochen, als harntreibendes Mittel früh nüchtern ein bis zwei Tassen, warm, sonst zwei Tassen tagsüber.
In jeder Hausapotheke sei Zinnkraut in genügender Menge vorhanden, daß man es im Falle der Not, die oft plötzlich hereinbricht, sofort zur Hand habe.

I. Tinkturen

von

Arnika
Enzian
Heidelbeeren
Rosmarin
Wacholderbeeren
Wegwart
Wermut

II. Tee

von

Angelika
Anserine
Attich
Augentrost
Baldrian
Bitterklee
Brennessel
Dornschlehblüten
Eibisch
Eichenrinde
Erdbeeren
Hagebutten
Holunder
Huflattich
Johanniskraut
Kamille
Lindenblüten
Lungenkraut
Malve
Minze
Mistel
Raute
Rosmarin
Salbei
Schafgarbe
Schlüsselblume
Spitzwegerich
Tausendguldenkraut
Veilchen
Wacholderbeeren
Waldmeister
Wegwart
Wermut
Wollkraut
Wühlhuber
Zinnkraut

III. Pulver

von

Aloe
Angelika
Attich
Augentrost
Baldrian
Fenchel
Foenum graecum
Huflattich
Kampfer
Leinsamen
Minze
Salbei
Santala
Wermut

IV. Öle

von

Anis	Kampfer	Raute
Fenchel		Wacholderbeeren

ferner:

Mandelöl	Nelkenöl	Spiköl

Nachwort des Herausgebers

Es ist Kneipp zu verdanken, daß sich nach seinem Tode die Wissenschaft wieder mehr mit der Kräuterheilkunde befaßt hat, der eigentliche Ausbau dieser Lehre erfolgte in späterer Zeit. Heute gibt es schon eine ausgedehnte Literatur dieses Gebietes. Dem Leser empfehlen wir Flamm-Eckstein: Die Kneippkräuterkur, Paracelsus-Verlag, Wörishofen. Dr. E. Meyer: Taschenbuch der pflanzlichen Therapie, I und II, Haug-Verlag, Ulm. Dr. Kaiser: Heilende Pflanzen, Kleinstbücherei, Butzon und Bercker, Kevelaer.

Rezept zur Bereitung des Kleienbrotes

Man läßt in der Mühle den Weizen mitsamt der Kleie mahlen. Von dem Kleienmehl nimmt man ein, zwei, drei bis vier Kilo (je nachdem man für wenige oder mehr Personen zu backen hat) in eine Schüssel und macht mit heißem Wasser einen Teig an, der über die Nacht an einem mäßig warmen Orte stehenbleibt. *Weder Sauerteig, noch Salz, noch anderes Gewürz* darf an den Teig kommen.

Am andern Tage formt man aus dem Teig kleinere, länglichrunde Laibchen oder Wecken, bringt sie in den wie zum Backen gewöhnlichen Brotes geheizten Backofen und läßt sie eineinviertel bis eineinhalb Stunden in der Hitze!

Sogleich beim Herausnehmen taucht man das gebackene Brot auf drei bis vier Sekunden in siedend heißes Wasser, dann kommt es gleich wieder zur Trocknung in den Ofen.

Diese letztere Manipulation habe ich von einem Prior der Trappisten erfahren, der sagte, er habe das Backen solchen Brotes lange und auf verschiedene Weise probiert und gefunden, daß diese Art des Backens die beste sei, indem so aus der Kleie aller Nähr-, insbesondere Zuckerstoff ausgezogen werde.

Ich kenne viele Männer, die mit Vorliebe solches Brot gegessen haben, jetzt noch essen und sagen, daß es bei Magen-, bei Ver-

dauungs-, insbesondere bei *Hämorrhoidalbeschwerden* vorzügliche, einzige Dienste leiste.
Andere habe ich gekannt, die das geschmack- und gewürzlose Brot beim ersten Verkosten sonderbar fad fanden, die aber später mit fast leidenschaftlicher Vorliebe darnach gegriffen haben.
Das gebackene Brot werde an einem kühlen Orte aufbewahrt und, sollte die Kruste zu hart sein, mit einem feuchten Tuche umwunden!

Etwas über die „Kraftsuppe"

Ich bin der Überzeugung: Wenn die Kraftsuppe erkannt und benützt wird, kann man eine große Anzahl unglücklicher Menschen beglücken. Gerade die Kraftsuppe ist nicht bloß wegen ihrer außerordentlich guten Nährstoffe zu empfehlen, sondern auch weil sie sehr wohlfeil und leicht zu bereiten ist.
Ein Herr, der diese Kraftsuppe kennengelernt hatte, kaufte bei einem Bauern zwei große schwarze Laibe Brot. (Das schwarze Brot ist bekanntlich nur von Roggenmehl bereitet und wird für die Landleute genau eingemahlen, so daß nur wenig Kleie zurückbleibt und mithin aller Nährstoff des Roggens ausgenutzt wird.) Diese zwei Laibe Brot ließ der Herr in kleine Schnittchen schneiden und auf eine blecherne Platte bringen, welche auf den heißen Herd gestellt wurde, um das Brot so viel wie möglich auszutrocknen. So recht hart getrocknet wurde es in einem Mörser zu einem groben Pulver gestoßen. Wollte er eine Kraftsuppe, so rührte er zwei bis drei Löffel voll von diesem Brotpulver in siedende Milch, tat ganz wenig oder gar kein Gewürz daran. In zwei Minuten war die Suppe fertig. Sie schmeckt vorzüglich, gibt sehr gute Nahrung und bewirkt keine oder nicht viel Gase.
Hatte der Herr gerade keine Milch, so ließ er Wasser sieden und ins siedende Wasser dieses Brotmehl einrühren. Es kam dann etwas Gewürz und Rindsschmalz dazu, und auch diese Suppe verdient den Namen Kraftsuppe.
Am besten nimmt man heute Weizenschrot (frisch geschrotet) zur genannten „Kraftsuppe", weil dabei auch jene Stoffe enthalten sind, die bei der „Brotsuppe" fehlen. D. H.
Diese Kraftsuppe ist ganz vorzüglich für recht *schwache Kinder*, weil sie leicht verdaulich und recht nahrhaft ist und keine Gase bewirkt. Sie ist auch der schwachen, *heranwachsenden Jugend* zu empfehlen, um die Blutarmut zu beheben, durch welche der Körper sehr leidet.

Endlich ist sie besonders dem *hohen Alter* zu empfehlen. Wenn die Zähne fehlen, um die festen Speisen gut zerkauen zu können, so soll man sich an diese Suppe halten. Es sollte keine Familie geben, wo die Kraftsuppe nicht eingeführt ist. Ich habe sie einst einem hohen Beamten geraten, der mir später versicherte, er kenne keine gesündere und nahrhaftere Suppe.

Bereitung des Honigweins
(Sehr empfehlenswert für Gesunde und Kranke)

Die alten Deutschen hatten wenig oder auch keinen Wein. Das braune Bier kannten sie nicht, weil es noch keines gab. Ihre Speise war sehr einfach, und dennoch waren sie ein mächtiger Volksstamm; sie erreichten ein hohes Alter und erfreuten sich einer außerordentlichen Gesundheit. Dieses hohe Alter und diese außerordentliche Gesundheit schrieben sie dem Met (Honigwein) zu. Es ist nur schade, daß dieses edle Getränk so wenig bekannt und an dessen Stelle das allgemein verbreitete Braunbier als Getränk gekommen ist, das durch die vielen Verkünstelungen oft nicht mehr als gesundes Getränk betrachtet werden kann. Es sind in den größeren Werken über Bienenzucht gewöhnlich auch Rezepte, wie der Honigwein bereitet werden könne. Man hört aber auch oft die Klage, daß man Versuche gemacht habe, diese Rezepte nachzumachen, aber nie zu einem glücklichen Resultat gekommen sei.
Ich lasse ihn gewöhnlich bereiten wie folgt: In einen recht reinlichen kupfernen Kessel lasse ich 60–65 Liter weiches Wasser bringen. Ist dasselbe ziemlich warm geworden, so werden zirka sechs Liter Honig darangerührt. Nun läßt man Wasser und Honig recht gelinde eineinhalb Stunden sieden. Zeitweilig wird der schmutzige Schleim, der sich oben ansetzt, weggeschöpft. Ist die Zeit des Siedens vorbei, dann wird dieses Honigwasser in blecherne oder irdene Geschirre ausgeschöpft. Wenn es dann so abgekühlt ist, daß es noch mehr Wärme hat als das Wasser, das an der starken Sonnenhitze erwärmt wurde, dann wird es in ein sorgfältig gereinigtes Faß gebracht. Der Spund wird daraufgelegt, aber nicht befestigt. Ist der Keller ziemlich warm, dann beginnt nach fünf bis zehn Tagen die Gärung. Nach ungefähr vierzehn Tagen Gärungszeit wird dieser junge gegorene Honigwein in ein anderes Faß abgezogen. Die Hefe bleibt natürlich weg. Im zweiten Faß dauert die Gärung ungefähr zehn bis vierzehn Tage; und wenn der Honigwein ganz ruhig wird, daß man im Fasse nichts mehr hört, dann

wird das Spundloch geschlossen. Nach drei bis vier Wochen wird er hell und ist trinkbar. Wird er dann in Flaschen abgezogen, gut verstopselt und in kalten Sand gebracht, so moussiert er in einigen Tagen ziemlich stark. Dieses Getränk ist sehr kühlend; deshalb trinken es die Fieberkranken recht gerne. Wenn Kranke weder Wein noch Bier trinken können, so ist ihnen ein solcher Honigwein ein Labsal. Er ist aber auch den Gesunden ein gutes Getränk; er soll jedoch nur in kleinen Portionen getrunken werden, sonst widersteht er *leicht*. Nach dem von Kneipp selbst verschiedentlich verbesserten Rezept wird dieser Honigwein vom Kneipp-Heilmittelwerk in Würzburg hergestellt.

Seit im Jahre 1892 der Gründer dieses Werkes, Apotheker L. Oberhäußer, von Kneipp mit der fachmännischen Fabrikation seiner sämtlichen Natur-Arzneien alleinberechtigt beauftragt wurde, hat bereits die dritte Kneipp-Apotheker-Generation die hohe Verpflichtung, den vielseitigen Schatz dieser einzigartigen Kräuter-Apotheke zu wahren und alle für die weltbekannte Kneipp-Heilweise typischen Präparate nach wissenschaftlichen Erkenntnissen für Arzt und Patient gebrauchsfertig herauszubringen. Auf einen Blick erkennt man die echten „Kneipp-Pillen“, jede der Kneipp-Tee-Packungen – vom „Wühlhuber“ bis zum „Kneipp-Blutreinigungstee“, – das „Malefizöl“, die „Kneipp-Pflanzensäfte“, die „Kneipp-Heilkräuter-Badezusätze“, die „Kneipp-Körperpflegemittel“ und überhaupt alle aus den Grundstoffen der von Kneipp bevorzugten Heilpflanzen bereiteten Kneipp-Mittel, am Bild und Namen „Kneipp“! Was er selber von den „Kneipp-Pillen“ sagte, gilt für seine sämtlichen Natur-Arzneien: „Sie tragen mit Recht meinen Namen!“ – Und alle diese innerlich oder äußerlich anzuwendenden naturreinen und naturgemäßen Heilkräuter-Präparate in den verschiedensten, doch immer zweckmäßigsten Darreichungsformen tragen nach wie vor Kneipps Namen weit über Deutschlands Grenzen hinaus in viele Länder der Erde, nach denen seine Mittel exportiert werden. Das weltweite Vertrauen in die Kneipp-Naturarzneien wurde und wird dergestalt zum zuversichtlichen Glauben an die Kneipp-Heilweise überhaupt, in der sich seine Wasserkur und seine Kräuterkur zum großen und guten Ganzen vereinen.

Die beigehefteten Bilder von Kneipp-Heilpflanzen, über die Kneipp in seinen Vorträgen und anderen Veröffentlichungen so schöne und treffende Worte gefunden hat, stammen aus dem Archiv des Kneipp-Heilmittel-Werkes zu Würzburg.

DRITTER TEIL

Krankheiten

(Gekürzte Wiedergabe. Siehe zur Ergänzung Kneipp „So sollt ihr leben!" neue Bearbeitung!)

Vorbemerkung

„... Sonach muß man beim Heilen immer auf den ganzen Körper einwirken, damit er stark werde und damit die gesunden Teile des Körpers die kranken und geschwächten unterstützen, gleichsam hegen und pflegen; die Organe stehen ja untereinander in innigstem Zusammenhange." (Kneipp)

Die folgenden Behandlungsbeispiele, die aus der ursprünglichen Fassung in die Neubearbeitung übernommen wurden, stellen nur einen kleinen Ausschnitt aus dem Gesamtkreis der Kneippschen Therapie dar. In prächtigen Beispielen zeigen sie, wie mit einfachsten Mitteln Heilerfolge erzielt werden können. Mit den einfachsten, sozusagen schuldlosesten Mitteln das größtmögliche zu erreichen, ist eine Aufgabe, für die man bei Kneipp wesentlichste Grundlagen zu einer Lösung vorfindet. Darüber hinaus — es muß immer wieder darauf hingewiesen werden — zielt der Grundgedanke der Wasser- und Naturheilkur immer auf eine Änderung der Lebensweise und einfache Lebensführung ab.
Soweit sich nun ein Leser veranlaßt fühlen sollte, das eine oder andere Beispiel auf sich anzuwenden, ist ihm zu sagen, daß das betreffende Krankheitsbild und die dafür angegebene Behandlung schon einmal zutreffen können, und es wird zweifellos manche geben, die deswegen die Beispiele durchlesen. Diese tun jedoch nicht recht, da die Übereinstimmung auch eine scheinbare sein kann.
Die Kneippsche Behandlung erlebt dort ihre besten Erfolge, wo ihre Anweisungen durch einen des Kneippschen Verfahrens kundigen Arzt und nach genauer Erhebung des Krankheitszustandes erfolgen. Jedes Krankheitsbild ist trotz jeweils übereinstimmender Kennzeichen in der Ausprägung beim einzelnen, insbesondere unter Berücksichtigung der den Betreffenden bestimmenden Lebensverhältnisse, immer etwas Einmaliges, dem sich Einfühlungsvermögen, Wissen, vergleichende Erfahrungen des Arztes zu nähern suchen. Der Kranke neigt vielfach zu einem Übersehen eigener Schwächen, zur Geringachtung eigener Mängel, die aber desto deutlicher für den Arzt sichtbar sind. Auch die Unterstellung unter die Führung des Arztes ist schon eine Heilmaßnahme ganz für sich genommen. Viele, die sich für gesund halten, sind es nicht; und es sollte Regel sein, daß sich jeder tätige Mensch, auch wenn er noch keine

bestimmten Krankheitszeichen bei sich beobachtet, auf seinen Gesundheitszustand mindestens alljährlich einmal prüfen läßt. Es ist selbstverständlich, von einem sich einer Kneippkur unterziehenden Patienten oder einem Gesunden, der sich aus Gründen der Vorbeugung in die Kur begibt, eine besondere Einstellung zu verlangen. Gilt es doch, eine energische Mitarbeit zu leisten, von vielen eine Lebensumstellung im ganzen, und das kostet vielen inneren Kampf, Erkennung und schließlich Verabschiedung unguter Gewohnheiten. *Naturgemäßes Leben bedeutet jedoch nicht Enthaltsamkeit um jeden Preis, sondern eine Einstellung auf die dem Menschen wirklich zusagenden Lebensreize!* Den Sinn der Lesung der folgenden Beispiele sehen wir in der Hauptsache darin, daß der Lesende sie als einen Kursus der Einfühlung und Einführung in naturheilkundliches Denken und Behandeln betrachtet. In der Hand des Arztes aber offenbart sich das Verfahren Kneipps — ohne in Einseitigkeit zu verfallen — als weitgehend differenzier- und anpaßbar. Lernen wir vor allem aus den folgenden Beispielen, daß die Behandlung des ganzen Menschen neben allen Notwendigkeiten einer örtlichen Behandlung wichtig ist!

Unter allen Umständen — das ist Kneipps Vermächtnis — muß sich die Anwendung nach dem Patienten richten, nie jedoch umgekehrt, der Patient etwa nach der Anwendung oder nach einem bestimmten Schema. (Lies darüber Kneipps eigene Worte in der Einleitung.) Bei den Wickelungen wird der Leser bemerken, daß nur von einem nassen Tuch und einer trockenen Umhüllung die Rede ist. Das Zwischentuch ist hier noch nicht erwähnt, bedeutet aber eine zweckmäßige und notwendige Ergänzung.

Atmungsbeschwerden

Jemand macht folgende Angaben: „Ich bin gut gebaut, war stets gesund und kräftig; doch seit dreiviertel Jahren bin ich so verschleimt, daß ich recht viel Atemnot habe; und wenn der Husten kommt und die Atemnot, glaube ich, ich müsse ersticken. Ich hatte eine vorzügliche, klangvolle Stimme, und jetzt kann ich mich kaum mehr verständlich machen; auch werde ich so müde, daß ich fast nicht zu gehen vermag. Mehrere konsultierte Ärzte erklären es teils als Luftröhrenkatarrh, teils als Lungenkatarrh.“

Anwendungen[1]: Täglich dreimal, auch viermal einen Oberguß und täglich zweimal bis über die Waden im Wasser gehen; so vier Tage lang. Nach diesen vier Tagen täglich zwei Obergüsse, einen Rückenguß und ein Halbbad. Zudem täglich noch im Wasser gehen; so fünf Tage lang; dreimal wöchentlich einen Schal. Nach diesen fünf Tagen täglich ein Halbbad, einen Rückenguß, einen

---

1 Diese Anwendungen darf sich nicht jeder zu machen erlauben, der an Atembeschwerden leidet; sie könnten manchem zu stark sein. Im allgemeinen warne ich vor zu vielen Anwendungen. Man muß sich nach der Gesamtverfassung richten.

Oberguß und einen Knieguß. Nach kurzer Zeit war die ganze Kur vorbei. Es hat sich bei diesem Herrn eine ganz unglaubliche Masse Schleim abgesondert. Tag für Tag wurde das Aussehen besser, der Atem leichter, die Stimme reiner, die Gemütsstimmung heiterer. Nachteilig waren für ihn früher die zu warme Bekleidung und Mangel an Bewegung.

Augen(-Katarrh)

Das kleine Mädchen Antonia, fünf Jahre alt, sieht recht blaß aus. Das Gesicht ist aufgedunsen, das ganze Aussehen krankhaft. Das Kind hat *entzündete* Augen und kann die Helle nicht mehr ertragen. Auch der Appetit ist nicht gut; in der Nacht schläft es nicht, es weint nur viel. Was tun? Das Kind soll *täglich in ein Handtuch eingewickelt* werden von unter den Armen an. Das Tuch werde zuvor in *lauwarmes Wasser* eingetaucht, in dem *Haferstroh* gesotten wurde. Das nasse wird einfachsterweise mit einem trockenen gut umwunden. Wenn das Einwickeln zu einer Zeit geschieht, in der das Kind sonst zu schlafen pflegt, wird es bald einschlafen. Schläft es, so lasse man es ruhig bis zum Selbstaufwachen in der Umhüllung ruhen! Schläft es nicht ein oder wacht es bald wieder auf, so soll es eine Stunde lang die Einwickelung tragen. Dieses Verfahren dauert *eine Woche lang.* In der *zweiten Woche* bereite man dem Kinde ein *warmes Bad mit Absud von Haferstroh* (zirka 35–36 Grad Celsius), in dem es fünfzehn bis zwanzig Minuten bleibt. In der letzten Minute werde es mittels einer kleinen Gießkanne mit gewöhnlichem, nicht zu kaltem Wasser schnell *übergossen* und sofort angezogen. Auch bei Kindern ist diese erfrischende Übergießung nach einem warmen Bade höchst wichtig. Die kranken Stoffe werden durch das warme Bad aufgelöst und ausgeleitet, durch den kalten Guß treten Stärkung und Schließung der Poren ein. Das Kind wird das erstemal jammern und weinen, wie Kinder tun; hat es aber die Sache einige Male durchgemacht, so wird ihm unter Ermutigungen der Mutter das Besteigen der Wanne später ein leichtes sein. *Jeden zweiten* oder *dritten Tag* werde das Bad *wiederholt!* Das Kind wird sich bald frischer, kräftiger, gesunder fühlen; auch das Auge wird reiner werden. Wünscht die sorgende Mutter noch ein Mittel direkt für das Auge, so nehme sie ein Stückchen *Alaun,* so groß wie vier Gerstenkörner, löse es in einem halben Schoppen Wasser auf und wasche täglich drei- bis viermal die Augen der Kleinen! Alles wird recht werden. Auch *nach Entfernung* des Übels versäume die Mutter es nicht, in der einen Woche das genesene Kind wenigstens einmal nach obiger Art zu waschen, in der anderen ihm so ein Bad zu richten!

Ist der kleine Patient nicht fünf Jahre, sondern erst *fünf Wochen* alt, so darf die besorgte Mutter nicht erschrecken, wenn ich denselben Wickel und dasselbe Bad auch diesem Kleinsten empfehle. *Der kleine Anton* mit vier Jahren ist *skrofulös,* hat Ausschlag am Kopfe, in den Haaren; auch um den Mund herum ist es nicht rein, die Augen sind entzündet. Die Mutter hat immer gemeint, das Kind sterbe; indessen es leidet, stirbt aber nicht. Die Mutter soll dem Kinde *täglich* vor dem Schlafengehen ein *Hemdchen* anziehen, das in Wasser, mit etwas Salz gemischt, eingetaucht wurde. Hernach soll sie das Kind schlafen legen und mit einer Decke gut umhüllen. Tut die Mutter dieses *in der ersten Woche* alle Tage, *in der zweiten Woche* jeden zweiten, *in der dritten* jeden dritten, *in der vierten* jeden vierten Tag und gibt sie dem kleinen Anton noch täglich an die Kost oder in das Getränk eine kleine Messerspitze *Kreidemehl,* so wird der Bube gesund werden, und die Mutter wird sich ihres gesunden Kleinen freuen.

Wilhelm, ein Knabe von neun Jahren, hatte Augenleiden. Er konnte nicht mehr lesen, kaum mehr ordentlich die Menschen unterscheiden; der Kleine war mehr als halb blind. Gegen 400 Mark hatten die Eltern schon für diese Augen verwendet. Nichts wollte helfen. So verkümmert die Augen waren, so verkümmert war auch das ganze Kind: die Hände und Füße stets kalt, der Magen ohne Appetit, der Körper abgemagert, die ganze Gestalt traurig und gedrückt. Im Elende steckten nicht nur die Augen, im Elende steckte das ganze Menschlein. Blaue Brille und Führer bestätigten dieses auch nach außen hin.
In vier Monaten war Wilhelm völlig gesund, am Körper sowohl wie an und in den Augen. Der Kleine mußte *in der Woche zwei warme Bäder* nehmen. Viermal wöchentlich ließ ich ihn *ein Hemd* anziehen, das in kaltes, mit etwas Salz gemischtes Wasser getaucht war. In der Umhüllung blieb er ein bis eineinhalb Stunden lang. Dazu hieß ich den Kleinen recht fleißig im nassen Grase oder bei Regen barfuß gehen. Nach Verlauf der ersten vier Wochen nahm Wilhelm in jeder *weiteren Woche drei bis vier Bäder* nur mit 18 bis 19 Grad Celsius mit stets folgender Bewegung. Auch dieses währte einige Wochen. Dazu wusch der Knabe täglich zweimal seine Augen mit *Alaunwasser* (eine Messerspitze Alaun zu ein-

achtel Liter Wasser). Gleichen Schritt mit dem gesundwerdenden, neu auflebenden Körper hielten die wieder erwachenden Augen. Sie öffneten sich endlich ganz und leuchteten und strahlten zuletzt im gesunden und frischen Gesicht des Knaben, als wenn ihnen nie auch nur das geringste gefehlt hätte.

Christine, 24 Jahre alt, sieht aus wie die Blüte des Lebens, hat aber immer mit Augenleiden zu tun. Sie hat zuviel Blut im Kopfe, zuwenig in den Füßen, deshalb auch stets kalte Füße.
Patientin nimmt *jeden zweiten Tag ein lauwarmes Fußbad* mit Asche und Salz untermischt. Dieses zieht ihr das Blut vom Kopfe nach unten. *Dreimal in der Woche* geht sie bis unter die Arme ins kalte Wasser (Halbbad). Bei der Arbeit ist sie viel barfuß. Der Blutandrang zum Kopfe nimmt ab, hört allmählich ganz auf, und das Augenleiden verschwindet.

Augenschwäche als Begleiterscheinung bei Zirkulationsstörungen

Agatha kommt und klagt: „Drei Jahre lang war ich von heftigen Kopfschmerzen geplagt, so daß ich oft ganze Nächte hindurch nicht schlafen konnte. Meine Füße sind beständig kalt; läßt der Kopfschmerz etwas nach, dann habe ich solche Schmerzen auf dem Rücken, daß ich oft ganz steif bin. Auf viele Stunden weit habe ich alle Ärzte aufgesucht; helfen konnte keiner. Seit einem halben Jahre wird mein Augenlicht so schwach, daß ich kaum mehr die Häuser sehe; und wenn's noch einige Zeit so fortgeht, werde ich stockblind."
Agatha mußte

1. in jeder Woche zweimal ein Hemd anziehen, in Salzwasser getaucht, und eingewickelt eineinhalb Stunden lang bleiben;
2. in der Woche zweimal einen kurzen Wickel, in Wasser getaucht, worin Heublumen gesotten worden, warm eineinhalb Stunden lang nehmen;
3. täglich eine Minute lang Wasser auf die Knie gießen und darauf Bewegung machen; so zwei Wochen lang.

In der dritten Woche mußte sie täglich einen Oberguß und Knieguß des Morgens nehmen und nachmittags ein Halbbad, außerdem im Wasser gehen; so auch in der vierten Woche. Nach vier Wochen war der heftige Blutandrang zum Kopf verschwunden; das Augenlicht war wiederhergestellt, weil die Ursache (der Blut-

andrang) behoben war; die Füße waren warm, und die Kranke war geheilt.
Als weitere Anwendung mußte Agatha zur Kräftigung des Körpers in der Woche drei Halbbäder nehmen.

Bettnässen

Dieses Übel kommt bei der heranwachsenden Jugend beiderlei Geschlechtes häufig vor. Auch gibt es viele Erwachsene, die bis in die zwanziger Jahre und noch länger daran leiden. Man findet in Zeitungen allerlei Mittel ausgeschrieben und angepriesen; gewöhnlich ist's nur Schwindel. Bedauerlich, daß diese oft sehr schädlichen Mittel angewendet und solche unglückliche Kinder noch mit Rute und Stock gezüchtigt und verhöhnt werden, was doch gewiß nicht helfen, sondern das Übel nur ärger machen kann! Mir wurde von einer Anstalt erzählt, daß die betreffenden Kinder jedesmal vor dem Schlafengehen bestraft wurden. Die armen Geschöpfe können vor Angst und Furcht nicht sogleich einschlafen, geraten dann um so tiefer in Schlaf, und um so sicherer behauptet das Übel die Herrschaft. Der Grund des Leidens liegt in der Schwäche der Natur; wird diese gekräftigt, so muß jenes in Bälde weichen.

Sechs Kindern von acht bis dreizehn Jahren riet ich, sie sollten täglich in einer Badewanne mit so viel Wasser, daß es bis an die Waden reicht, drei bis fünf Minuten lang hin und her gehen, dann im Zimmer oder im Freien rasche Bewegung machen, damit die Naturwärme schnell wiederkehre. Nach fünf Tagen passierte nur noch zwei Kindern das Unglück; in wenigen weiteren Tagen waren auch diese geheilt.
Eine zweite Anwendung bestand darin, daß sie nach dem Gehen im Wasser auch die Arme zwei Minuten in kaltes Wasser hielten, was sichtlich nicht bloß gegen fraglichen Fehler wirkte, sondern den zuvor krank aussehenden Kindern eine gesunde Gesichtsfarbe verlieh.

Auch bei Erwachsenen kann das angegebene Mittel ausreichen. Nur wenn durch Schwäche auch die Säfte mit dem Blute sehr heruntergekommen sind, empfiehlt es sich, täglich eine Tasse Schafgarbentee zu trinken, die eine Hälfte am Morgen, die andere am Abend.

Bemerkt sei hier, daß das kälteste Wasser am wirksamsten ist. Ich machte bei solchen Kindern den Versuch mit warmen Bädern und erreichte das Gegenteil.

Blasenkatarrh

Ein Herr berichtet: „Ich bin dreißig Jahre alt, leide nun schon drei Jahre an Blasenkatarrh und habe mir dieses Leiden infolge von Überanstrengung im Beruf und besonders durch allzu langes Aufhalten des Harns zugezogen. Im Anfange verrichtete ich noch zwei Monate lang die mir obliegenden Arbeiten unter großen Schmerzen, bis ich bei Tische plötzlich einmal vor Schwäche und Schmerz zusammenbrach. Vier Monate lang bin ich krank im Bette gelegen und so elend geworden, daß mein Körper einem Totengerippe gleich war – mein Körpergewicht betrug bloß mehr zweiundachtzig Pfund. Der Arzt verordnete mir nun Wildunger Wasser, wovon ich etwa hundert Flaschen getrunken habe, und warme Sitzbäder. Ich bekam zudem noch einen sehr heftigen Magen- und Darmkatarrh. Nach vier Monaten, als es Frühling wurde, ging es besser. Im Sommer sodann ging es mir erträglich, wiewohl ich immer noch zeitweise große Schmerzen verspürte und der Urin sehr oft, ja beinahe täglich noch trübe war. Der Winter aber brachte mir wieder ein ganzes Heer von Schmerzen; erst der folgende Frühling und besonders der Sommer halfen mir wieder auf die Beine. Aber im Winter 1887 steigerten sich die Blasenschmerzen wiederum mit jedem Tage; der Urin floß immer spärlicher, ward trüber, und ich mußte drei Wochen das Bett hüten. Meine körperlichen Kräfte schwanden immer mehr, so daß man glaubte, eine Art Abzehrung habe sich eingestellt. Am Unterkörper war ich zumeist kalt und konnte mich trotz des geheizten Zimmers, der fünf Unterbeinkleider und der drei Paar Strümpfe nicht erwärmen; es ging abwärts mit mir. Der Arzt sagte, ich solle mich nur recht warmhalten, und gegen das Blasenleiden verordnete er teils Wildunger, teils Kronenquell-Wasser, wovon ich etwa hundertfünfzig Flaschen leerte. Auf vielseitiges Anraten entschloß ich mich, sobald die Witterung es erlaubte, nach Wörishofen zu gehen."

Der Patient sah sehr abgemagert und elend aus, hustete aber nicht. Ich gab ihm gute Hoffnung auf Wiederherstellung. Schon am dritten Tage bekam er eine bessere Gesichtsfarbe, die Schmerzen nahmen von Tag zu Tag ab, der Urin floß reichlicher und heller, und nach vier Wochen erklärte er: „Nun bin ich wieder der frohe, heitere, gesunde Mensch wie ehedem – dies hat das Wasser getan."

Der Erfolg war ein außerordentlich günstiger. Ein Arzt, der sich speziell mit Blasenleiden beschäftigt, erklärte den Herrn für vollständig hergestellt und war ganz erstaunt über den Heilerfolg.
Die Anwendungen waren: Anfangs einigemal Leibstuhldampf mit Zinnkrautabsud; ferner drei Wochen lang vor- und nachmittags Oberguß und Wassertreten; später Sitzbäder und Oberguß, täglich abwechselnd; außerdem anfangs Tee von Zinnkraut und Wacholderbeeren.

Blasenleiden, nervöses

Ein Lehrer berichtet: „Meine Krankheit wird von den Ärzten als ‚nervöser Reizzustand der Blase und des Unterleibes' bezeichnet. Seit ungefähr fünfzehn Jahren leide ich an Urinbeschwerden, bald mehr, bald weniger. Mit Beginn dieses Frühjahres stellte sich das Leiden wieder in besonders hohem Grade ein. Oft mußte ich in einer Nacht fünfzehn- bis zwanzigmal unter heftigem Drang den Harn lassen. In dem reichlichen Niederschlag fanden sich viele Salzkristalle, später auch Schleim. Dabei litt ich an hartnäckiger Stuhlverstopfung, Blähungen, oftmals, besonders nachts, an heftigem Erzittern des Körpers, hauptsächlich des Unterleibes, verbunden mit Kältegefühl, zuweilen auch an nervösen Zuckungen in den Beinen. Vollständige Appetitlosigkeit und Schlaflosigkeit haben mich sehr geschwächt."
Die Anwendungen waren folgende:

1. in jeder Nacht Ganzwaschung;
2. den einen Tag einen kurzen Wickel, den anderen ein in warmes Salzwasser getauchtes Hemd anziehen;
3. täglich eine Tasse Zinnkrauttee, worin 20 zerstoßene Wacholderbeeren mit abgesotten waren, trinken; so drei Wochen lang.

In kurzer Zeit stellten sich Schlaf und Appetit ein, und *eine* Krankheitserscheinung schwand nach der anderen. Nur blieben noch Mattigkeit und Schmerz in den Beinen zurück. Dagegen folgendes:

1. früh ein Oberguß;
2. nachmittags ein Knieguß;
3. manchmal ein Halbbad.

Die letzten Reste der Krankheit waren bald verschwunden.

Blutandrang (Kongestionen)

Ein Beamter klagt folgendes:
„Ich leide an schwerem Atem, Krämpfen im Halse und sehr starken Kopfschmerzen. Oft ganze Nächte ist es mir wegen Kon-

gestionen und Schmerzen im Kopfe nicht möglich, zu schlafen. Stuhl erfolgt seit Jahren nur durch Medikamente. Außerdem besteht viel Krampf auf der Brust; und wenn dieser in den Unterleib kommt, empfinde ich sehr große Schmerzen. Gegen Kälte weiß ich mich gar nicht mehr zu schützen, Hände und Füße sind gewöhnlich kalt. Meine Lebensstellung wäre eine angenehme, wenn ich nicht fortwährend von Leiden gequält würde. Ich besuchte schon mehrere Bäder, fand aber keine Hilfe. Statt der früheren Korpulenz ist nun Abmagerung eingetreten. Wenn nun Wasser keine Hilfe bringt", klagte er wehmütig, „so bin ich verloren."

Die Behandlung war folgende:

1. Täglich morgens und abends längere Zeit im Gras und auf Fußwegen barfuß gehen – was ihm eine unbeschreibliche Erquikkung brachte und sein Kopfleiden ableitete;
2. in der Woche zwei kurze Wickel;
3. einmal den spanischen Mantel.

Um Stuhlgang zu fördern, mehrere Tage hindurch jede halbe Stunde einen Eßlöffel voll Wasser und bei größeren Beschwerden: Aloe, eine Erbse groß, mit einem halben Löffel voll Zucker, das Ganze in warmem Wasser aufgelöst, und auch dieses jede Stunde löffelweise genommen.

Blutarmut (Bleichsucht)

Die Beschaffenheit des Blutes ist von größter Bedeutung für den ganzen Körper, seine Kraft und Ausdauer; daher darf ich den Satz aufstellen: Wer gesund bleiben und lang leben will, der muß gutes Blut und genügend Blut haben. Die Natur bereitet aus Speise und Getränk das notwendige Blut, und man kann mit Recht sagen: Wer gutes Blut hat, ist gesund, und wer viel Blut hat, ist ausdauernd; und wo wenig oder schlechtes Blut bereitet wird, werden alle möglichen Krankheiten eintreten können.

Zu einer guten Blutbildung ist vor allem notwendig eine gute, gesunde Luft, viel Licht, eine gute, entsprechende Nahrung, welche gutes Blut geben kann, und die erforderliche Bewegung oder Tätigkeit des Körpers. Fehlen diese notwendigen Bedingungen, dann wird auch das Blut abnehmen; und sind die Nährstoffe nicht gut, dann wird zur Blutabnahme auch noch krankhaftes Blut bereitet werden. Blutarmut kann auch eintreten, wenn man Blut verloren hat durch Verwundungen, Aderlaß und andere Blutverluste.

Wer blutarm ist, der ist auch schwächlich oder krank.

Ein Bild der Blutarmut ist der Bleichsüchtige. Das Gesicht des Bleichsüchtigen ist blaß, bleich, oft gelblich, bräunlich; besonders sind die Lippen und das Zahnfleisch blaß; die Augenlider sind matt, und so ist vorherrschend überall Schwäche, Magerkeit, Mangel an Wärme, gebückte Haltung – somit ein Bild der Krankheit. – Die weiteren Folgen sind: Herzklopfen, Kreuzschmerzen, Ohnmacht, Krämpfe, Magenkrampf, Verdauungsschwäche. Neigung bekommen solche Leute oft zu Speisen, die weder der Natur zuträglich sind noch ein gutes Blut geben können.

Als Heilmittel ist einzig sicher, daß der Kranke möglichst viel in frischer Luft verweilt, wenig im Zimmer, und dieses sei nur spärlich geheizt; die Kleidung sei ja nicht zu warm und *schließe sich nie fest* an den Körper an, damit überall die Luft eindringen kann. Solche Kranke sollen womöglichst vermeiden: dumpfe Luft, wie im Keller, geschlossene Räume, rauchige Zimmer.

Die Kranken sollen nur gute, leichtverdauliche Nahrung genießen: Milch, gutes Brot, gekochte Schrotsuppe und von ganz einfachem Mehl (Rohmehl) bereitete Speisen; sie sollen recht wenig auf einmal essen: zwei bis vier Löffel Milch, und dieses öfter, ist am besten; weil wenig Magensäfte vorhanden, wird sie nicht schnell verdaut und darum schlecht im Magen. Ferner Obst oder Obstsaft, frisch gepreßt. Bewegung und Arbeit im Freien (aber nie über die Kräfte arbeiten!) ist gut zur Vermehrung des Blutes, und die Gesundheit kommt dann von selber.

Die Anwendungen mit Wasser sind folgende: In der Woche drei- bis viermal in der Nacht vom Bett aufstehen, sich ganz waschen und gleich wieder ins Bett; ins Wasser gehen bis über die Waden eine halbe Minute lang; gleich darauf kommen auch die Arme ins Wasser, in der Woche ungefähr zwei- bis dreimal.

Ist der Bleichsüchtige recht schwach und hat er wenig Naturwärme, so soll anfangs nur warmes Wasser genommen werden, sowohl für die Waschungen als für die Bäder; in das Wasser kann auch Salz oder Essig gemischt werden. Um den Appetit zu fördern, ist es recht gut, täglich dreimal, jedesmal zwei bis drei Eßlöffel voll, Wermuttee einzunehmen. Ein vorzügliches Mittel gegen Bleichsucht ist auch, täglich zweimal jedesmal eine Messerspitze voll Kreidemehl in vier bis sechs Löffeln Wasser einzunehmen.

Hat sich durch die bezeichneten Anwendungen der ganze Zustand gebessert, können statt der Waschungen und Fußbäder Halbbäder in der Woche zwei- bis dreimal genommen werden; dann werden Ober- und Knieguß, nicht zu oft angewendet, ihre Dienste tun.

Ein armes, einfach lebendes Dienstmädchen wird nicht leicht bleichsüchtig.

Blutarmut bei einem Kinde: Eine Mutter bringt einen Knaben, fünf Jahre alt. Der Knabe ist wohlbeleibt, hat eine recht gute Haltung, ist also recht gut gebaut, aber im Gesicht so bleich, daß die Farbe mehr die eines Toten ist als die eines gesunden Kindes. Das Kind hat weder Leben noch Mut, ist ohne Appetit, hat auch keine Kraft, kurz, das Kind ist so blutarm und der ganze Organismus so untätig, daß es mehr einem Greise ähnlich sieht. Mehrere Ärzte haben das Kind behandelt; geholfen hat nichts. Man hat unvernünftigerweise recht viel Wein zu trinken befohlen; doch der Zustand blieb der gleiche, und das Kind hatte gegen den Wein wie gegen alle Kost die größte Abneigung. Was ist hier zu tun?

1. Jeden Tag dem Kinde ein Hemd anziehen, in warmes Wasser getaucht, in welchem Heublumen gesotten wurden;
2. jeden Tag den ganzen Knaben waschen mit Wasser und Essig;
3. womöglich im Zimmer barfuß gehen lassen; auch ins Freie, in die frische Luft gehen. Zu essen und zu trinken gebe man einfache Hausmannskost: Wasser, Milch (aber immer nur kleine Portionen: zwei bis drei Löffel voll), Obst. So vierzehn Tage lang. Nach dieser Zeit:

1. Täglich in nicht zu kaltem Wasser gehen lassen bis über die Waden;
2. täglich einmal ganz waschen mit Wasser und Essig;
3. in der Woche ein- oder zweimal ein Hemd anziehen, in Salz- oder Heublumenwasser getaucht.

Mit diesen Anwendungen vierzehn Tage fortmachen und sie dann höchstens halb so oft gebrauchen.

Blutungen

Wenn sich eine Blutung einstellt, so fragt es sich, *ob das Blut aus dem Magen oder aus der Lunge* kommt. Auf *Lungenblutung* kann man schließen, wenn das Blut unter Husten entleert wird und hellrot und schaumig aussieht; hingegen auf *Magenblutung*, wenn es durch Erbrechen entleert worden und von dunkelbraun-roter, kaffeesatzartiger Farbe, klumpig und geronnen ist. Blutbrechen ist stets erschreckend und *erheischt Vorsicht,* da es immer größere oder geringere Gefahren in sich schließt.

Kommt das Blut aus dem Magen, wer weiß, welches Äderchen

gelitten hat, ob und wann das Brechen sich wiederholen wird? Eine Vernachlässigung könnte Blutarmut oder eine schwere Krankheit zur Folge haben. Man suche darum die wunde Stelle schnell zu heilen! Dann hat das Blutbrechen aus dem Magen keine Bedeutung. Von *größerer,* oft recht großer *Gefahr ist das Blutbrechen aus der Lunge.* Man schaffe deshalb möglichst schnelle Abhilfe!

Bei beiden Arten des Blutbrechens ist *Tee von Zinnkraut immer* ein erstes Hauptmittel wegen seiner zusammenziehenden Kraft. Ergießt sich das Blut aus der Nase, so ziehe man nach Können öfters solchen Tee durch die Nase ein! Kommt es aus dem Munde, so nehme man alle zehn bis 15 Minuten ein paar Löffel solchen Tees ein! – In der Regel stillt dieser sehr schnell. Der Tee werde selbst nach vollständiger Stillung noch eine gute Zeit genommen. Mir persönlich ist kein Fall bekannt, in dem Zinnkraut nicht rasche Hilfe gebracht hätte.

Stellt sich das *Blutbrechen öfter* ein, so müssen die *Ursachen* erforscht werden. Es ist dann entweder die Lunge krank, und der Patient gehört zu den Schwindsüchtigen; oder es findet ein zu starker Blutandrang nach dem Kopfe statt, der behoben werden muß (siehe „Blutandrang [Kongestion]“), oder es rührt von Magengeschwüren her.

Hier ein Wort über das *Nasenbluten.* Viele Menschen haben sehr häufiges Nasenbluten und machen sich nichts daraus, weil es ihnen darauf „wohl“ wird. Dennoch ist und bleibt dieser Zustand ein ungesunder, dem sicher früher oder später eine schwere Krankheit folgen wird. Abgesehen von allem andern muß notwendigerweise allmählich Blutarmut, schwaches Blut usw. eintreten und damit die bekannten Zustände: Angst, Furcht, Erschrecken, Ängstlichkeit, Skrupulantentum der verschiedensten Art. Als *gute stillende Mittel* beim Nasenbluten werden häufig gepriesen: den Betreffenden ohne sein Wissen zu erschrecken, ihm Wasser ins Genick zu gießen, ihn verschiedene Haltungen des Kopfes einnehmen zu lassen.

Ich bin gegen all diese oft das Gegenteil bewirkenden Manöver. Das einzig Richtige scheint mir zu sein, daß man den *Blutlauf in geregelten Gang zu bringen* sucht, das übermäßig zum Kopf steigende Blut in den Unterleib *und* in die Füße lenkt, die bei solchen Zuständen regelmäßig blutarm sind, woraus sich dann später allerhand Schwächen und Gebrechen ergeben.

Zu dieser *Ableitung des Blutes* nach unten helfen vortrefflich: anfangs ein warmes *Fußbad mit Asche und Salz,* fünfzehn Minuten lang, in der Woche zwei- bis dreimal; desgleichen wöchentlich

zwei- bis dreimaliges *Gehen auf nassen Steinen* und zwei bis drei *kurze Wickel.* Ist die Natur erst erstarkt, so tun weiter vorzügliche Dienste der *Ober- und Unterguß* und *Halbbäder* mit Waschung des Oberkörpers, wöchentlich je eine Anwendung.
Ein *Nasenbluten* gibt es, das nicht bloß bedenklich ist, sondern leicht den Tod bringt. Ein Mädchen von fünfzehn Jahren, das in der Zeit der Entwicklung war, verblutete vollständig innerhalb zwei Stunden. Wie durch eine Röhre strömte alles Blut aus der Nase; das Bluten endete mit dem Tode (sogenannte Bluterkrankheit).

Mir selbst kam der Fall vor, daß ein Mädchen von sechzehn Jahren in ungefähr eineinhalb Stunden durch die Nase eine Riesenmenge reines Blut verlor. Die zunehmende Totenblässe und die anrükkende Schlafsucht ließen das Ärgste befürchten. Nachts zwei Uhr wurde ich schleunigst gerufen, die Verblutende zum Sterben vorzubereiten. Alle Hausmittel waren erschöpft, ein Arzt war nicht zur Stelle. Ungesäumt ließ ich einen halben Gießer mit Wasser auf den Kopf spielen, die andere Hälfte auf den oberen Rücken. Fast augenblicklich hörte das Bluten auf. Das Mädchen lag mehrere Stunden ruhig, aber in seiner Schwäche mehr oder weniger bewußtlos da. Kaum hatte es sich etwas erholt, so meldete sich das Nasenbluten wieder. Der Guß wurde wiederholt und erzielte dieselbe Wirkung. Zur Hebung der Schwäche nahm die Kranke – Appetit und Durst fehlten gänzlich – jede halbe Stunde zwei bis drei Löffel Milch; nach zwei Tagen konnten bereits Kraftsuppen folgen, die, im Wechsel mit Milch und in überaus geringen Portionen genommen, allmählich dem so arg geschwächten Körper etwas aufhalfen. Der *Oberguß* wurde *täglich pünktlichst* vorgenommen. Die Blutungen blieben aus, dagegen meldete sich binnen kurzem ein recht guter Appetit. In vier bis sechs Wochen erholte sich die Kranke sichtlich; in einem halben Jahre fühlte sie wohl im Innern noch Schwäche, im Äußern war das Aussehen blühend wie früher. Die beginnende Entwicklung mag, wie im ersten Fall, Ursache der Blutung gewesen sein.

Blutvergiftung

Eine Hausmutter hatte sich an einem Finger ganz unbedeutend geritzt – sie wußte nicht, ob an einem Nagel oder Holzsplitter –, beachtete diese Kleinigkeit gar nicht und ging am Abend ins Bett,

ohne den Schaden näher anzusehen; er schien ihr zu unbedeutend. In der Nacht schon wacht sie auf, empfindet im Finger einen schmerzhaften Krampf, große Übelkeit, Brechreiz bis zum Erbrechen. Der Schaden war an der linken Hand, und sie empfindet auch Schmerz und Krampf am rechten Fuß. Hand und Arm bis zum Ellbogen schwellen stark an, werden feuerrot, und innerhalb zehn Stunden tritt am ganzen Arm ein fast unausstehlicher Schmerz ein. Die Lymphgefäße bis zum Ellenbogen treten stark hervor und sind ganz dunkel. Arzt war keiner im Ort, und es war sichtbar die höchste Gefahr im Verzug, es werde die Blutvergiftung die Herrschaft bekommen. Die Röte war bereits über den Ellenbogen schon zur Hälfte auf den Oberarm gekommen.
Heublumen wurden mit siedendem Wasser übergossen, und die ganze Hand wurde mit so heißen Heublumen, als sie dieselben nur ertragen konnte, eingewunden. Der ganze Arm wurde mitsamt dem Verband in das heiße Heublumenwasser gelegt, acht Stunden lang. Diese Heublumen zogen wie ein Zugpflaster am ganzen Arm, und so ist es denselben gelungen, die Giftstoffe aus dem Blut auszuziehen, mithin wieder ein Beweis, wie schleunigst eingewirkt werden soll, wenn die Zeichen einer Blutvergiftung sich zeigen. Vielleicht wäre nach ein bis zwei Stunden die Hausfrau schon ein Opfer des Todes geworden. Bemerkt soll noch werden, daß selbst die Zunge schon eine bläuliche Farbe bekommen hatte. Nach 36 Stunden war auf der flachen Hand die Haut von allem Fleisch so abgelöst, daß sie hätte abgezogen werden können. Als die Krämpfe in dem Finger nachließen, hörte auch alle Übelkeit auf.

Furunkulose

Auf der Heimreise von einer Fastenpredigt besuchte ich einen *Pfarrer.* Ich hatte auf dem Wege zufällig erfahren, daß man sein baldiges Ende erwarte. Ich trat ein. Der geistliche Herr saß im Lehnstuhl und erzählte: „Ich habe fünfundzwanzig Löcher und Wunden am Leibe. Sie sehen hier im Gesicht fünf Pflästerchen. Deren habe ich zwanzig am Leibe. Ganz schnell entstehen kleine Geschwüre mit brauner Flüssigkeit. Setze ich ein Pflästerchen auf, so hält es einen Tag; beim Wegnehmen bleibt gewöhnlich etwas abgestandenes, faules Fleisch hängen. So leide und dulde ich schon seit Monaten, und Hilfe bekomme ich keine mehr. Quälender noch als die Wunden am Körper empfinde ich den entsetzlichen Ekel im Gaumen, den ich niemandem beschreiben kann. Teurer geistlicher Mitbruder, wissen Sie einen guten Rat für einen Armen, dann geben Sie ihn bald! – Mir scheint es höchste Zeit." Ich riet dem Bedauernswerten, er solle *täglich alle zwei Stunden* vier bis sechs Löffel *Tee von Salbei* und *Wermut* nehmen, daß ihm der Ekel aus dem Gaumen schwinde. Dann verließ ich ihn auf Wiedersehen in der Ewigkeit.

Nach fünf Tagen kam wirklich ein Bote, doch nicht mit der erwarteten Todesnachricht, sondern mit der Freudenkunde, der *Ekel* sei aus dem Gaumen entfernt, und der Kranke spüre schon Verlangen nach Speise. Der erste Rat habe so vortrefflich gewirkt; ich möchte bald einen zweiten geben. Ich ließ ihm melden, er solle *während vierzehn Tagen täglich* mit frischem Wasser *Ganzwaschungen* vornehmen oder vornehmen lassen, die einzelnen Waschungen so kurz wie möglich. Von neuem kam die Meldung, der Zustand mache sich, der Appetit sei im Steigen. Ich verordnete als weitere Anwendungen durch einige Wochen abwechselnd den einen Tag den *spanischen Mantel*, den anderen eine *Ganzwaschung*. Nach vierzehn Tagen konnte der Pfarrer wieder in seinem Amte tätig sein. Es folgten noch *wöchentlich je 1 Kräuterbad* zu 35 Grad Celsius, aus *Heublumen* bereitet, am Schlusse mit kalter Abwaschung, und *kalte Halbbäder* (mit Waschen des Oberkörpers) im Wechsel mit Ganzwaschungen, den einen Tag die erste, den anderen die zweite Anwendung. Der geistliche Mitbruder genas vollkommen und waltete noch 24 Jahre, bis zum Ende seines Lebens, berufsfreudig seines Amtes als Pfarrer.

Darmkatarrh (Abweichen, Diarrhöe)

Es gibt Leute, welche scheinbar ohne besondere Veranlassung Diarrhöe bekommen. Die Wiederholung kann *regelmäßig*, zum Beispiel zu gewissen Zeiten, ein- bis zweimal im Jahre, oder *unregelmäßig* stattfinden. Die Betroffenen fühlen sich vor und nach den Anfällen wohl und gut. Die regelmäßigen Diarrhöen rühren daher, daß die kräftige Natur all die gesammelten überflüssigen Stoffe auswirft. Wie ruhig arbeitet man, wenn an einem Dampfkessel ein Sicherheitsventil angebracht ist! Wie ruhig darf man sein, wenn die Natur gleich diesem Kessel das „Zuviel und Ungesund" ausspeit!

Gegen derlei Diarrhöe habe ich durchaus nichts zu verordnen; ich warne sogar, dagegen etwas zu tun. *Meistens* kommen diese Ausscheidungen im *Herbst oder Frühjahr* vor, und uns scheint, daß die Luft, die Temperatur gut einwirken und mithelfen.

Beachtenswerter sind die *unregelmäßigen Diarrhöen,* die *mit* oder *ohne Schmerzen* auftreten können. Es sind Mahnungen für solche Leute, daß in ihrem Körper sich krankhafte Stoffe angesammelt haben, die, wenn sie nicht entfernt werden, häufig Verderben anrichten. Man macht in der Tat die Erfahrungen, daß bei derart Heimgesuchten meistens das eine oder andere Organ krank ist und daß solche Kranke sehr oft früh sterben oder wenigstens nicht besonders alt werden. Oft sind die Diarrhöen *Vorboten von schweren Krankheiten. Bei der Heilung muß vor allem auf den Unterleib gewirkt* werden, doch stets *im Wechsel mit Anwendungen auf den ganzen Körper. Plötzliche Stillung* der Diarrhöe ist *nie zu empfehlen* (keine Betäubungsmittel!); es sollen die faulen Stoffe allmählich entfernt und die inneren Organe so gekräftigt werden, daß die Natur solch faule Stoffe gar nicht aufkommen läßt oder sie zur rechten Zeit ausscheidet.

Nach innen wende man *Tee an von Wermut* mit *Salbei, von Tausendguldenkraut* mit *Salbei, von Schafgarbe* mit *Johanniskraut,* täglich eine bis zwei kleine Tassen; oder man nehme täglich sechs bis zehn *Wacholderbeeren.* Alle diese Mittel fördern die Verdauung, unterstützen die Magensäfte und enthalten zugleich Nährstoffe.

Sollte die Diarrhöe *stark* sein und schon länger dauern, so werden *zweimal täglich ein halber Löffel voll Heidelbeergeist* (in warmem Wasser) eingenommen oder getrocknete Heidelbeeren.

Als *äußerliche Anwendungen* genügen im Anfange wöchentlich drei bis vier *Aufschläge auf den Unterleib* von je eineinhalb Stunden (ein vierfach zusammengelegtes Tuch werde zu diesem Zweck in Wasser mit Essig oder in einen Absud von Fichtenreisern getaucht und auf den Unterleib gelegt oder gebunden), ebenfalls wöchentlich *ein kurzer Wickel.* So fahre man vierzehn Tage fort! Nach vierzehn Tagen können zur Kräftigung in der Woche *ein bis zwei Halbbäder* folgen mit Waschung des Oberkörpers und gleichfalls wöchentlich *ein bis zwei Ganzwaschungen* nachts vom Bette aus. Dieses für die folgenden drei bis vier Wochen. Wenn es *dann* zur Regel würde, *keine Woche ohne* wenigstens eine *Ganzwaschung* oder ein *kaltes Halbbad* mit Waschung des Oberkörpers vorübergehen zu lassen, müßte der ganze Organismus kräftiger und gesünder werden und der berührte Ausnahmezustand (wenn er nicht tiefer liegende Ursachen hat) aufhören.

Ein Herr, 48 Jahre alt, erzählt: „Seit vielen Jahren habe ich mit wenig Unterbrechung *Abweichen,* ich mag essen, was ich will; habe von den Ärzten recht viel eingenommen, auch manche Hausmittel gebraucht, wurde in mehrere Bäder geschickt, doch – alles vergebens. Besonders stark ist das Abweichen, wenn ich trinke, sei es Wasser, Bier oder Wein. Recht trockene Kost ist mir am zuträglichsten. Weil mir alles zu rasch und zu wenig verdaut abgeht, bin ich nie bei Kraft; und bin ich auch nicht ganz abgemagert, so sind doch meine Muskeln nur welk."

Die Anwendungen waren folgende:

1. täglich zweimal Oberguß,
2. täglich einmal im Wasser gehen und
3. einmal Knieguß.

In der zweiten Woche:

den einen Tag Oberguß und im Wasser gehen,
den anderen Tag Halbbad.

Nach diesen zwei Wochen fühlte sich der Kranke frischer, kräftiger und wohler, aber das Abweichen blieb.

In der dritten Woche bekam er:

1. täglich ein vierfach zusammengelegtes Tuch, in Wasser und etwas Essig getaucht, auf den Unterleib, eineinhalb bis zwei Stunden lang,
2. den einen Tag Oberguß und Schenkelguß,
3. den andern Tag Halbbad und Oberguß.

Nach dieser Woche hatte sich der Stuhlgang vollständig geändert.

Eine weitere Woche:

1. jeden Tag ein Halbbad,
2. jeden zweiten Tag ein Tuch auf den Unterleib wie oben. Zur weiteren Erhaltung der Kraft und Gesundheit reichten aus:

in der Woche zwei Halbbäder und
ein- bis zweimal ein wie oben beschriebener nasser Umschlag auf den Unterleib.

Zum innerlichen Gebrauch wurden verwendet:

a) Wermuttropfen.
b) Wacholderbeeren, im Wechsel.

Es könnte mancher fragen, warum gerade diese Reihenfolge in den Anwendungen eingehalten wurde.

Darauf ist zu erwidern:

Die Anwendungen in der ersten Woche suchen den Körper, oben und unten angefangen, zu kräftigen;

die der zweiten Woche stärkten, wie den Körper im allgemeinen, so die Organe im Innern;

die der dritten Woche wirkten hauptsächlich auf die Kräftigung des Magens und der Gedärme.

Auf diese Weise wurde der *ganze* Körper ausgebessert. Die Anwendungen der vierten Woche umfaßten den ganzen Organismus in allen seinen Teilen, und so ist die Ausheilung auch bei diesem Körper gelungen. – Was innerlich gebraucht wurde, ist teils zur Aufbesserung der Verdauung, teils zur Kräftigung der inneren Organe geschehen.

Diphtherie

Wer von Diphtherie überfallen wird, muß bemüht sein:
1. die angehäuften Krankheitsstoffe so bald wie möglich zu lösen,
2. auf die ganze Natur einzuwirken, daß die ungeregelte Strömung des Blutes und der Säfte, welche das Fieberthermometer anzeigt, in Ordnung komme. Man lasse einen solchen Kranken zuerst einen *Kopfdampf* nehmen und nach je 20–24 Minuten den *ganzen Körper waschen.* Nach sechs bis acht Stunden soll er einen *Schal* überlegen, eineinhalb Stunden lang, nach jeder halben Stunde denselben von neuem in frisches Wasser eintauchend. Dann nehme der Kranke einen *Fußdampf,* gleich darauf ein *Halbbad* (ganz kalt) mit Waschung des Oberkörpers. Es folgt von neuem der *Schal,* eineinhalb Stunden lang anzulegen, wie oben angegeben. Sind diese Anwendungen vorgenommen, so wiederhole man sie von vorne, auf jeden Tag *eine* derselben verteilend. Der Kranke *gurgle* nebenher fleißig mit *Zinnkrauttee,* täglich zum mindesten vier- bis fünfmal. Das garstige Übel wird in Bälde behoben sein.

Alle die genannten Anwendungen sind so *schuldlos,* daß sie nie schaden können.

Hat der Kranke (es ist dies eine allgemeine Regel) *zur Nachtzeit Ruhe,* tritt Schlaf ein, so soll man denselben *ja nicht stören.* Denn eingetretener Schlaf ist ja ein Beweis, daß die Natur in Ordnung (zur Ruhe) kommt, und seine stärkende Wirkung macht, daß die Anwendungen selbst um so bessere Erfolge haben.

Bei dieser Gelegenheit sei noch bemerkt, daß, wenn während irgendeiner Anwendung, die das Bett vorschreibt, *ein Kranker in Schlaf* kommt, man ihn *nie wecken soll.* Hat das Mittel, die Anwendung ihre Wirkung getan, so wacht der Kranke regelmäßig von selber auf.

Ein Vater kommt und erzählt: „Mein Kind, elf Jahre alt, kann gar nicht mehr schlucken und schon volle drei Tage kaum mehr atmen. Es ist voll Hitze und phantasiert. Wohl habe ich der Schwerleidenden ein nasses Tuch um den Hals gebunden, aber es geht noch nicht besser. Was soll ich tun, damit das Kind mir nicht ersticke?" Der Jammer des bekümmerten Vaters, noch mehr die mißglückte Anwendung, bewog mich, ihn zum Krankenlager zu begleiten. Da lag das Kind, ein Jammerbild, allem Anscheine nach verloren. Denn schon waren Zeichen da, die kaum mehr auf Rettung schließen ließen. Wagen wir es dennoch in Gottes Namen! *Jede halbe Stunde* wurden während eines Tages *Rücken, Brust* und *Unterleib mit kaltem Wasser* gut gewaschen. Da die entsetzliche Fieberhitze nicht weichen wollte, *kam auf den Unterleib* nichts weiter als *ein in kaltes Wasser getauchtes Tuch*. Die Hitze mußte brechen. Am folgenden Tage kommt der Vater wieder und erzählt: „Das Kind ist bereits imstande, etwas zu schlucken, aber zu beiden Seiten des Kopfes schwellen die Backen (Wangen) gegen die Kinnlade zu ziemlich stark an. Das Reden ist kaum verständlich; doch freue ich mich namenlos, daß die Kleine wieder reden kann." Der Vater wurde angewiesen, rechts und links am Kopfe die Geschwülste mit Lappen einzubinden, die in Wasser, das mit Essig vermischt war, eingetaucht wurden, und diese Umschläge nach jeder halben Stunde zu erneuern. Zudem soll er das Kind in der oben angegebenen Weise so oft an Brust, Rücken und Unterleib waschen, als es sich heiß und bange fühle. Am dritten Tage befand sich die Kleine außer aller Gefahr. Man setzte die Waschungen noch kurze Zeit fort, so oft die Hitze zu steigen begann. *Gurgelungen* mit *Tee* von *Foenum graecum* (ein Kaffeelöffel Foenum graecum in einem halben Schoppen Wasser gesotten und der im Bette sitzenden Kleinen öfters löffelweise gereicht) hatten vorzügliche Wirkung. *Tee* der *Malve*, der *Schafgarbe*, des *Wollkrautes* würden dieselben Dienste erfüllen. Sehr gut ist auch, täglich drei bis vier Kaffeelöffel voll Baumöl (Salatöl) einzunehmen. Dieses nimmt die innerliche Hitze auffallend schnell.

Das Kind wurde gerettet und erfreute sich von da an der besten Gesundheit.

Ein Vater kommt und klagt, seine Tochter, vier Jahre alt, habe die Halsbräune. „Das Kind hat es", sagt er, „gerade wie die drei anderen Kinder, welche alle gestorben sind. Sie starben sehr schnell; auch dieses Kind wird schnell sterben. Schon kann es fast nicht mehr atmen und nicht mehr husten. Kopf und Leib sind ganz aufgetrieben. Was soll ich tun? Vier Stunden brauche ich, um den

Arzt zu holen, und bis dahin ist mein Kind tot." Die *Antwort* lautete: „Hausvater, gehe gleich heim, mache etwas *Wasser*, das mit Essig gemischt ist, *heiß*, tauche ein *Handtuch* ein, winde dieses aus und *wickle* damit den *ganzen Hals* des Kindes gut ein! Darüber bringe noch ein trockenes Tuch und lasse den also übergelegten Wickel dreiviertel Stunden lang liegen! Dann tauche das Tuch von neuem in Wasser und Essig! So fahre sechs Stunden lang fort, aber alle dreiviertel Stunden den Umschlag von neuem naß machend! Nach Verlauf der sechs Stunden mache den Hals frei, ihn leicht bedeckend! Sodann appliziere dem Kinde mit demselben Handtuch, das du zu diesem Behufe wieder in Wasser und Essig eintauchst, einen *kurzen Wickel!* Darüber lege eine trockene Hülle und decke das kranke Kind gut zu, sorgfältig, aber nie zu stark! So soll die Kleine eine Stunde lang ruhen bleiben. Nach einer Stunde entferne die Hülle und lasse das Kind, nicht mehr als gewöhnlich bedeckt, im Bette liegen! Sollte nach sechs bis acht Stunden noch schweres Atmen und Husten vorhanden sein, so kannst du den Umschlag um den Hals nochmals, wie oben gesagt, erneuern und denselben ein bis zwei Stunden lang umlegen. Wenn er nach Verlauf einer Stunde recht heiß ist und dem Kinde recht bange werden sollte, so tauche das Tuch von neuem ein! Du wirst die Wirkung erfahren."

Der Vater tat, wie ihm befohlen, und nach 30 Stunden war das verloren geglaubte Kind wieder gesund, frisch und munter.

Heilung wäre *auch dann* erfolgt, wenn man das Tuch in *recht kaltes Wasser* (mit halb Essig) eingetaucht und das Eintauchen alle dreiviertel Stunden erneuert hätte. Bei Nichtabnahme der Hitze hätten *noch die Füße und Beine bis über die Waden mit eingewickelt* werden können.

(Die Anwendungen Kneipps zeigen, wie man in der serumlosen Ära manchmal mit Erfolg vorging, selbst bei Diphtherie. Es gibt aber trotz Serumbehandlung noch „hochgiftige" Fälle von Diphtherie, bei denen alles versagt! Naturheilkundliche Hilfen sollen nie ganz vergessen werden, wenn auch für einen Großteil der Di-Fälle das Di-Serum offenbar Erfolge bringt. D. H.)

Emphysem der Lunge

Es kommt sehr häufig vor, daß Leute, welche noch im schönsten Alter stehen, sehr an Atembeschwerden leiden und nicht selten in die peinlichste Lage und Angst kommen, ersticken zu müssen.

Gewöhnlich sind solche Leute *ziemlich korpulent*, und die Lebensweise hilft auch noch als Nebenursache dazu, den Zustand ärger zu machen. *Hauptgrund des Übels* ist gewöhnlich, daß der *Organismus an allgemeiner Schwäche* leidet, matt und schlaff ist, wenig Blut hat und infolge der Untätigkeit und Schlaffheit die Blutvermehrung nicht so stattfindet, wie sie für den Körper notwendig wäre. Ich möchte solche Leute mit einer Maschine vergleichen, an der Rad zu Rad paßt, die gut in Ordnung, aber zu schwach ist für die Forderungen, die an sie gestellt werden. Ein *weiterer Grund* sind fast regelmäßig die Gase, welche sich im Unterleib anhäufen und einen Druck auf die Organe des Oberkörpers ausüben. Dadurch werden diese mehr angestrengt, als sonst ihre Aufgabe es erheischt. Sie leiden unter diesem Drucke, und es tritt allseitige Beengung ein. *Das Übel wird behoben* einmal dadurch, daß die *Gase aus dem Körper verbannt* werden, und dadurch, daß der *ganze Körper abgehärtet* und durch Auswahl einer einfachen, guten, nahrhaften Kost gekräftigt wird. Meine mehr als 35jährige Erfahrung belehrte mich, daß gerade bei diesem Leiden die Brightsche Nierenkrankheit leicht die Oberhand gewinnt, das ist, daß der ohnehin schon geschwächte Körper durch diese Krankheit aufgerieben wird.

Ein Herr, ziemlich korpulent, noch nicht 40 Jahre alt, bekommt von Zeit zu Zeit solche Erstickungsanfälle, daß er der Überzeugung lebt – der Arzt bestätigte ihm dieselbe –, er werde, wenn der Anfall noch zweimal wiederkehre, unterliegen. Die Atemnot war so groß, daß der Kranke resp. sein Nach-Atem-Ringen im unteren Stockwerke des Hauses gehört wurde. Oft meinte er, wie er sagte, er müsse vor Schmerzen und Todesangst an den Wänden hinauf. Diese Atemnot dauerte bei jedem Anfalle ziemlich lange und erschöpfte den Körper also, daß er sich jedesmal darnach ganz krank fühlte. Hatte er sich in kurzem wieder erholt, so fühlte er sich gesund und frisch. Die Anfälle blieben oft einige Tage aus, um so mehr aber steigerte sich ihre Heftigkeit.
Der genannte Herr besaß die größte Wasserscheu und konnte sich zur Wasserkur erst dann entschließen, als ihm keine andere Hilfe mehr blühte. Sechs Wochen hindurch gebrauchte er verschiedene Anwendungen. Die Heilung war eine so vollständige, daß die Anfälle niemals wiederkehrten und der Herr sich stets der besten Gesundheit erfreute.
Der Patient nahm *mehrere Tage hindurch einen Tee von Dorn-*

schlehblüten, der einen recht gelinden, aber ergiebigen Stuhlgang förderte; dann gebrauchte er den *kurzen Wickel, Ober-* und *Unteraufschläger* und zuletzt *Halb-,* auch *Ganzbäder.* Unter den Anwendungen tat auch der *spanische Mantel* gute Dienste. Am wirksamsten erwiesen sie sich in folgender Ordnung:
Erst der *kurze Wickel;* er beginnt die Gase auszutreiben und die Ursache der Gase zu lösen;
sodann der *Ober- und Unteraufschläger,* eine Fortsetzung der ersten Anwendung, zugleich auf Kräftigung abzielend;
im weiteren der *spanische Mantel;* dieser leitet die verlegenen Stoffe aus der Haut;
endlich *Halbbäder,* welche den Organismus stärken.

Entzündung edler Körperteile (Lungen-, Brustfell-, Unterleibsentzündung)

Margareta liegt zu Bett, sie hat heftigen, trockenen Husten, verbunden mit viel Brechreiz,- und von Stunde zu Stunde nimmt die Hitze zu. Gewaltiges Stechen und Brennen peinigen die Brust und die eine Seite. Der Arzt erklärt, es sei eine *Lungenentzündung* im Anzug. Wie kann der Kranken geholfen werden? Jedes Kind weiß, daß ein Schwamm ungemein viel Wasser einsaugen und behalten kann. Sollte es nicht auch Mittel geben, welche, wie der Schwamm das Wasser, die Hitze an sich ziehen, gleichsam einsaugen und behalten? Ja, es gibt solche Mittel, und sie liegen nicht ferne. Jede Bauersfrau bei uns auf dem Lande kennt den *Topfenkäs* (Quark). Anderwärts nennt man ihn Zieger; er wird gewonnen aus der geronnenen (gestockten) Milch . Solchen Topfenkäs rührt man mit Topfenwasser zu einer feinen Salbe an, streicht ihn etwas mehr als messerdick auf Leinwand und legt das Pflaster auf die stechende oder brennende Stelle, an der das Feuer der Lungenentzündung um sich greifen will. Ich kenne kein Mittel, welches mehr Hitze an- und einzuziehen imstande ist. Die stärksten Hitzen habe ich so dämmen und ganz auslöschen sehen, wenn man *täglich* zwei- bis viermal, je nach dem Grade der Hitze, so ein Pflaster auflegte. Viele kenne ich, die hauptsächlich bei Lungenentzündung ihr Leben allein dieser so einfachen Auflage verdanken.
Innerlich soll der Kranke jeden Tag einen *Löffel voll Salatöl* einnehmen.
Reichen diese zwei Mittel nicht aus, das heißt sollte die Hitze noch groß bleiben, so können *Wasseranwendungen* folgen. Man wickle

den ganzen Körper des Kranken von unter den Armen an in ein naßkaltes Tuch ein (Unterwickel) und wiederhole dieses täglich zweimal! Von der jedesmal notwendigen Umhüllung spreche ich nicht mehr. Man sehe vorn nach bei der Beschreibung der Anwendungen! Oder man *umbinde beide Füße bis über die Knöchel* mit in Wasser (eine kleine Beimischung von Essig kann nur gut sein) getauchten Tüchern und erneuere das Eintauchen so oft, als die Tücher recht heiß werden! Statt der Tücher kann man auch *nasse* Socken anziehen, darüber als Umhüllung trockene.

Wendet die kranke Margareta drei bis fünf Tage das Pflaster an, gleich beim Beginn der Krankheit, so kann sie in sechs bis sieben Tagen, längstens in neun bis zehn Tagen, wieder gesund sein.

Wie die Lunge sich entzündet, ebenso können auch andere edle Teile des Körpers entzündet werden. Wir sprechen von Brustfell-, Bauchfell-, Unterleibs- und anderen Entzündungen. Bei allen gelten dieselben eben berührten allgemeinen Grundsätze und dasselbe Heilverfahren: Verteilung, das ist Ableitung des Blutes, Kühlung der entzündeten Stelle, das heißt Entziehung der Hitze durch Einwirken von Kälte.

Mitternachts wurde ich einst zu einem Kranken gerufen. Er konnte kaum mehr atmen. *Husten* und Brechreiz waren groß. In der Brust, besonders auf der einen Seite – so klagte er –, gehe es zu, wie wenn man sie mit Messern durchsteche; der ganze Körper glühe schrecklich. Ich providierte den Kranken nicht, wie die Angehörigen baten, und bereitete ihn nicht zum Tode vor. Aber ich ließ ihn von unter den Armen an in nasse Tücher einwickeln (Unterwickel) und auf die schmerzende Stelle ein Topfenpflaster auflegen. Zum Einnehmen erhielt er einen Löffel Salatöl. Das tat wohl. Sechs Tage wurde so fortgefahren, und der Todkranke war außer Gefahr.

Martin, ein schöner, starker Mann, bekommt heftiges Fieber. Zuerst schüttelt ihn entsetzlicher Frost. Dann quält ihn brennende Hitze. Der Kopf ist so heiß, daß der Arzt auf eine Gehirnentzündung schließt. Das ganze Innere steht in Flammen; diese schlagen durch den glühenden Atem gleichsam zum Munde heraus oder besser: Wie die innere Glut den Holzhaufen verbrennt, so arbeitet die Glühhitze schrecklich, die inneren Organe in raschem Tempo zu verkohlen. Die Vorboten des Übels waren Kopfweh, Abgeschlagenheit, Mattigkeit und Frost. Außer dem Fieber aber fühlt der Kranke jetzt an keiner einzelnen Stelle besonderen Schmerz. Nach zehn Tagen war der Mann eine Leiche, und beim Sezieren stellte es sich heraus, daß das Gehirn intakt, unverletzt, daß der Arme vielmehr an einer Lungenentzündung gestorben war.

„*Wie hätten Sie diesen Fall behandelt?*" fragte man mich

Dem Kranken hätte ich *während drei bis vier Stunden jede halbe Stunde Rücken, Brust* und *Unterleib* waschen lassen. Die Wut des Feuers wäre so um vieles gedämpft worden. Dann hätte ich weiter gelöscht mit *Ober- und Unteraufschlägern* – die Unteraufschläger zum Darauffliegen recht dick (mehrfach zusammengelegt) – und mit *nassen Socken* oder Tüchern bis über die Knöchel, letztere nach jeder Stunde neu eintauchend. Hatte der Kranke sonst gesunde Lungen – und mir scheint solches der Fall zu sein, wenn er im höchsten Stadium der Lungenentzündung keine Schmerzen fühlt –, so sollte er, menschlich gesprochen, das heißt, wenn Gott in seinen ewigen Ratschlüssen nicht anderes bestimmt hat, gerettet werden.

Flechten (Ekzeme)

Sehr *bedenklich und gefährlich ist's,* diese unsauberen Ausschläge mit *scharfen Mitteln* anzugreifen. Gar leicht können die Flechten verdrängt werden; aber bei zurückgedrängten Flechten sind die letzten Dinge viel ärger als die ersten, ganz abgesehen von Zerstörungen, welche scharfe, ätzende Mittel an und in der Haut anrichten.

Als *Regeln für die Heilung* stelle ich folgende auf:

Äußerlich darf *gar nichts* angewendet werden *als lauwarmes Wasser,* um den Schmutz wegzuwaschen. Alles übrige ist vom und zum Übel.

Speise und *Trank* für solche Kranke seien leicht verdaulich, einfach, nicht wählerisch, aber so, daß sie gute Säfte abgeben und die vorhandenen verbessern. Alles Saure, scharf Gesalzene und Gewürzte, alle geistigen Getränke werden so viel wie möglich vermieden. Es sind wahrlich der Schärfen genug im Blute. Die *eigentliche Wasserbehandlung* sei folgende: Man lasse den Kranken am ersten Tage einen *Kopfdampf* nehmen und den *spanischen Mantel* anziehen, am zweiten Tage den *Fußdampf* und einen *Unterwickel,* am dritten Tage früh neuerdings den *spanischen Mantel,* nachmittags den *kurzen Wickel!* Am vierten Tage sei Ruhetag. Den fünften Tag hüte er das Bett und *wasche nach je zwei Stunden den ganzen Körper schnell kalt ab!* Im Verhinderungsfalle soll er außer Bett die Waschung morgens, mittags und abends vornehmen und sich darauf Bewegung machen oder an eine Handarbeit schreiten. *Die Anwendungen lassen in dem Grade und in der Zahl nach,* als die Flechtenbildung, das ist das Ausschwitzen und Ausströmen der unreinen Säfte von innen nach außen, aufhört und die Neubildung der Haut fortschreitet.

Noch eine Bemerkung finde hier ihre Stelle:

Die Unterscheidung der *Flechten in nasse* und *trockene* hat auf deren Behandlung bzw. auf das Heilverfahren keinen Einfluß. Ich denke mir: Beide Bezeichnungen werden ein und dasselbe Ding ausdrücken. Die trockenen Flechten sind jene, die weniger stark fließen, so daß die Flüssigkeit auf der Oberfläche der Haut sofort als Kruste vertrocknet. Die nassen Flechten sind die stark fließenden, deshalb lästiger, gefährlicher und schwerer zu heilen.

Ein Mädchen, 25 Jahre alt, erzählt: „Ich habe am ganzen Kopfe einen starken Ausschlag, viele kleine Geschwüre unter den Haaren, meine Ohren sind voll großer Schuppen, und wenn sie von Zeit zu Zeit wegfallen, dann hat das Ohr keine Haut mehr. Kopfweh habe ich von Zeit zu Zeit stark, manchmal gar nicht. Die Augen brennen wie Feuer, und meistens läuft schmieriges Wasser heraus. Durch die Nase kann ich schon längere Zeit gar nicht mehr atmen. An meinem ganzen Körper habe ich ein so heftiges Beißen und Brennen, daß es mich im Schlafe oft aufweckt."

Anwendung: 1. In der Woche zwei warme Bäder von gesottenem Haferstroh, 38 Grad Celsius, mit zweimaligem Wechsel; zuerst fünfzehn Minuten ins warme Bad, dann ins kalte oder doch ganz mit kaltem Wasser waschen. 2. In der Woche zwei Kopfdämpfe, 20–25 Minuten. 3. Zweimal in der Woche ganz waschen. 4. Täglich zweimal jedesmal 25 Wermuttropfen in acht bis zehn Löffel voll Wasser einnehmen.

In vier Wochen waren die Flechten und die ungesunden Stoffe im ganzen Körper so ziemlich beseitigt, und zur weiteren Ausscheidung und Kräftigung reichte aus, noch vierzehn Tage lang dieselben Anwendungen halb so oft vorzunehmen.

Ein ziemlich gut beleibter Gewerbsmann, zirka 40 Jahre alt, erzählt:

„Ich habe an den Vorderarmen und Händen, die Finger ausgenommen, seit zwei Jahren starke Flechten, auch an den Schenkeln sowie Flecken auf Rücken und Brust und kann deshalb oft Nächte

hindurch höchstens eine bis zwei Stunden schlafen. Sonst habe ich guten Appetit und Kraft."
Die Anwendungen sind folgende: 1. In jeder Nacht ganz waschen. In der Woche zwei warme Bäder von Haferstrohabsud, eine halbe Stunde lang, 35 Grad Celsius, nach je vierzehn Minuten ganz waschen und auch am Schluß des Bades. 3. Jeden Tag ein Oberguß und unmittelbar darauf ein Knieguß; dazu täglich zwei Messerspitzen voll weißes Pulver.
Nach vier Wochen kam der Mann vollkommen gesund zurück; um aber vorzubeugen, daß das Übel nicht mit der Zeit wiederkehren würde, mußte er in jeder Woche sich zweimal in der Nacht ganz waschen und in jedem Monate ein obengenanntes Bad nehmen. Dazu erklärte er: „Wenn diese Anwendungen auch nicht notwendig sind, so werde ich sie doch vornehmen, um bei meiner dadurch gewonnenen Kraft und Frische zu bleiben."

Fußgeschwüre

1.

Ein armer Taglöhner hatte viele Monate hindurch einen offenen Fuß, an welchem eine Öffnung war so lang wie ein Finger und drei Finger breit. Dieser Mann, noch in den schönsten Jahren, hatte fast immer große Schmerzen und konnte nur selten einige Stunden schlafen. Sein Aussehen war recht krank und aller Mut verschwunden. Dem Patienten gab ich den Rat, er solle auf die wunden Stellen gekochtes Foenum graecum, auf einen Flecken aufgestrichen, wie ein Pflaster auflegen, darüberher das Bein von ober dem Knöchel bis über die Waden mit frischen Huflattichblättern umlegen und darüber die Strümpfe anziehen. Jeden Morgen und jeden Abend mußte er Pflaster und Blätter frisch umwinden und vom *Foenum graecum*, zu Tee gesottten, nach je zwei Stunden zwei Löffel voll einnehmen. Dabei konnte er seinen Geschäften ohne Unterbrechung nachgehen. In vierzehn Tagen nach diesen Anwendungen waren zwei Dritteile dieser Wunde schon geheilt. Der Mann sah ganz gesund und frisch aus, hatte keine Schmerzen mehr und konnte gut schlafen. Drei Wochen später war der Fuß vollkommen geheilt. Zum Einnehmen des Foenum graecum wird ein kleiner Löffel voll in ungefähr einen Schoppen Wasser eine Minute lang gesotten, dann abgegossen und so löffelweise, wie bemerkt, eingenommen. Es nimmt die innere Hitze und wirkt heilend von innen heraus.

2.

Ein *Beamter* klagt über einen lange schon *offenen Fuß*, der ihm im Berufe recht hinderlich sei.

Der Mann, gegen 45 Jahre zählend, zeigt kräftigen Körperbau, etwas Anlage zur Korpulenz. Das Aussehen ist ziemlich gerötet; ich erkannte sofort den Bierfreund. Die Augenwinkel waren trüb, die Augen selbst etwas gelb, die Ohren hochrot. Auf die Frage, ob er sich sonst gesund fühle, entgegnete er: „Mir fehlt gar nichts; ich habe den besten Appetit. Ein Trinker bin ich nicht; es schmecken mir täglich meine zwei bis drei Glas Bier recht gut. Mein Leiden ist ein rein lokales, eines der so häufigen Fußleiden."

Alle derartigen Kranken – eine Ausnahme ist so selten wie ein weißer Rabe – *klagen stets nur über die wehtuende* oder *fließende Stelle* und *halten dafür, diese müsse zuheilen* und so gesunden. *Das umgekehrte Verfahren* indessen *ist das richtige*. Erst muß man den Körper heilen, erst alle unreinen Säfte aus ihm entfernen, und die Mündung der Kloake, die Fußwunde, heilt dann von selbst.

Dem Beamten riet ich, er solle *vierzehn Tage lang täglich* einen *Unterwickel* nehmen, je eineinhalb Stunden lang, und zweimal im *Tage den Oberkörper kräftig waschen;* dazu *wöchentlich einen Kopfdampf* von zwanzig Minuten. Diese Anwendungen sollten den Körper reinigen, zugleich zur Ausscheidung der kranken Säfte kräftigen. Nach vierzehn Tagen kam der Kranke wieder. Seine ersten Worte waren: „Ich habe das letztemal gesagt, ich sei nicht krank; jetzt aber weiß ich, daß ich recht krank war. Ich konnte nur mehr mit Mühe die Treppen steigen, so hart ging der Atem. Stets war ich ungewöhnlich aufgetrieben. Als ich dieses voll Angst dem Arzte sagte, meinte er, ich möge doch nur bedenken, daß ich allmählich älter werde. Jetzt aber", fuhr der Mann fort, „fühle ich mich ganz anders, wie neugeboren. Das Atmen geht leicht, und mir ist so wohl. Die Launenhaftigkeit hat mich früher fast zugrunde gerichtet; jetzt aber habe ich den heitersten Humor, und Essen und Trinken schmecken mir wie nie zuvor. Daß man mir aber dieses früher nie gesagt hat! In diesen vierzehn Tagen", so schloß der Patient, „ging ungemein viel Urin ab; im Körper, besonders im Unterleib, fühle ich mich viel leichter; schon lassen auch die Schmerzen im Fuße etwas nach, und der Schaden scheint gleichfalls zu heilen. Was muß ich weiter tun, damit der Fuß vollends heil werde wie der Körper?"

Der Beamte nahm *wöchentlich noch zwei Unterwickel* auf je eine

halbe Stunde und *täglich* einen kräftigen *Oberguß. Auf den Fuß* legte er täglich ein drei- bis viermal in lauem Wasser neu angefeuchtetes leinenes Läppchen. Sonst durfte am Fuße absolut nichts geschehen. Wenn die Quelle nicht mehr gespeist wird, hört das Fließen von selbst auf, und sie versiegt. Nach weiteren vierzehn Tagen kam der erfreute Beamte wieder; am gesunden Körper hatte er auch wieder einen gesunden Fuß. Seitdem hat er nie aufgehört, die Heilkraft des Wassers zu loben. *Ein so Geheilter soll* (und dieses ist sehr wichtig), um die Ansammlung neuer Krankheitsstoffe zu verhüten, *die eine oder andere* der erprobten *Anwendungen* noch *längere Zeit* hindurch *vornehmen.* Er wähle unter den Übungen jene, deren Wirkung er als die wohltätigste verspürte!
Als Hilfstruppen von innen könnte entgegenkommen *Tee* von *Tausendguldenkraut, Salbei* und *Minze.* Die ersten zwei wirken reinigend, die Minze mit ihrem Bitterstoff unterstützt die Magensäfte.

Ein Herr erzählt: „Jedes Jahr bekomme ich ein Fußleiden, welches zwei bis drei Wochen dauert; dann bin ich wieder auf ein Jahr gesund. Etwas empfindlich sind meine Füße immer. Ehe dieses Leiden kommt, brennen mich meine Füße, und mitunter spüre ich ein heftiges Stechen. Dann schwellen die Füße bis an die Knie ziemlich stark auf. Wenn das Anschwellen beginnt, läßt der Schmerz etwas nach; ich bin aber doch unfähig zu jeder Arbeit. Kann diesem Übel nicht vorgebeugt werden?" Die Antwort heißt: Ja, mit folgenden Anwendungen: 1. In der Woche ein- bis zweimal leinene Strümpfe, in Wasser getaucht, in welchem Haferstroh gesotten wurde, anziehen (angenehm warm); über die nassen Strümpfe ein trockenes Tuch winden und zwei Stunden lang diesen Fußwickel behalten. (Kann am Abend geschehen.) 2. In der Woche einen kurzen Wickel eineinhalb Stunden lang, in Wasser getaucht. Wer noch fünf bis sechs Wochen ein- bis zweimal wöchentlich die Anwendung vornimmt, beugt gewiß seinem Übel vor.

Geburten (Totgeburten)

Ein junges Weib hatte *drei tote Kinder* geboren; sie wurde darob sehr betrübt und ganz entmutigt, zumal der Arzt erklärte, „sie werde nie ein Kind austragen können". Ich tröstete sie und machte ihr Hoffnung, falls sie sich bequemen wolle, Wasseranwendungen vorzunehmen; ihre Natur werde so erstarken, gesunden, und wenn

dieses eingetreten, habe sie weiter nichts zu fürchten. Der trostlosen Frau klang dieses wie frohe Botschaft.
Mit den *leichtesten Abhärtungsübungen* wurde begonnen; nach und nach gewöhnte sie sich an stärkere, abhärtende Wasseranwendungen, bis sie zuletzt bei *Halb- und Ganzbädern* stehenblieb. Innerhalb dreier Jahre gebar sie dem erfreuten Vater drei gesunde, kräftige Kinder.

Eine Frau litt an *Typhus;* sie hatte Kopfschmerzen zur Verzweiflung. Ihre Verwandten brachten sie aus der Stadt aufs Land, damit sie dorten ruhig sterben könne. Die arme Frau sollte zudem Mutter werden. Man fragte mich; ich riet kurze Wickel an, die alsbald angewendet wurden. Die Kopfschmerzen ließen nach. Um sicher zu gehen, fragten die Angehörigen auch bei dem früher die Kranke behandelnden Arzte an, ob nicht vielleicht ein Wickel gute Dienste leisten würde. Dessen Verdikt lautete, der erste Wickel würde das Kind zu früh zur Welt bringen. Unterdessen waren bei Eintreffen der Nachricht fatalerweise schon sechs Wickel genommen. Die Typhuskranke wurde selbst gesund und genas glücklich auch eines gesunden Kindleins.

Gelbsucht

Die Gallenblase liegt an der Leber und ist eine Art Sammelbehälter für die aus den Lebergängen herausfließende Galle. In den innerhalb der Leber gelegenen Gängen oder in der Gallenblase können sich Verhärtungen der Galle bilden, Gallensteine genannt, die entweder in der Leber oder bei der Weiterwanderung in dem Gallengange die Entleerung der Galle hindern. Dann entsteht die Gelbsucht. Sie entsteht auch gerne nach schweren Krankheiten, wie Typhus, starkem Fieber usw. Es kann aber auch die Leber krank sein und infolgedessen das Blut krankhaft oder gar nach und nach vergiftet werden. Kommt die Gelbsucht nur von Störungen her oder auch von anderen Krankheiten, so hat dies meistens wenig Bedeutung; kommt aber die Gelbsucht von einer Krankheit der Leber her, so bringt sie gerne den Tod. Die ersten Zeichen der Gelbsucht erblickt man im Weißen des Auges, dann in der Haut selber, im Stuhlgang und Urin; der Appetit läßt gewöhnlich nach, und auch der Geschmack ändert sich meistens. Ist die Leber gut, so hat diese Krankheit im Heilen keine Schwierigkeit. Nach innen ist besonderes zu empfehlen: Täglich drei- bis viermal, jedesmal drei bis vier Löffel voll, Wermuttee oder dreimal eine Messerspitze voll Wermutpulver in sechs bis zehn Löffeln voll warmen Wassers einnehmen. Salbei mit Wermuttee tut treffliche Dienste. Täglich sechs Pfefferkörner, mit der Speise verschluckt, ist ebenfalls ein Mittel zu guter Verdauung. Im Essen und Trinken mäßig sein, ist zu empfehlen. Die Milch als Nahrungsmittel ist vorzüglich. Die besten Anwendungen mit Wasser sind: In der Woche zwei- bis dreimal ein kurzer Wickel und eine Waschung zur Nachtzeit vom Bett aus und gleich wieder ins Bett. Die gelbe Farbe bleibt oft Wochen hindurch, hat aber durchaus keine Gefahr. Wie man aus einem Stoffe nicht schnell eine Farbe herausbringt, so geht es auch bei der Gelbsucht.

Gelenkrheumatismus

Es kommt *ein Herr.* Der Mann selbst ist noch nicht vierzig Jahre; es ist ein Bild des Ernstes, großer Ruhe, aber auch ein *Leidensbild. Sein eigener Bericht* lautet folgendermaßen: „Es stellten sich bei mir öfters Unterleibsleiden mit heftigen Kolikanfällen und Diarrhöen ein. Später bekam ich eine Nierenkrankheit, wie die Ärzte es nannten. Wenn die unsäglichen Schmerzen kamen, drehte es mich um wie eine Spindel, wie einen Kreisel. Nach Jahren verlor ich dieses Übel, dafür aber bekam ich diesen Gelenkrheumatismus. Mir ist's, als wenn die Summe allen früher erlittenen Schmerzes in die Glieder gefahren wäre und jedes Glied eigens gepeinigt werde. Ich gebrauchte viele ärztliche Mittel. Das Ende war stets nicht die ersehnte Hilfe, sondern das alte Leiden. Mit großer Überwindung und großen Opfern konnte ich meinem Berufe bis zuletzt nachkommen. Eines noch wäre vielleicht meinen Worten beizufügen. Ich hatte Fußschweiß; die angeratenen und angewendeten Mittel vertrieben ihn, aber mir war nicht gut. Auch Mineralbäder habe ich auf Verlangen des Arztes gebraucht; doch sie steigerten mein Übel. Peinlicher fast als aller Schmerz quälte mich im Innersten die Wahrnehmung, daß mancher meinte, die Sache sei doch nicht so arg; die Empfindsamkeit spiele bei mir eine große Rolle, man müsse sich überwinden und über derlei Dinge hinwegsetzen. Leiden tragen ohne Teilnahme heißt doppelt leiden."
Die Erzählung hat lange gedauert, freundlicher Leser; aber sie war und ist lehrreich. Daß wir *gegen Kranke doch nie hart und ungerecht* werden! Ein sonst tüchtiger Mann wird ja nicht plötzlich und ohne Grund wie eine feige Memme jammern.
Der kranke Herr mußte zuerst den *spanischen Mantel* anlegen. Diesem folgte ein *Kopfdampf* mit kräftiger Abwaschung, hernach

ein *Fußdampf.* Beide Dämpfe ersetzten die beste Lauge (man kann mir glauben) und durften erst nach ordentlichen Zwischenräumen einander ablösen. Je schonender nämlich der Körper behandelt wird, um so leichter kann die Natur es aushalten und selbst mithelfen, die Krankheitsstoffe auszuleiten. Darauf nahm der Kranke *einen kurzen Wickel* und, um die Natur zu stärken, einen *Ober-* und *Unterguß,* von *sämtlichen Anwendungen abwechselnd täglich eine;* dazu *jede Nacht vom Bette aus eine Ganzwaschung.* So wurde drei Wochen fortgefahren. Die vierte und fünfte Woche erhielt er je *zwei Halbbäder, einen Kopf-* und *Fußdampf* und *einen spanischen Mantel;* die sechste Woche endlich *zwei warme Bäder* im Wechsel mit kalten, *ein Halbbad* und *ein Ober-* und *Unterguß.* Für die weitere Zukunft empfahl ich dem Patienten wöchentlich *ein paar Ganzwaschungen, ein Ober-* und *Unterguß,* monatlich ein warmes Bad ohne Wechsel.
Das Wasser strafte auch in diesem heiklen Falle das Vertrauen nicht Lügen. Das schwere Leiden, das ohne Zweifel einen frühen Tod gebracht hätte, verschwand. Das frische Aussehen, die verlorenen Kräfte kehrten wieder; an Stelle des gebrochenen Mutes trat neue Begeisterung zum Berufsleben. Die Stimme tönte klangvoll wie früher. Oft wiederholte sie mir das herzliche „Vergelt's Gott!“ Demjenigen aber, von dem allein alles Heil und Gelingen kommt, sang sie ein freudiges, dankbares Gloria: die Ehre sei Gott!

Ein Mann von ungefähr 40 Jahren hatte im rechten Fuß solche rheumatische Schmerzen, daß er nur mit Hilfe eines Stockes ganz kurze Strecken gehen konnte. Zeitweilig hatte er auch Schmerzen in den Armen und Schultern. Angewendet wurde schon verschiedenes, jedoch ohne Erfolg. Er nahm die Zuflucht zum Wasser, und in sechs Tagen fühlte er sich so ziemlich befreit, setzte die Anwendungen noch fort und wurde vollständig geheilt.
Die Anwendungen waren folgende:
1. Sechs Tage hindurch täglich zwei Obergüsse und zwei Schenkelgüsse, einmal in der Woche einen Wickel unter den Armen. Täglich zweimal im Wasser gehen bis über die Waden. Jeden Tag einen Rückenguß und Grasgehen.
2. Nach diesen sechs Tagen Oberguß mit Knieguß im Wechsel mit Halbbad.

Ein Bursche von 28 Jahren erzählt: Ich habe bereits zwei Jahre keinen einzigen Tag, an welchem ich schmerzlos bin; der Anfang war auf dem Rücken, wo ich ein heftiges Brennen und Stechen empfunden habe, bald in schrecklicher Weise, dann erträglicher; nach und nach zog sich der Schmerz mehr in den rechten Schenkel bis hinunter; ich kann oft ganze Nächte nicht zwei Stunden ordentlich schlafen; bald peinigt mich die Hitze, bald kommt ein Kältegefühl, daß es mich schüttelt. Ich gebrauchte anfangs mehrere Ärzte ganz erfolglos; es wurden auch Einspritzungen vorgenommen, worauf die Schmerzen eine kurze Zeit gemildert wurden, aber gewöhnlich bald darauf viel ärger auftraten. Weil mir die Ärzte nicht helfen konnten, habe ich Pfuscher gebraucht; ich bekam Einreibungen, geistige Einwaschungen; aber alles, was ich getan, half mir nichts. Jetzt möchte ich den Versuch mit Wasser machen."

Die Anwendungen waren folgende:

1. Jeden Morgen um acht Uhr ein Oberguß mit zwei bis vier Gießern kalten Wassers,
2. um zehn Uhr ein Schenkelguß und
3. abends im Wasser gehen.

So am ersten Tage. Am zweiten Tage: Des Morgens Wassergehen, um zehn Uhr Schenkelguß, nachmittags zwei Uhr Rückenguß, abends fünf Uhr Sitzbad.

Am dritten Tage: Am Morgen Halbbad, um zehn Uhr Oberguß, nachmittags zwei Uhr Schenkelguß, um fünf Wassergehen.

Am vierten Tage: Am Morgen Schenkelguß, um 10 Uhr Halbbad, nachmittags Rückenguß und abends Wassergehen.

So wurde zwölf Tage lang fortgemacht, und der Kranke war gesund. Um aber den Körper zu stärken, der durch die Schmerzen viel Kraft verloren hatte, mußte der Geheilte noch längere Zeit in der Woche ein- bis zweimal ein Halbbad nehmen und ein- bis zweimal im Wasser gehen.

Herr Graf N. leidet seit fünfundzwanzig Jahren an Rheumatismus. Im Jahre 1854 gebrauchte er die Bäder in Aachen, damals mit günstigem Erfolge. Im Feldzuge 1870/71 bekam er durch das viele Lagern auf freiem Felde wieder rheumatische Schmerzen am ganzen Körper in hohem Grade; auch diesmal erwies sich eine Badekur in Aachen recht günstig. Bald jedoch traten Rückfälle ein. Patient suchte berühmte Ärzte auf, aber ohne Erfolg; er machte eine Badekur durch in Aibling, später wieder in Aachen; diesmal wurde er indes durch die dortigen heißen, langdauernden Bäder außerordentlich geschwächt und ganz elend. – Zuletzt, nachdem alles fruchtlos gewesen war, entschloß er sich zur Wasserkur.

Am 20. Juni 1887 kam der Kranke nach unmittelbar vorausgegangenem zweimonatigen Krankenlager hier an mit Rheumatismus am ganzen Körper, in den Fuß- und Kniegelenken, Hand- und Schultergelenken. Der rechte Arm war von den Fingern bis über den Ellenbogen dick aufgeschwollen, die Gelenke ganz unbeweglich; die Knie, ebenfalls geschwollen, konnten nicht gebraucht werden. Den kräftig gebauten, stattlichen Herrn hatte das lange schmerzhafte Leiden ziemlich stark angegriffen.

Die Behandlung war folgende:

1. Zweimal in der Woche *Wicklung* von unter den Armen an bis zu den Füßen ganz hinunter, eineinhalb Stunden lang, das Tuch in 38 Grad Celsius warmes Wasser getaucht, in welchem Haferstroh, Heublumen und Fichtennadeln gesotten wurden:
2. jeden Morgen und Abend den angeschwollenen Arm in solchem Absud ein bis zwei Stunden lang einwickeln;
3. in der Woche zwei Kräutervollbäder mit dreimaligem Wechsel;
4. dreimal wöchentlich einen Schal umlegen, eine Stunde lang.

Nach vierzehn Tagen war bereits wesentliche Besserung bemerklich. Fernerhin gebrauchte Patient zu Hause:

1. Einwicklung des Armes wie bisher;
2. wöchentlich ein Kräutervollbad mit Wechsel;
3. dreimal in der Woche ein kaltes Halbbad;
4. drei- bis fünfmal in der Woche ein kaltes Sitzbad.

Durch Gebrauch dieser Anwendung erfolgte eine gänzliche Abschwellung des kranken Armes und der Knie und Wiederherstellung der Beweglichkeit.

Zur weiteren Ausheilung wurden im September 1887 angewendet:

1. ein warmes Handbad, Einwicklung der Hand in angeschwellte Heublumen und gleich darauf kalte Abwaschung der Hand;
2. in der Woche drei- bis viermal ein Halbbad;
3. viermal wöchentlich ein Oberguß.

Der Erfolg dieser Kur gestaltete sich sehr günstig. Die Gelenke wurden ganz frei von Schwellung und Schmerz und vollkommen beweglich; das Gesamtbefinden und der Lebensmut des Herrn Grafen waren seitdem ausgezeichnet. Derselbe befindet sich so wohl, daß er stundenlang ohne Ermüdung zu marschieren vermag; und nachdem er – ein passionierter Weidmann – jahrelang krankheitshalber auf die Jagd hatte verzichten müssen, konnte er im

nämlichen Herbst zum Erstaunen der anderen hohen Herren wieder neun Tage lang eine Jagd mitmachen.
Um gesund zu bleiben, ist täglich eine der Abhärtungsanwendungen vorzunehmen: ein Halbbad oder Vollbad oder Wassergehen.

Gemütsleiden

„Seit mehreren Jahren leide ich an Gemütsverstimmungen, Kopfweh, krampfhaften Gesichtsschmerzen, viel Rheumatismus, viel Schwitzen am ganzen Körper. Mehrere Ärzte wollten mir Hilfe bringen, aber umsonst."
In vierzehn Tagen waren die traurigen Zustände beseitigt; um den Körper für die Zukunft zu stärken und abzuhärten, genügten in der Woche ein Halbbad und eine Ganzwaschung. Die Anwendungen der ersten vierzehn Tage waren: 1. In der Woche zweimal ein Hemd anziehen, in Salzwasser getaucht, um die krankhaften Stoffe auszuleiten. 2. Zweimal in der Woche ein Halbbad, um den Unterleib zu stärken. 3. Zweimal wöchentlich eine Ganzwaschung, um den Körper zur Tätigkeit zu bringen.

„Ich komme, um mich bei Ihnen wegen einer gemütskranken Person zu befragen. Ein Weib, achtunddreißig Jahre alt, mag nichts mehr tun und kann auch nichts mehr tun. Sie lebt so traurig dahin, bekümmert sich nicht mehr um ihren Mann und ihr ganzes Hauswesen. Sie flieht, wo möglich, alle Leute und geht gar nicht mehr aus dem Hause. Sie ist schon ziemlich abgemagert, und was man ihr bisher eingegeben hatte, war ohne Wirkung."
Anwendungen: 1. Jeden Tag, wenn die Kranke im Bett warm ist, den ganzen Körper mit Wasser und etwas Essig ganz waschen. 2. Täglich zweimal ein warmes Fußbad nehmen mit Asche und Salz, vierzehn Minuten lang. 3. Täglich zweimal jedesmal zwanzig Wermuttropfen in Wasser einnehmen. Nach drei Wochen war der Zustand ziemlich gut. Weitere Anwendungen: 1. In der Woche zwei kurze Wickel. 2. Zweimal wöchentlich eine Ganzwaschung. Vierzehn Tage später bloß in der Woche einmal ganz waschen und drei bis fünfmal wöchentlich im Wasser gehen.

Gicht

Ein Herr litt seit vier Wochen an heftigen Fußschmerzen. Seine Bekannten nannten ihn scherzhaft ein weiteres Mitglied der Bruderschaft der Podagraner. *Schwitzen* kurierte ihn diesesmal. Doch nach einem Jahre kehrte das Leiden wieder und fesselte ihn zwölf Wochen ans Bett. Es brannte tüchtig, und er schwitzte tüchtig; aber dieses Wasser allein heilte das zweitemal nicht. Er ließ mich befragen und erklärte, er werde alles tun, was immer verlangt werde, wenn nur diese fürchterliche Krankheit nicht noch einmal wiederkehre. In wenigen Wochen war die Hauptkur vorüber. Wie wenn Wasser auf ungelöschten Kalk kommt und dieser aufschwellt und zerbröckelt, so vergingen die Gichtbeulen unter den verschiedenen Anwendungen. Später wiederholte der Patient von Zeit zu Zeit die eine oder die andere Wasserübung, und soviel ich weiß, hat das Übel in der Folgezeit ihn nicht weiter belästigt. Die Anwendungen selbst lerne der geneigte Leser beim folgenden Falle kennen.

Jemand sandte zu mir mit der Nachricht, seine Füße brennen ihn wie lebendiges Feuer; er müsse fast verzweifeln, was er doch tun könne? Ich riet, er solle in heißem Wasser *angeschwellte* und hernach *ausgepreßte Heublumen auf ein Linnen bringen*, die *schmerzenden Füße mittendrein legen* und den *warmen Heublumenwickel* gut zubinden. *Nach zwei Stunden* solle er die aufgelegten Heublumen von neuem in den Heublumenabsud *eintauchen*, aus*pressen* und nochmals umbinden. Ob die Heublumen das zweitemal lau oder ziemlich kalt oder ganz kalt umgebunden werden, bleibt sich ganz gleich. Der Kranke tat so die folgenden Tage. Nach dem ersten halben Tage schon waren die Hauptschmerzen entfernt, nach zwei bis drei Tagen war der Kranke ganz frei von Schmerzen. Fehlen einem Kranken die Heublumen, so siede man *Haferstroh* und tauche die zu umwindenden*Fußwickel* in den Absud! Auch dieses ist bei unserem Übel von vorzüglicher Wirkung. *Man beachte*, wie ich bei diesem Leiden *mit Vorzug erwärmend einwirke, vielmehr auflöse!*

Vor einer Täuschung muß *ich hier warnen*. Sobald den Kranken die Füße nicht mehr schmerzen, meint er natürlich, er sei schon völlig kuriert. Man beginge einen großen Fehler, wenn man jetzt nachgiebig wäre. Den Fußwickeln müssen wenigstens *einige Anwendungen auf den ganzen Körper* folgen, um womöglich allen krankhaften Stoff daraus zu entfernen. Am besten dienen während der drei ersten Wochen *wöchentlich zwei- bis dreimal der spanische Mantel* (je eineinhalb bis zwei Stunden), im folgenden Monat *einige Warmbäder mit Absud* von *Heublumen* oder *Haferstroh* und *dreimaligem Wechsel*.

Ein Gewerbsmann kommt und erzählt: „Bei mir sind beide Füße stark angeschwollen, ganz steif, und ich bin nie ohne Schmerzen, kann oft nicht eine Stunde in der Nacht schlafen; besonders in den Gliedern ist der Schmerz am heftigsten; meine Arme sind auch ganz steif und tun mir recht wehe; Appetit hätte ich; aber wenn ich esse, treibt es mich auf, so daß ich kaum mehr zu atmen vermag; ich kann fast gar nicht mehr gehen und bin so voll Schwindel, besonders beim Aufstehen, daß ich kaum mehr weiß, wo ich bin. Ärzte habe ich viele gehabt, habe recht viel eingenommen, aber soweit ich urteilen kann, hat sich meine Lage bei allem, was ich versucht habe, nur verschlimmert; ich habe mir schon oft den Tod gewünscht." Der Betreffende war ziemlich stark und sah mehr einem wohlgenährten Bräumeister gleich als einem Gewerbsmann, obwohl er nur einfache Kost hatte und nicht besonders viel Bier trank. Er war ungefähr 50 Jahre alt. Nach Aussage der Ärzte sollte Herzverfettung die erste Ursache zu diesem Elende sein.

In fünf Wochen war der Kranke von seinen vielen Übeln befreit, und er freute sich, seine Gesundheit wieder vollständig erlangt zu haben. Was hat ihm geholfen? 1. Die Füße wurden zuerst jeden Tag, dann jeden zweiten und später jeden dritten Tag mit Heublumen eingebunden, nämlich die Heublumen kamen auf die bloße Haut, ein Tuch wurde darübergebunden, und zwar warm, zwei bis drei Stunden lang. 2. Jeden zweiten und später jeden vierten Tag mußte er ein Hemd anziehen, in Heublumenabsud getaucht. Als die Geschwulst an den Füßen großenteils verschwunden war, bekam der Kranke jeden Tag einen Oberguß und Knieguß und auch Halbbäder. Dies wurde fünf Wochen fortgesetzt.

Grieß- und Steinleiden

Gar oft kommt es vor, daß in der *Blase* und in den *Nieren* Grieß und Stein sich bilden. Wer je einen solchen Leidenden gesehen oder solche Leiden selbst erduldet hat, kennt *diese fürchterlichen Schmerzen*. Die Heilung mit Wasser ist sicher und schmerzlos.

Obenan stehen hier die *Haferstrohbäder*. Es wird Haferstroh (wer dieses nicht zur Hand hat, nehme *Zinnkraut* oder *saures Pferdeheu)* gesotten, gegen eine halbe Stunde lang, und der Absud zu einem warmen Bad bereitet von ungefähr 37–38 Grad Celsius. In dem Bade bleibt der Kranke eine Stunde[1] und wäscht sich, damit das

[1] Ähnlich wie das heute unter dem Namen „Schlenzbad" bekannt gewordene verlängerte Bad. Nur fehlt hier die nachfolgende Schwitzpackung. D. H.

warme Bad ihn nicht zu welk mache, unmittelbar nach dem Aussteigen aus der Wanne mit frischem Wasser kräftig ab. Solche Bäder können *in der Woche* drei genommen werden. Nebenbei dienen vortrefflich in der Woche *zwei bis drei kurze Wickel oder* statt derselben *nasse Auflagen über die schmerzlichen Teile* (ein Linnentuch vier- bis sechsfach zusammengelegt, darüber die gewöhnliche, luftabschließende Umhüllung). Beide Anwendungen sind selbstverständlich stets nur *im Bette* vorzunehmen. Sie leiten die Grießsteine in Blase und Nieren aus. Doch soll gerade bei diesen Leiden der Tee nicht vergessen werden. Obenan steht der *Hafertee*[1]. *Hafer* wird eine halbe Stunde lang gesotten, und von dem Absud werden täglich zwei Tassen getrunken. Stärker noch als Hafertee wirkt Tee von *Haferstroh*, der auf dieselbe Weise bereitet wird. *Zinnkrauttee* ist kaum von einem anderen übertroffen. Noch nenne ich die *Hagebutten*, die gesotten gleichfalls einen recht heilsam wirkenden Tee abgeben; nur muß er längere Zeit hindurch genommen werden. Die Erfahrung lehrte mich, daß er besonders vor weiterer Ausbildung solcher Steine schütze. Die obengenannten *Anwendungen sollen zwei bis drei Wochen* zur Hälfte vorgenommen werden. Das Leiden wird sich unter dem Segen des Arztes aller Ärzte sicher verlieren.
Ein Herr, der nach meiner Weisung verfuhr, erzählte mir, es seien bei ihm innerhalb einiger Wochen *viele hundert Steinchen* abgetrieben worden.

Ein anderer Herr litt an Grieß und Steinen; gleichzeitig hatte er an den Beinen eine Unzahl kleiner Geschwüre. Mitunter quälte den ganzen Körper ein höchst unangenehmes Kitzeln und Beißen und Brennen. *30 Bäder* innerhalb eines Jahres, der *spanische Mantel*, wöchentlich ein paarmal angezogen, Tee von obigen Sorten entfernten das Leiden und seine peinlichen Folgen vollständig.

Zum Schlusse noch *ein Wort an die jüngere Generation*, die so gerne das Alte verwirft, weil es eben alt ist, und auf Vorurteilen oder Ungewißheit oder Bigotterie beruht, wie sie meint, und die stets und mit Hast nach Neuem strebt und greift.
Für alle Leiden, die zahlreicher und schmerzhafter auftreten – und dazu gehört das eben Besprochene; denn die Zahl der Leidenden ist Legion, und die Schmerzen sind oft zum Rasendwerden –, *hat*

[1] Ich gebe vier *Sorten* an, von denen zum mindesten *eine* jedermann zu Gebote steht.

der Schöpfer liebevoll und weise vorgesorgt. Auf der ganzen Erde läßt er die verschiedensten Pflanzen und Pflänzchen wachsen, welche die Schmerzen lindern, das Übel bessern und heilen. Die Menschen zwar haben – und das hat der Fortschritt gebracht (ob das Fortschritt ist?!) – diese Heilpflanzen vielfach, ja meistens aus den sogenannten Pharmakopöen, das ist den Büchern, welche sämtliche Heilmittel enthalten, als „unwissenschaftlich" und als „veraltet" ausgestrichen; der allweise Schöpfer aber führt alle, jedes mit Namen, jährlich im großen Buche der Natur wieder auf. Keines noch hat er gestrichen, keinen Strauch und kein Blatt am Strauch; des Menschen wegen sind sie da, zu seiner Freude, zu seiner Wohlfahrt. Wer hat recht? Merkwürdig! Jedes Tier, besonders jedes wilde Tier, entspricht, wenn auch naturnotwendig, den weisen Absichten seines Herrn und Schöpfers. Vom Instinkt, vom inneren Naturdrang, getrieben, weiß es bei jedem Schmerz, bei jeder Wunde das heilende Kraut aufzufinden. Unsere Altvordern und mancher, der bald in die Grube steigt, dessen Ansichten mit ihm selbst längst aus der Mode gekommen, taten ebenso.

Ich lobe den Fortschritt in vielen Wissenschaften und freue mich desselben. Aber nicht alles ist auch in Wahrheit Fortschritt, was diese modern klingende Aufschrift trägt.

Bleibt ruhig bei euren unschuldigen Pflanzenmitteln! Ob dieselben innerlich oder äußerlich angewendet werden, ihr habt (selbst wenn sie in *einem* Falle nicht richtig gewählt werden) die Versicherung, daß sie euch nichts schaden können.

Das würde mich schmerzen, wenn auch ihr *Gottes* Gabe, die Heilpflänzchen, die der Herr vor eurem Hause, auf dem Acker, auf der Wiese wachsen läßt, mit Füßen treten würdet.

Halsleiden

Ein Priester erzählt: „Im Laufe des Sommers 1887 verspürte ich zeitweilig ein leichtes Schmerzgefühl im Hals, das vorübergehend und mit leichtem Hustenreiz verbunden war. Bei längerem Reden wurde die Stimme nach und nach kraft- und klanglos und drohte zu versagen. Das Übel steigerte sich in den Monaten September und Oktober; es entstand ein heftiger Rachenkatarrh, und der Arzt fand auch die obere rechte Lungenspitze affiziert. Ein dreimonatiger Aufenthalt in Meran, Pinseln und Gurgeln und Bergsteigen, nichts vermochte das Leiden zu entfernen. Um Neujahr herum war ein Arzt sogar in Versuchung, eine kleine Operation vorzunehmen; doch unterblieb sie. Endlich entschloß ich mich am 25. Januar, da mein Urlaub dem Ende zuneigte, in sehr gedrückter Stimmung Meran zu verlassen und Wörishofen aufzusuchen. Die Wasseranwendungen, täglich zweimaliger Oberguß und Wassergehen, brachten mir alsbald Erleichterung im Hals; der Schmerz nahm ab, die Stimme wurde kräftiger und bekam wieder Klang. Von acht Tagen zu acht Tagen verspürte ich Besserung. Nach drei Wochen war meine Stimme so kräftig und rein wie früher; ich konnte wieder in die Seelsorge eintreten und meinen Pflichten voll und ganz nachkommen."

Hämorrhoiden

Haben wir es mit *Hämorrhoidalknoten* allein zu tun, so merke man sich folgendes: *Von Stellen,* wo *zuviel Blut* hinströmt, muß dasselbe *abgeleitet* werden; Gefäße, die *zu sehr ausgedehnt wurden* und eben deshalb zu weit auseinandergehen, *sind zu verengen, Unreinigkeiten und verlegene Ware auszuscheiden.*

Für alle diese Zustände dient folgende Anwendung gut: Man bereite sich im Bette einen *Unteraufschläger,* das ist in unserem Falle ein recht dickes, vielfach zusammengelegtes, ins kälteste Wasser getauchtes Linnen, *so lang,* daß es den ganzen Rücken bedeckt und am unteren Ende bis über den After hinausreicht, *so breit,* daß es den Rücken deckt. Darauf lege man sich dreiviertel Stunden lang und wiederhole die Anwendung wöchentlich drei- bis viermal! Sollte das Tuch vor den verflossenen dreiviertel Stunden warm sein, so werde es entfernt und besser nochmals eingetaucht.

Als *fernere Anwendung* tut es sehr gute Dienste, wenn solche Leidende in der Woche drei- bis viermal *ein Sitzbad* nehmen, kalt und kurz. Man kann dasselbe an einem halben Tage oder auch *nachts* vom Bette aus zwei- bis dreimal wiederholen. Auch diese Anwendung wirkt wie die obige zugleich auf die vorhandenen Hämorrhoiden und deren Entstehungsursachen im Unterleibe.

Wer bei vorhandenen Hämorrhoiden *in jedem Vierteljahr innerhalb ein bis zwei Wochen eine der beschriebenen Kuren* durchmacht, darf sicher sein, daß das Übel ohne alle erheblichen Folgen bleibt und, wenn es nicht ganz verschwinden sollte, gewiß nie lästig wird. Wem solches zu anstrengend erscheint und zu schwer, dem weiß ich in Gottes Namen keinen Rat.

Bezüglich der *Nahrung* mache ich nur auf *einen Punkt* aufmerksam, der nach meinem Dafürhalten nicht genügend gewürdigt wird. Viele der Hämorrhoidarier haben angefangen, statt des modernen Hausbrotes *Kleienbrot* zu essen, und sie behaupten, seit dieser Zeit verspüren sie von dem Leiden durchaus keine erhebliche Belästigung mehr, wenn dasselbe auch nicht vollständig behoben sei. Dieses *Kleienbrot* möchte ich *sehr empfehlen;* es sollte eine Zukunft haben. Nicht bloß bei einzelnen, allgemeine Verbreitung sollte es finden (auch aus anderen Gründen) als gesundes, kräftiges Nahrungsmittel. Aber wohlgemerkt, nur das echte Kleienbrot, nicht das verfälschte oder nachgeäffte! Die strafbare Verfälschungssucht hat sich leider auch schon dieses Artikels bemächtigt. In einer Großstadt des Auslandes fand ich einst Kleienbrot (dasselbe ist bekanntlich sehr schwer) so leicht wie anderes Brot. Ich durchschnitt den Wecken. Inwendig war es Brot wie anderes Brot; nur über die Rinde her hatte der kluge Bäcker die Kleie gestreut, wie man sonst Kümmel oder Anis streut. Ich fügte meiner Apotheke zum Schlusse das Rezept für Kleienbrotbereitung bei.

Harnbeschwerden

Eiligst wurde ich einst zu einem 70jährigen Zimmermann gerufen, um ihn möglichst schnell für die Ewigkeit vorzubereiten. Er habe, hieß es, entsetzliche Schmerzen; er könne nicht mehr Wasser machen. Bald stand ich im Hause des Kranken. Allein als Seelsorger konnte ich nichts machen; denn der Mann lief in seinem Zimmer umher und schrie vor Schmerzen; keinen Augenblick konnte er ruhig bleiben. Mit ihm jammerte und weinte seine Frau, die ratlos dasaß. Ich gab ihr an, *eiligst strudelndes Wasser zu machen* und zugleich *einen Leibstuhl herzurichten.* In den Topf solle sie *eine Handvoll Zinnkraut* bringen. Ich bemerke, daß der Arzt zwei Stunden weit entfernt wohnte, und gewiß hätte dieser den Mann nicht mehr unter den Lebenden getroffen. Das Wasser sprudelte; die Frau goß es in den Topf über das Zinnkraut. Der Kranke ging auf den Stuhl und ließ den heißen Zinnkrautdampf die schmerzenden Stellen beräuchern. So solle er, befahl ich, zwanzig bis dreißig Minuten sitzenbleiben und darauf ins Bett gehen. In einer Stunde, fügte ich bei, werde ich wiederkommen und ihn zum Sterben vorbereiten. Nach einer Stunde kam ich, fand den Mann aber ganz ruhig im Bette in großem Schweiße. Freudigst erzählte er mir, es seien schon *zwei Liter Wasser abgegangen,* und er fühle nicht mehr die geringsten Schmerzen. Die Vorbereitung zum Sterben konnte unterbleiben. Tags darauf nahm der Mann

nochmals so einen Dampf zwanzig Minuten lang; am dritten Tag hielt er Rasttag, und am vierten ging er wieder an sein gewohntes Handwerk.
Der Mann hatte sich erkältet und so das Übel sich zugezogen. Unglaublich ist es, was so eine einfache Anwendung in den bittersten Leidensstunden an Hilfe bringt.

Ein Bauer bekam ein *ähnliches Leiden.* Beim größten Drang und unter namenlosen Schmerzen wurde ihm vom Arzte mit dem Katheter Wasser abgezogen. Der Katheter brach, und zu dem alten Leiden kam ein neues, fast noch furchtbareres. Es war ein Martyrium, bis endlich das abgebrochene Stück aus dem Leibe herausgebracht worden war. Eine schreckliche Entzündung bildete sich, so daß an einen Katheter nicht mehr zu denken war. Der Arzt suchte mit einem Instrument in die Blase einzudringen. Doch der zweimalige Stich mißlang, und der Arzt ordnete an, der Kranke solle schleunigst auf den Tod vorbereitet werden, Rettung sei keine mehr möglich. Der betreffende Priester kam bald. Zufällig hatte dieser von dem Mittel gehört, mit dem ich den ersten Fall geheilt. Rasch wurde es auch hier angewendet, und die Wirkung blieb nicht aus. Die Blase entleerte sich, alle Entzündung behob sich, und der Kranke wurde vollständig gesund. *Täglich* nahm er *zwei solcher Dämpfe.*
Noch kann empfohlen werden, neben der äußerlichen Anwendung *aus Zinnkraut einen Tee zu machen* und diesen Tee (täglich eine Tasse auf zwei bis drei Portionen verteilt) zu trinken.

Ein Bauer, ungefähr 42 Jahre alt, erzählt:
„Ich bin seit vier Jahren leidend, und mein Leiden steigert sich von Monat zu Monat; ich habe Beschwerden beim Wassermachen. Über eine halbe Stunde auszuhalten, ist mir unmöglich, und wenn es länger andauert, so steigert sich das Leiden derart, daß ich heftige Krämpfe bekomme; und erst wenn diese Krämpfe ausgetobt, geht nur wenig Wasser ab. Ich habe schon viele Ärzte gehabt; geholfen hat gar nichts; habe auf Empfehlung eines Münchener Arztes achtzig Flaschen Mineralwasser getrunken; ein klein wenig half es, aber das Übel ist nicht im geringsten behoben. Ich muß jede halbe Stunde die Nacht hindurch aufstehen, und dann geht ein wenig Wasser ab; geschieht dies aber nicht, so verschlimmert sich das Leiden noch mehr. Ich bin sonst ganz gesund, habe, wie jedermann sagt, ein gutes Aussehen, trinke selten Bier; es wird darauf

nur noch schlimmer, und ich war nie besonders daran gewöhnt. Was ist zu tun?"

Anwendung: 1. In der Woche zwei warme Bäder von gesottenem Haferstroh, 38–40 Grad Celsius, zehn Minuten ins warme, dann kurz ins kalte, dann wieder zehn Minuten ins warme Bad; so dreimal. 2. Die übrigen Tage an jedem Tag ein kurzer Wickel von unter den Armen bis an die Knie, ebenfalls in Haferstrohwasser getaucht, wenn's geht, eine Stunde lang; so zwölf bis vierzehn Tage fortmachen. 3. Täglich drei kleine Tassen Tee trinken von Zinnkraut und Wacholderbeeren, zehn Minuten lang gesotten.

Recht empfehlenswert ist für solche Zustände, für Blasenleiden, überhaupt für Grieß, einen Absud zu trinken von *Blättern des Schwarzen-Johannisbeer-Strauches.* – Solcher Tee hat selbst in ganz schwierigen Fällen schon vorzügliche Dienste getan.

Herzleiden

Unzählig viele in unseren aufgeregten Zeiten lebende Menschen werden als nerven-, magen- und herzleidend bezeichnet. Das Herz, der Magen und die Nerven, das sind die Sündenböcke, die für gar vieles herhalten müssen. Wenn einer zwanzig, dreißig Jahre gesund war, wenn er bis dahin, ich möchte sagen, gar nie fühlte, wo sein Herz liegt, und er fängt zu kränkeln an, da soll's auf einmal ein Herzleiden sein, vielleicht gar noch ein organischer, unheilbarer Herzfehler. Wohlfeile Ausreden! Meine ganze bisherige Erfahrung – es sind mir unzählige solche Fälle vorgekommen – strafte die meisten dieser Herzfehler, ob sie nun an den Adern, an den Klappen oder anderswo liegen sollten, Lügen. Unter 100 Fällen, in denen die Betreffenden sich entweder selbst für herzleidend hielten oder dafür gehalten wurden, fanden sich ganz auffallend wenige mit wirklichen, ausgebildeten Herzleiden behaftete Patienten vor. Das Herz gehörte mit zu den gesündesten Organen; aber das ist wahr, es geschahen Einflüsse, Einwirkungen auf das Herz, die es für den Augenblick leidend machten.

Ein Mann, in den besten Jahren stehend, klagte mir, er habe nach Aussage der Ärzte ein Herzleiden; das Herz dehne sich zu sehr aus. Ich erkundigte mich genau, ob er je krank gewesen sei. Er verneinte dieses, fügte aber nach einigem Besinnen bei, das müsse er sagen, er habe an einem Fuß (Bein) unter der Kniebeuge einen *Ausschlag.* Das war mir genug. Die kräftige Mannesnatur selbst hatte sich in der wunden Stelle sozusagen den Kanal gegraben, durch welchen sie die ungesunden Säfte aus dem Körper ausschied. Meine Aufgabe bestand einzig darin, der sich selbst heilenden Natur Kanalreinigungsdienste zu tun, das heißt mitzuhelfen, daß ja aller kranke Stoff recht rasch und gründlich hinausgeworfen werde. Auf das Herz geschah nicht die geringste Einwirkung. Der Kranke bemerkte noch: *Sooft der Ausschlag stärker auftrete,* sei's ihm um die *Herzgegend herum ganz wohl;* wenn der Ausschlag aber ganz oder größtenteils verschwinde, dann stelle sich jedesmal ein *fürchterliches Herzklopfen* ein. Das war alles Wasser auf meine Mühle. Der Mann erhielt *in der Woche zwei kurze Wickel, einen Unterwickel, einen spanischen Mantel und einen Fußdampf.* Wurde durch den spanischen Mantel auf den ganzen Körper auflösend und ableitend eingewirkt, so durch den kurzen Wickel hauptsächlich auf den Unterleib. Der Unterwickel vollendete die Arbeit des kurzen Wickels, und der Fußdampf zog den etwa noch vorhandenen Krankheitsstoff mit nachhaltiger Wirkung nach unten. In ungefähr drei Wochen schied der Körper überaus viel, ich hoffe, alles Ungesunde, aus. Das Herzleiden war spurlos verschwunden. Wenn demnach in früherer Zeit und auch nach Heilung des kranken Körpers kein Herzleiden da war, kann und darf ich da nicht mit Fug und Recht behaupten, daß überhaupt niemals und zu keiner Zeit ein solches vorhanden gewesen ist?

Nachts zehn Uhr wurde ich zu einer *Hausmutter* gerufen, die nicht mehr reden konnte des schweren, harten Atems wegen. *Der Herzschlag* war so stark, daß man seine Bewegung auf der Bettdecke ganz gut bemerkte und sein Hämmern selbst in einiger Entfernung deutlich hörte. Im Gaumen der Kranken schmeckte es ganz süß; sie selbst fürchtete, am Blutsturze zu sterben, woran auch ihre Mutter in demselben Jahre bereits gestorben war. Der behandelnde Arzt erklärte, es seien mehrere Leiden vorhanden, *in erster Linie aber ein Herzleiden.* Die Hände und die Füße waren ganz kalt, und fortwährend quälte ein Drang zum Husten.
Hände kalt, Füße kalt, ungewöhnlich starker Herzschlag! Was besagt dieses? Es muß wohl alles Blut von der Ferne (den Extremitäten) dem Herzen zugelaufen sein. Und es sucht wieder einen Ausweg. Daher das Klopfen und Hämmern, als wollte es gleichsam die Riegel (die Klappen) und die Herztore sprengen. Du hast ja schon gesehen, was für einen Spektakel es gibt, was für ein Brausen und Tosen, wenn bei starkem Regen das Wasser an einen

Ort zusammensrömt und keinen Ausweg mehr findet. Mit Gewalt will es sich Bahn brechen.

Der *fürchterliche Herzschlag* der Frau wurde in fünf Minuten dadurch bedeutend vermindert, daß ein *doppelt zusammengelegtes nasses Handtuch auf den Unterleib gelegt* wurde, wohin das Blut, welches sich, gut behandelt, wie ein Kind an der Hand führen läßt, bald eine Ableitung fand. Nach zehn Minuten war der Herzschlag ruhig; dem Herzen, worin der Hauptfehler steckte, fehlte schon nichts mehr. Die Kranke nahm als *weitere Anwendungen* am ersten Tage im Bette *zwei Ganzwaschungen* vor; am zweiten Tag bekam sie den *spanischen Mantel,* am dritten *einen Kopfdampf,* am vierten *einen Fußdampf.* In dieser Reihenfolge setzte sie die Übungen eine Zeitlang fort. Der Leib (Gasstauung?), der am längsten nicht Vernunft annehmen wollte, war der *Hauptübeltäter* und bei dem heftigen Überfalle in der Nacht jedenfalls der Rädelsführer und Anstifter gewesen. Das Wasser indessen kühlte zuletzt auch ihm das Mütchen, und alles war wieder gut, sehr gut auch das Herz, dem, soviel ich weiß, auch später nie mehr etwas gefehlt hat.

Ein Mädchen klagt: „Sooft ich schnell gehe oder über etwas erschrecke oder etwas fürchte, desgleichen sooft ein Unglück erzählt wird, fühle ich stets einen argen Druck in der Herzgegend, und das Herz klopft so heftig, daß ich Furcht bekomme, ich müsse plötzlich sterben. Dabei werden Hände und Füße kalt, und in das Herz kommt eine große Hitze. Ich habe eben, wie mir auch von zwei Ärzten gesagt worden ist, ein *Herzleiden.*“ Ein Herzleiden natürlich, was könnte es denn anders sein?

Wie klar, wie sonnenklar liegt hier die Sache! Wenn ein Kind unter der Haustür sitzt, und es kommt ein großer Hund, da schreit es, springt auf und flieht erschreckt ins Haus hinein und ruft: „Mutter! Mutter!“ Und wenn das arme Herz durch besondere Ereignisse erschreckt wird, dann schreit und springt es gleichsam auf in heftigem Pochen, und das Blut flieht von den Haustüren, den Ausgängen des Körpers, den Extremitäten, ins Haus, ins Herz hinein, und dieses klopft dann noch mehr und schreit, daß man es streckenweit hört. Was ist da Auffallendes? Wo ist da ein Herzleiden? Das Mädchen soll *zu allererst alle unnützen* und *schädlichen Einmummungen und Einhüllungen* usw. ablegen, dann mit *leichteren Abhärtungsmitteln* beginnen. Das zarte Wesen wird dann nicht mehr vor jedem Bellen eines Hundes, vor jedem Pfiff der Lokomotive scheu werden. *Täglich dreimal je eine Minute ins kalte Wasser stehen bis über die Waden,* ebensooft *die ganzen Arme ins kalte Wasser halten* – das sind vortreffliche Stärkungsmittel. Sollte es zu kalt dünken, so kann das naive Ding ja etwas auf das kalte Wasser blasen, es wärmend anhauchen. *Probatum est!* Diese Übungen währen eine Woche. Dann kann sich die Kranke *dreimal in der Woche nachts vom Bette* aus schnell *mit kaltem Wasser ganz abwaschen und einmal wöchentlich bis unter die Arme ins frische Wasser gehen,* nur zehn Sekunden lang, dabei den *Oberkörper kräftig abwaschen.* Diese Übungen füllen die zweite Woche. In der dritten und vierten Woche endlich soll die Kranke *täglich zwei Ober- und Untergüsse* sich geben lassen und darauf durch Bewegung oder Arbeit sich zu erwärmen trachten. In sechs Wochen war das Mädchen gesund, und alle Herzübelskrupel waren weggewaschen.

Hexenschuß

Agathe kommt und erzählt: „Mein Mann hat heute nacht, ich weiß nicht wie, schreckliche Schmerzen auf dem Rücken zwischen den Schulterblättern bekommen. Der Schmerz reicht bis an die rechte Schulter. Er schreit oft vor Schmerzen, wenn er sich bewegen will. Es ist ihm gar nicht möglich, aufzusitzen. Diesen Hexenschuß hat er schon öfters bekommen, aber noch nie so stark. Was soll er wohl tun?“ Antwort: Wenn der ganze Rücken alle Stunden mit warmem Wasser und Essig gewaschen und ordentlich zugedeckt wird, so wird der Schmerz bald verschwinden. Es könnten auch warme Überschläge gemacht und nach jeder Stunde gewechselt werden. In drei bis vier Stunden ist gewöhnlich das Übel der Hauptsache nach behoben. Man kann noch zweimal mit warmem Wasser und Essig den Rücken waschen. (Statt warmer Überschläge Heusack noch zweckmäßiger. D. H.)
Der Hexenschuß ist häufiger auf dem sogenannen Kreuz und verursacht große Schmerzen. Auch hier hilft wieder am ehesten: auf ein warmes Tuch sich zu legen, das in heißes, mit Essig vermischtem Wasser getaucht ist. Es reicht auch hier gewöhnlich aus, die Unterlage zwei- bis dreimal, nach je einer Stunde, frisch einzutauchen.

Hüftnervenentzündung (Ischias)

Ein Beamter litt über ein Vierteljahr an heftigen Schmerzen im linken Schenkel bis hinunter zu den Knöcheln. Er hatte alles mög-

liche angewendet; zuletzt wurde ihm empfohlen: Warmhalten und Ruhe – das seien die einzigen Mittel zur Heilung. So suchte der Herr seine leidenden Stellen möglichst zu erwärmen durch warme Tücher, warme Platten, und zuletzt nahm er noch ganz warme Bäder, so warm er sie ertragen konnte.
Die Schmerzen jedoch steigerten sich, die Kräfte nahmen zusehends ab, das Körpergewicht verringerte sich um mehr als 25 Kilo, und er konnte selten eine Stunde schlafen.
Endlich faßte er Mut, das Mittel zu gebrauchen, das er am meisten gefürchtet hatte: das kalte Wasser.
Täglich bekam er zwei oder drei Anwendungen: 1. einen Rückenguß am Vormittag; 2. nachmittags Oberguß; am zweiten Tag: am Morgen Oberguß, nachmittags Rückenguß; jeden zweiten oder dritten Tag ein Halbbad; mitunter auch Barfußgehen, also Abhärtung.
Gleich nach dem ersten Guß konnte der Patient nachts vier Stunden schlafen; so gewann er Schlaf, besseres Aussehen, mehr Appetit. In vier Wochen hatte seine Krankheit kaum noch Bedeutung, und in sechs Wochen war er vollständig geheilt.

Ein Professor aus Ungarn leidet seit sieben Jahren an Hüftnervenschmerzen und besuchte deshalb verschiedene Bäder: Ofen, Teplitz, Heviz u. a., jedoch ohne Erfolg, gebrauchte auch Dampfbäder. Seit zwei Jahren leidet er an Schlaflosigkeit. Appetit ist gut, Stuhl stets angehalten, Blähungsbeschwerden, Kopf eingenommen, am meisten in der Frühe. Besonders klagt der Patient über außerordentliche Empfindlichkeit gegen Temperaturveränderung und anhaltendes Kältegefühl am ganzen Körper, obwohl er seit drei Jahren immerwährend *Jägersche* Wollkleidung trug. Ferner bestanden talgartige Ausscheidungen auf der Haut und unangenehme Feuchtigkeit der Hände.
Er bekam hier folgende Anwendungen: Jede Nacht Ganzwaschung; vormittags Oberguß; nachmittags Rückenguß; alle zwei Tage ein Halbbad; Kniegüsse; auch Sitzbäder gegen die Verstopfung.
Der Erfolg war ein vortrefflicher innerhalb 24 Tagen. Nach dem vierten Tage schon trat ruhiger, die ganze Nacht anhaltender Schlaf ein und blieb seitdem gut. *Das langwierige Ischiasleiden ist ganz gewichen.* Die Haut ist auch wieder normal. Der Herr ist überglücklich.
Über seine jetzige Bekleidung rühmt er: „Ich trage so leichte Klei-

dung, auch an kühlen, regnerischen Tagen, als jemand im Hochsommer haben kann: leinenes Hemd, leichte Socken, und fühle mich dabei so warm und bin gar nicht mehr empfindlich gegen Witterungseinflüsse; es kommt mir alles wie ein Wunder vor."

Kopfleiden

1.

Ein Herr **hatte ein Kopfleiden** ganz eigener Art. Es begann regel**mäßig morgens sieben** Uhr, dauerte bis abends zum Sonnenuntergang und war derart schmerzlich, daß der Herr nicht einmal leichte Sachen lesen, viel weniger die Schreibereien seines Berufes besorgen konnte. Zur Nachtzeit fühlte er keine Spur von dem Schmerz; dieser war wie weggeblasen, vorausgesetzt, daß er nicht geistig sich angestrengt hatte. Die Schmerzstelle befand sich an der Stirne links und hatte den Umfang ungefähr eines silbernen Fünfmarkstückes. Die Schmerzen griffen nicht den Kopf allein, sondern auch den ganzen Körper dergestalt an, daß der Herr zusehends abnahm; mit dem frischen Aussehen wich auch die Kraft. Die berühmtesten Ärzte wurden um Rat gefragt, auch eine Wasserheilanstalt war schon besucht worden, aber ohne sichtlichen Erfolg. Da sandten die Ärzte den Patienten zum letzten Versuch nach *Meran,* und von da kehrte derselbe, wie es schien, glücklich geheilt in die heimatliche Großstadt zurück. Seine Angehörigen begrüßten ihn mit Jubel und freuten sich innig seiner Genesung. Doch am anderen Morgen Punkt sieben Uhr kehrte der alte unheimliche Gast wieder und faßte Posto an der früheren Leidensstelle. Ein Ach und Weh war im ganzen Hause, und guter Rat war teuer. Bekannte erinnerten den Herrn noch einmal ans Wasser, und zuletzt entschloß man sich zu einem Versuche. Der hohe Herr sah recht krank aus und war ziemlich abgemagert. Nachdem er sein Leiden geschildert, bemerkte er noch, er *sei selten ohne Katarrh* und besitze *auffallend wenig Naturwärme.* Man wolle all dieses einem viele Jahre früher erlittenen Unfalle zuschreiben. Sei dem, wie ihm wolle, so schloß er ab, ich kenne jetzt seinen Zustand und solle ihn heilen.

Das üble Aussehen, die schwache Naturwärme, die daraus folgende Empfindsamkeit gegen den Wechsel der Atmosphäre, das Abmagern, alle diese Symptome traten als ebenso viele vollgültige Zeugen auf, welche nicht den schmerzenden Fleck am Kopfe, sondern *die ganze kranke Natur, den ganzen entkräfteten Körper* anklagten. Darnach richtete ich mein Verfahren ein. Auf den *Gesamtorganismus* wurde eingewirkt und das lokale Kopfleiden *nicht einer Anwendung gewürdigt. Die einfachen Abhärtungsmittel mit einigen Waschungen,* wie sie im ersten Teil aufgezählt werden, bewirkten die Heilung, das ist die gleichmäßige Transpiration der Haut, die richtige Zirkulation des Blutes, gute Verdauung und damit die Hebung der Naturwärme, besseres Aussehen, völlige Gesundung. Immer die alte Geschichte, und doch kann man sie nie genug von neuem erzählen!

2.

Ein Mann von 45 Jahren kommt klagend zu mir und beginnt: „Die Ärzte erklären mein Leiden für nervöses Kopfleiden. Ohne Kopfbinde bin ich gar nie; ich habe manchmal einen unausstehlichen Druck am Hinterkopfe, bald rechts, bald links. Kommt das Leiden auf den Rücken, dann bekomme ich starkes Herzklopfen, oft mehrere Stunden lang. Der Appetit vergeht oft ganz; ich habe einen solchen Schwindel, daß ich nicht mehr allein gehen kann; deshalb mußte meine Frau mitreisen. Über alle diese Leiden aber geht mein Gemütsleiden. Ich habe eine solche trostlose Schwermut, daß ich mir schon oft den Tod gewünscht habe.“ Der Herr war ziemlich beleibt, die Gesichtsfarbe gelblich und abgestanden, der Leib stark gefüllt.

In dreizehn Tagen war der ganze Zustand wieder in Ordnung. Das Körpergewicht hatte viel abgenommen; Kopfweh und Schwindel waren verschwunden; statt dessen aber waren heitere Stimmung, guter Schlaf und Appetit zurückgekehrt.

Die Anwendungen waren folgende:

1. den einen Tag ein Oberguß und Knieguß vormittags, Rückenguß und Wassergehen nachmittags;
2. den anderen Tag vormittags Rückenguß, später Wassertreten, nachmittags wieder Rückenguß und später Knieguß;
3. am dritten Tage vormittags ein Oberguß und Knieguß, nachmittags Ganzguß, später Halbbad.

Der Patient, weil kräftig und stark, erhielt täglich vier Anwendungen.

Magengeschwüre

Vieles Erbrechen, Brennen im Magen usw. sind noch keine entscheidenden Zeichen für Magengeschwüre. Daß indes solche manchmal vorkommen, ist leider nur zu wahr.

Solche Leidende sollen *ja nichts Ätzendes* einnehmen, wenig salzen, wenig pfeffern, wenig würzen. *Recht einfache Kost* und *noch einfachere Getränke,* besonders Milchkur, haben sich schon als die *allerbesten Heilmittel* für die beginnenden kleinen Geschwürchen erwiesen.

Im übrigen gibt uns das Heilverfahren bei kleinen äußerlichen Geschwüren einen Fingerzeig für die Heilung von Geschwüren im Innern. Am Finger kann ich ein Geschwür recht leicht heilen, wenn ich einen kleinen Lappen fleißig ins Wasser tauche und naß umwinde; er reinigt und heilt. Warum sollten innere Geschwüre nicht auch heilen, wenn man *längere Zeit jede halbe Stunde einen Löffel Wasser* einnimmt oder wenn man aus erprobten Heilkräutern einen *Tee* sich machen läßt und, statt die gewohnte Tasse auf einmal zu trinken, jede halbe Stunde oder jede Stunde ebenfalls sich mit einem Löffel voll begnügt? Mache man einmal den Versuch mit *Wermuttee* oder mit *Salbeitee* oder mit *Tee von beiden Kräutern* zugleich (halb und halb)!

Oder man nehme eine kleine Messerspitze *Aloepulver,* löse es in einem Viertelliter Wasser auf und genieße die Arznei wiederum arzneiweise, das heißt alle Stunden einen Eßlöffel voll; wohlgemerkt, letztere Medizin nur immer einen halben Tag lang und mit Abständen von je zwei bis drei Tagen.

Ein treffliches Hausmittel, das selbst dem *Ärmsten* nicht abgeht, ist das *Krautwasser* (in jedem ganz oder teilweise gefüllten Krautfasse genügend zu bekommen). Das Sauerkrautwasser heilt die ältesten Schäden. Man vermische zu dem Zwecke einen Eßlöffel Krautwasser mit sechs bis acht Löffeln gewöhnlichen Trinkwassers und nehme jede Stunde einen Eßlöffel voll! In der Regel hat nach meiner Erfahrung diese Trinkkur gewirkt; und sollte einmal die vorteilhafte Wirkung ausbleiben, Schaden bringt das Hausmittelchen nie. Immer ist solche Medizin ratsamer und sicherer als diese und jene Giftpräparate.

Tee von Spitzwegerich wäre auch nicht zu verschmähen.

Als *äußere Anwendungen* empfehle ich solchen Kranken jeden zweiten Tag eine *zwei- bis vierfältige Linnenauflage auf den Unterleib,* je eineinhalb bis zwei Stunden zu tragen. Vorteilhafter als ein Eintauchen in einfaches Wasser hat sich ein Benetzen mit *Absud von Heublumen, Zinnkraut, Fichtenreisern* bewährt (Heusack).

Sitzen einmal *große bösartige Geschwüre* im Magen, gleich gefräßigen Raub- und Nagetieren, so kann eventuell nur eine Operation helfen.

Magen- und Darmkatarrh

Eine Frau, vierzig Jahre alt, klagte über folgende Leiden: „Auf der linken Seite unterhalb der Rippen habe ich immer Schmerzen, bald schwächer, bald stärker; ich kann oft die Schmerzen nicht mehr aushalten. Geradeso leide ich an Wasserbeschwerden; manchmal geht bereits nichts ab, und geht es auch oft besser, so habe ich doch immer Schmerzen. Recht oft wird der Schmerz so stark, daß ich mir den Tod schon gewünscht habe. Dann bin ich auch so aufgetrieben, daß ich mir nicht zu helfen weiß; mein Hals wird oft so dick und aufgedunsen, daß ich kaum zu reden vermag. Ich habe schon viel gebraucht von Ärzten und Nichtärzten; manchmal bekam ich etwas Linderung, aber bald war wieder die alte Geschichte da."

In vier Wochen wurde diese Frau von ihrem Leiden befreit durch folgende Anwendungen:

1. Jede Woche viermal angeschwellte Heublumen warm auf den Unterleib und Magen in einem Tuche aufbinden, eineinhalb Stunden lang;
2. dreimal in der Woche in der Nacht vom Bette aus sich ganz waschen, mit Wasser und etwas Salz daran, eine Minute lang, und gleich wieder, ohne abzutrocknen, ins Bett;
3. jeden Tag eine Tasse Tee von zwanzig zerstoßenen Wacholderbeeren und etwas Zinnkraut, zehn Minuten lang gesotten, während des Tages in drei Portionen trinken; zwölf Tage lang.

Nach diesen zwölf Tagen folgende Anwendungen:

1. Einmal in der Woche die Heublumen aufbinden (Heusack);
2. dreimal in der Woche in der Nacht sich ganz waschen;
3. zweimal in der Woche ein Halbbad nehmen;
4. den Tee forttrinken. So drei Wochen lang.

Um den Körper in Gesundheit zu erhalten, reicht aus, in der Woche drei Halbbäder zu nehmen.

Magenleiden

Armer Magen, was sollst du nicht alles verschuldet haben! Neben dem Herzen und den Nerven bist du wohl der Hauptsündenbock! Frage hundert Menschen, ob sie nicht magenleidend seien! Ganz wenige antworten mit einem entschiedenen Nein. Und doch ist in den allermeisten Fällen der Magen so unschuldig wie ein neugeborenes Kind und so gesund wie ein spielender, heiterer Knabe. *Beispiele* mögen meine Behauptung erhärten.

Ein Mädchen leidet seit langen Jahren am *Magen*, seit einigen Monaten an besonders heftigen *Magenkrämpfen*. Sehr oft muß es das Bett hüten; und wenn das Aufsein auch leidlich ist, kann es nur mit großer Not und Anstrengung seinem Berufe teilweise vorstehen. Mehrere Ärzte haben erklärt, es fehle ihm weiter nichts; es besitze nur einen *recht schlechten Magen*. Die arme Geplagte brauchte viel in tropfbar-flüssiger und fester Form, in Pulver- und Pillen- und anderer Gestalt, zum Teil scharfe Sachen.

Das Aussehen läßt auf arge Leiden schließen: Die Gesichtszüge sind eingefallen; die Farbe ist blaß, der Körper nur mehr Haut und Knochen. Ihr Unterleib – so ergänzte sie das Krankheitsbild – sei stark aufgetrieben, und sogar das anliegende Kleid verursache ihr Schmerzen. Oft habe sie sich erbrochen, und Füße und Hände seien stets ganz kalt.

Mein Gutachten war folgendes: Das Mädchen hatte sich den Unterleib gründlich dadurch verdorben, daß es oft plötzlich von der Hitze in die Kälte, vom heißen Herd weg in den Eiskeller kam und nicht wußte, wie es sich gegen die schon bald fühlbaren schädlichen Einflüsse schützen könne. Dazu hatte es niemanden, dem es sich anvertrauen wollte, und es trug die vermeintlichen kleinen Übel, solange es diese ertragen konnte, bis endlich der Druck vom Unterleib aus so heftig wurde, daß dem Magen, eingeengt und eingezwängt, wie er war, alles, was er an Speisen aufnahm, förmlich wieder ausgepreßt wurde.

Zu den *allgemeinen Anwendungen*, die Tätigkeit in den ganzen Körper zu bringen hatten, mußten besondere für den Unterleib (nicht den Magen) hinzukommen, das Angesammelte, besonders auch die Gase, zu lösen und auszuleiten. Als *Anwendungen folgten* (jeden Tag *eine* derselben):

der spanische Mantel (allgemeine Anwendung);

Überlagen mit angeschwellten Heublumen auf den *Unterleib*, jeden Tag zwei Stunden lang (Heusack);

der kurze Wickel (auflösend und ableitend);

Ober- und Unteraufschläger;

wiederum *der spanische Mantel*.

Als *Nebenanwendungen* dienten das *Gehen auf nassen Steinen* oder *im nassen Grase*, mitunter der *Knieguß*. Nach vier Wochen reichten aus ein *Wechsel zwischen dem spanischen Mantel* und dem *kurzen Wickel*, jeden zweiten Tag eine dieser Anwendungen. Daneben mußte die Kranke, wie oben bemerkt, häufig *barfuß gehen*. Sie wurde ganz gesund und blieb es auch. „So gesund bin ich", äußerte sie sich bei einer zufälligen Begegnung, „wie noch nie in meinem Leben."

Friedrich erbrach anfangs viel Magensäure, später alles Gegessene und Getrunkene. Alle Mittel halfen nichts, und der Arzt definierte das Übel als *Magenverhärtung* mit *Magenschluß*.
Das Aussehen des Patienten war gar nicht schlecht: die Züge wohl etwas alt und die Gesichtsfarbe gelb. Luft stoße es ihm viel aus dem Magen, meinte er; der Unterleib sei von Blähungen oft wie eine Trommel, und dann zeige sich auch regelmäßig heftiges Weh im Kopfe. Wiederum haben wir *Untätigkeit im unteren Revier, Schlaffheit der Gedärme*. Daher der ungeregelte Stuhlgang, die Häufung der Gase und daher der Druck auf Magen und Kopf. Der Kranke mußte *zehn Tage hindurch täglich ein Tuch, in Wasser und Essig getaucht, zwei Stunden lang auf den Unterleib* binden, *täglich ein warmes Fußbad* nehmen mit Asche und Salz und den *Rücken* sich in jeder Nacht zweimal *kalt abwaschen* lassen. Nach sechs Tagen schon besserte sich der ganze Zustand. Nach zehn Tagen wandte der Patient *wöchentlich zweimal den kurzen Wikkel, einmal den spanischen Mantel* an und nahm jeden zweiten Tag *ein Fußbad* mit Asche und Salz. Die dritte Verordnung bestimmte für die letzten zwei Wochen *wöchentlich je drei Ober- und Untergüsse* und *zwei Halbbäder* (bis an die Magengegend). In sechs Wochen war der Kranke vollständig hergestellt.
Unzählige solcher Fälle könnte ich noch anführen; das Gesagte mag indes genügen.

Nervenleiden

Ein *Geistlicher* berichtet also:
„Infolge gewaltiger Aufregung, Angst und Schrecken bekam ich Ende Juli 1884 ein Leiden, welches sich anfangs durch häufiges, sehr beängstigendes Herzklopfen und beständige Atmungsbeschwerden mit allgemeiner Schwäche äußerte. Das Herzklopfen hörte nach einigen Monaten wieder auf. Aber nun erschienen andere Übel: mitunter sehr heftige, beängstigende Anfälle von Asthma, häufiges Drücken mit Schmerzen und Spannen bis in den Unterleib hinab. Hauptsächlich spürte ich den Druck in der ganzen Rippengegend, zuweilen auch im Rückenmark. Oftmals fühlte ich sehr große Mattigkeit und Abgeschlagenheit in allen Gliedern mit Schmerzen in den Gelenken. Nebenher quälten Verstopfungen mit Blähungen stets den Unterleib. Die Stimme war ganz ge-

schwächt, so daß mir oft schon das einfache Sprechen Schmerzen, Beklemmungen und Asthma verursachte; ein anhaltender, starker Gebrauch der Stimme war ganz unmöglich geworden. Während der ganzen Zeit habe ich auch Beschwerden im Kopfe, nämlich Schwindel, starke Eingenommenheit, zuzeiten heftige Kopfschmerzen, so daß ich manchmal kaum zu denken imstande und zu jeder geistigen Anstrengung unfähig bin. Jede Kleinigkeit regt mich ungemein auf und steigert nicht selten die Beschwerden in Brust und Kopf aufs äußerste. Dazu hat eine unsägliche Melancholie meinen Geist eingenommen; manchmal ist's fast zum Verzweifeln. Die Ärzte erklärten mein Leiden für ein Nervenleiden. Zwei derselben, ein Allopath und ein Homöopath, beide berühmte Männer, verschrieben mir Mittel (Duschebäder, Diät, Bromkali, Zincum oxydat., Natr. phosph. u. a.), die aber sämtlich ganz erfolglos blieben, ja das Übel zuweilen noch ärger machten. Am ehesten schien noch zu wirken, was ein dritter Arzt anriet: kalte Vollbäder und fleißige Bewegung in der Luft. Das dauerte so ein halbes Jahr, bis ich endlich ganz zum Wasser meine Zuflucht nahm."
Soweit der Kranke. Schauen wir ihn selbst näher an! Sein Aussehen ist ungewöhnlich gerötet, die Augenränder sind etwas gelb, Ohren und Lippen hochrot, mit Blau untermischt. Die Haare sind dem jungen Herrn, der kaum mehr als 30 Jahre zählt, bis auf einen kleinen Rest gänzlich ausgefallen. *Worauf lassen diese Anzeichen schließen?* Gewiß auf *allzu heftigen Drang des Blutes gegen Kopf und Brust.* Der Schmerz auf der Stirne zeigt die Heftigkeit des Blutandranges zum Kopfe an, und das zu viele Blut im Kopfe bewirkt eine Ausdehnung der Adern. *Kann da geheilt werden und wie? Die zwei hauptsächlichsten Leidensstellen, Kopf* und *Brust,* sind vor allem ins Auge zu fassen. Beide werden gleichsam erdrückt unter der Überfülle des Blutes. Dieses muß allererst *gegen die Extremitäten abgeleitet werden.* Dann kann ich an die Auflösung alles Abnormalen (Anstauungen, Erweiterungen der Adern, Ausbuchtungen nach innen usw.) an Kopf und Brust gehen und zuletzt allgemein auf den ganzen Körper einwirken.
Als *Anwendungen* werden sich der Reihe nach am besten eignen: *Fußdampf, Kopfdampf, kurzer Wickel, spanischer Mantel, auf nassen Steinen gehen, Ober- und Untergüsse,* Barfußgehen, zur Winterszeit am besten im frischgefallenen Schnee.
Innerhalb drei Wochen hatte sich der Zustand bedeutend gebessert. Bis zur vollen Erholung indessen dürften bei so fortgeschrittenem und tiefgewurzeltem Leiden noch Monate vergehen.

Aus der mehr oder minder guten Wirkung jeder einzelnen Anwendung lernt der Patient selbst am sichersten urteilen, welche derselben von den besten Folgen begleitet ist und deshalb öfters wiederholt werden soll. Nur lasse man sich ja nie und nimmer verleiten, den Willen stets nur auf diese besondere Anwendung hinzurichten. *Mit den besonderen Anwendungen* sind *jederzeit*, um den Einklang und den gesunden, reellen Fortschritt in der Heilung nicht zu stören, *die gemeinsamen*, das sind die auf den ganzen Organismus wirkenden, *pünktlich zu verbinden.*

Nervenüberreizung

Zwei Studierende kamen in die Osterferien und erzählten: „Wir haben Kopfleiden, Blutandrang nach dem Kopf, schlechten Schlaf und große Müdigkeit, mangelhaften Appetit, und wir sind somit unfähig, weiter fortzumachen. Könnten wir nicht die Vakanz benützen zur Wiederherstellung unserer Gesundheit durch die Wasserkur?“

Ich gab den Rat, sie sollten, weil es Frühling, der Boden feucht und es noch ziemlich kalt war, diese Vakanz wo möglich im Freien, im Walde, auf den Wiesen barfußgehend zubringen und rasche Bewegungen machen, wenn sie sich kalt fühlten; auch von Zeit zu Zeit in einen mit Wasser gefüllten Graben zwei bis drei Minuten stehen und darin hin und her gehen.

Ebenso mußten sie täglich zwei- bis dreimal ihre Arme ganz ins Wasser halten. Diese Anwendungen behagten den jungen Leuten sehr; es kamen ihnen Mut und Freud; sie gingen wieder neugestärkt an ihre Studien, konnten ihre Aufgabe gut lösen und freuten sich auf die Herbstferien, um ihren Körper aufs neue abzuhärten und zu kräftigen.

Bemerkt jedoch sei hier, daß beim Gehen auf naßkalter Wiese und beim Stehen im Wasser jedesmal nach Bekleidung der Füße so viel Bewegung gemacht werden muß, daß die Naturwärme bald wieder eintritt; diese wird bei jungen Leuten unschwer durch rasches Gehen bewirkt.

Nierenleiden

Ein Bauer erzählt: „So stark und korpulent ich aussehe, geradeso elend bin ich. Ich kann nicht mehr arbeiten, bin beständig aufgedunsen; die Atemnot wird oft so groß, daß ich glaube, ich müsse ersticken. Ich wälze mich in der Nacht im Bett umher, ohne schlafen zu können. Mein Urin ist meistens recht dick und mit Blut vermischt. Ich habe oft ein sehr heftiges Brennen in der Blase; Ärzte habe ich mehrere gehabt. Einer sagte, ich sei leberleidend und habe Gallensteine. Ein anderer hat behauptet, es fehle mir in den Nieren, und es werde Nierenvereiterung eintreten. Ein dritter glaubte, mein Magen verdaue nicht, und deshalb sei ich immer verschleimt, weil im Munde immer sehr viel zäher Schleim vorhanden ist.“ Dem fast Trostlosen wurden Anwendungen geraten: 1. In der Woche zwei warme Bäder von gesottenem Haferstroh mit dreimaligem Wechsel. 2. In der Woche zwei kurze Wickel, ebenfalls von Haferstrohwasser, eineinhalb Stunden lang. 3. Täglich zwei Tassen Tee von Zinnkraut und Wacholderbeeren trinken, zehn Minuten lang gesotten. In sechs Wochen war der Mann vollständig gesund. Sein Körper ist normal, der große Bauch ist verschwunden, das braungelbe Aussehen ist entfernt; und wie die Farbe frisch und gesund ist, so ist auch seine Kraft wiedergekehrt. Ein armer Arbeiter schreibt: „Ich erkrankte an einem Nierenleiden ungefähr im November 1887, arbeitete aber dabei bis Mitte Januar 1888. Meine Kraft war indessen so herabgesunken, daß ich nunmehr elf Wochen das Bett hüten mußte. Der Arzt, welcher mich behandelte, erklärte mir, das Leiden komme nur von Erkältungen her und sei eine langwierige Sache. Im Urin war stets ein großer, rötlich-brauner Satz. Man ließ nun den Urin in der Apotheke chemisch untersuchen, und es stellte sich heraus, daß dieser Satz Blutkörper enthalte. Durch dieses Leiden kam ich so herunter, daß der Arzt eine Wassersucht befürchtete. Er untersuchte deshalb Tag für Tag die Füße und das Herz; es zeigte sich aber nirgends etwas von Wassersucht. Als ich mich nach einiger Zeit besser fühlte, ging ich wieder an die Arbeit, mußte aber, als das Leiden nach zwanzig Wochen wieder eintrat, die Arbeit abermals einstellen. Da ich nun schon so viel mediziniert und allerlei eingenommen hatte ohne anhaltenden Erfolg, so entschloß ich mich auf Anraten einiger Bekannter, nach Wörishofen zu gehen. Ich wandte nun die Kaltwasserkur an, die mir vortrefflich behagte.“

Durch folgende Anwendungen wurde dem Manne geholfen:

1. Den einen Tag Oberguß und Knieguß vormittags, Halbbad nachmittags;
2. den anderen Tag des Nachts Ganzwaschung vom Bett aus, in der Frühe dann Wassergehen, nachmittags Oberguß und Knieguß;

3. Oberguß, später Schenkelguß vormittags, Rückenguß und Wassertreten nachmittags; so abwechselnd drei Wochen lang; ferner
4. täglich eine Tasse Tee von zehn zerstoßenen Wacholderbeeren und etwas Zinnkraut, morgens und abends in je zwei Portionen trinken.

Rheumatische Zustände

Wer möchte es versuchen, all die verschiedenen rheumatischen Zustände aufzuzählen, über die man klagen hört! Den einen quält der Schmerz im Kopfe, den anderen in den Zehen, diesen im Arme, jenen in den Beinen, sie auf dem Rücken, ihn auf der Brust usw.

Der arbeitsame Bauer, der Holzhacker, alle diejenigen, die recht angestrengt arbeiten, wissen weniger, an manchen Orten nichts von dieser Krankheit; nach meinem Dafürhalten deshalb, weil diese Leute oft in der einen Stunde Rheumatismus bekommen, in der anderen ihn bereits wieder vertrieben haben. Es zeigen sich vielleicht die Anfänge am Morgen, nachmittags dagegen arbeiten sie dieselben wieder hinaus.

Letztere Beobachtung gibt uns *klare Winke*, wie Rheumatismus geheilt werden kann und soll.

Ein Tierarzt jammerte mir einst vor, er sei unfähig, seinem Berufe weiter vorzustehen; ein abscheulicher Rheumatismus habe sich wie eine Katze in sein rechtes Schulterblatt eingekrallt. Schwitzend sei er unklugerweise in die Kälte gekommen, und er wisse recht gut, er werde, wie jedesmal, die lästige Katze sechs Wochen lang zu tragen haben.

„Wenn Sie wollen, Herr Tierarzt", entgegnete ich ihm, „so sind Sie in vierundzwanzig Stunden frei; ich werde meinen Hund auf Ihre Katze hetzen." Er lachte, und es gab eine kleine Wette. Mit Manneswort und Handschlag versprach er indessen, genau zu tun, wie der gestrenge Herr befehle. Er ging heim und ließ sich von seiner Frau den Rücken zuerst kräftig trocken reiben (massieren), dann einen *kalten Oberguß* applizieren. Nach ungefähr acht Stunden nahm er einen *Kopfdampf* mit darauffolgendem Guß. Die vierundzwanzigste Stunde hatte noch lange nicht geschlagen, die Katze war längst über alle Berge, und die Wette war gewonnen. – *Von trockenem Reiben* wurde diesmal gesprochen, was doch sonst nie vorkommt!

Ja, und der *Grund ist folgender:*
Entsteht der Rheumatismus infolge raschen Wechsels von der Kälte in die Wärme und umgekehrt, so sind die Schmerzen, die zuweilen nur auf der Oberfläche der Haut, zuweilen aber auch tief im Innern, ja, wie man meinen könnte, im Mark der Knochen wurzeln, meist zurückzuführen auf Störungen in der Zirkulation des Blutes, sei es nun ein langsameres oder rascheres Tempo des Blutlaufes, seien es Blutstauungen oder kleine Entzündungen usw. an der betreffenden Stelle. Die dadurch entstandenen Reibungen, Pressungen usw. verursachen den Schmerz und müssen durch Auflösung, Ausleitung und Stärkung der leidenden Teile entfernt werden. Wenn der Taktstock allein die Sänger nicht mehr im richtigen Tempo halten will, dann fuchtelt der Gesangmeister noch mit der freien Hand, mit dem Kopfe den Ungelehrigen zu. Wenn die Gans oder die Ente sich in die junge Hühnerfamilie mischt und das „Gehscht weg, du . . ." der Futterbringerin nichts helfen will, dann wirft sie einen Stein nach der dummen Gans oder der Ente. *Wenn der Rheumatismus tief sitzt, schon länger währt, besonders schmerzt und weit ausgedehnt ist, so rufe ich zum Wasser noch die Reibung zu Hilfe.* Sie entwickelt rascher Wärme und bewirkt eine schnellere Verteilung des Blutes usw. *Wäre die kranke Stelle etwas kühl und würde ohne weiteres, ohne vorherige Erwärmung ein Guß darauf* kommen, so wiche der Rheumatismus wohl etwas weiter im, aber nicht aus dem Körper.

Ein Bauer bekam so heftige rheumatische Zustände in beiden Füßen, daß er nicht mehr gehen konnte; am meisten schmerzten ihn die Schenkel. Der Mann wußte nicht, wie er zu dem Übel gekommen war.
Der Bauer *wickelte* sich *täglich zweimal* von unter den Armen an ganz in ein Tuch ein (Unterwickel), das in heißen *Heublumenabsud* eingetaucht war, und legte sich jedesmal zwei Stunden ins Bett mit guter Zudecke. Zehn solcher Anwendungen wickelten den Rheumatismus vollkommen aus und ab.

Ein anderer Bauer konnte vor lauter *Schmerzen in den Hüften* gar nicht eingewickelt werden. Er wurde in ein *Haferstrohbad* mit 42 bis 44 Grad Celsius und mit dreimaligem Wechsel gesetzt, täglich zweimal, je 25 Minuten lang. In drei Tagen war er geheilt.
Fälle von *Kopfrheumatismus* könnte ich eine Unzahl nennen. Sie wurden am leichtesten dadurch entfernt, daß man *möglichst wenig*

am Kopfe selbst, dagegen *warme Bäder und Dämpfe an den Füßen* anwandte. Kommt man dem Kopfe mit Kälte, so wird's ärger; kommt man mit Wärme, so strömt noch mehr Blut zu. Die *Reihenfolge der besten Anwendungen* wäre etwa folgende:
das *warme Fußbad* (mit Asche und Salz),
die *Überlegung* eines *Schals,*
der *Fußdampf,*
der *Kopfdampf* mit kaltem Abguß und wieder der *Schal.*
Diese Anwendungen, täglich eine derselben, heilen den stärksten Kopfrheumatismus, der gewöhnlich durch Zugluft, Verkühlung und sehr oft durch zu raschen Wechsel von Hitze und Kälte entsteht. *Kein Rheumatismus darf vernachlässigt werden;* ein jeder könnte der Anfang zu vielen und schweren Krankheiten sein.

Anna Maria, die viel und streng arbeiten mußte, erhielt *rings um das Knie herum eine Geschwulst.* Sie beachtete dieselbe mehrere Wochen gar nicht und machte später, als sie heftig schmerzte, in ihrem Unverstande dichte kalte Umschläge. Das Knie wurde nicht besser, sondern schlimmer, und sie befragte einen Arzt. Dieser gab eine Salbe zum Einreiben, die indessen ohne Wirkung blieb. Zu allem Unglück bog sich der Fuß unter dem Knie am Schienbein abwärts. Um die Steifheit zu verhindern, verordnete der Arzt, während vierzehn Tagen jeden Tag den Fuß mit Schweinefett kräftig einzureiben, später mit Karbolsäure zu waschen. Das Knie wurde immer schlimmer. Zuletzt wandte er einen Gipsverband an und verhieß der Kranken, nach dessen Wegnahme könne sie sicherlich gehen. Nach neun Wochen wurde der Gipsverband weggenommen; aber die arme Magd konnte auf dem Fuße weder stehen noch gehen. Dieser elende Zustand währte längere Zeit fort.
Derlei *Verhärtungen an und um die Knochen* können nur aufgelöst werden durch längere Zeit fortgesetzte *Überschläge mit geschwellten Heublumen,* die stets ganz warm aufgelegt werden. Ist die Auflösung geschehen, so wird das Blut auch wieder nach diesen Teilen dringen, sie nähren, und die Kraft wird wiederkehren. Nach achttägiger Anwendung besagten Umschlages konnte die Kranke bereits auf dem Fuße stehen. In acht bis zehn Wochen konnte sie auch wieder gehen.

Ein Vorstand einer öffentlichen Lehranstalt erzählt:
„Ich leide fast Unsägliches an meinen Armen, Schultern und Füßen; bald bin ich wie in Rheumatismus gewickelt; bald sind wieder ein-

zelne Stellen um so empfindlicher, wenn der Schmerz von anderen gewichen ist. Atemnot besteht fast fortwährend, oft so stark, daß ich fürchte, zu ersticken; zudem leide ich auch an Kongestionen und habe so selten eine frohe Stunde.
Ich wurde magnetisiert, elektrisiert und gebrauchte vieles andere – ohne Erfolg. – Die Wasserkur hat mir in zehn Tagen allen Schmerz genommen, und von meinem Leiden fühle ich nur noch unbedeutende Spuren. Ich habe die Überzeugung, eine Fortsetzung von leichteren Anwendungen wird mir auch den letzten Rest nehmen." – So der Kranke.
Die Anwendungen waren: Täglich ein Oberguß und zwei Schenkelgüsse, am zweiten Tag der spanische Mantel; vom vierten Tag an ein Halbbad täglich statt Oberguß und einmal wöchentlich Kopfdampf.

Ein Mann, 46 Jahre alt, erzählt: „Irgendwo habe ich immer Schmerzen, entweder auf der rechten Seite oder oben auf der Schulter; es bleibt der Schmerz nie lange an einer Stelle; kommt aber das Leiden in den Kopf, dann bin ich voll Schwindel; aus dem rechten Auge läuft viel Wasser heraus; fährt mir aber der Schmerz in den Fuß hinunter, dann wird dieser ganz steif; kommt er mir auf die Brust, dann weiß ich kaum mehr zu atmen. So leide ich schon Jahre hindurch und habe, wenn auch nur auf kurze Zeit, Erleichterung, doch nie Hilfe gefunden."
Dieser Kranke wurde in fünf Wochen geheilt durch folgende Anwendungen:
1. In der Woche dreimal einen kurzen Wickel, eineinhalb Stunden lang;
2. viermal in der Woche ganz waschen vom Bett aus;
3. zweimal den Oberguß; so 14 Tage lang. Dann:
1. einmal den kurzen Wickel; 2. zweimal die Ganzwaschung;
3. jeden Tag Ober- und Knieguß.

So geheilt, nahm der Patient als zeitweilige Fortsetzung der Kur sowie zur Erhaltung seiner Gesundheit jede Woche ein Halbbad und zweimal Oberguß und Knieguß.

Rückgratverletzung

Ein hochgestellter Offizier hatte sich beim Fahren einen *Wirbel* des Rückgrates eingedrückt und, wie die Ärzte behaupteten, das Rückenmark so verletzt, daß er meistens die gräßlichsten Schmerzen zu erdulden hatte und sein Zustand nur zeitweise erträglich war. Das Leiden wirkte noch mehr auf das Gemüt, als es Schmerzen verursachte. Kein Arzt konnte ihm Hilfe bringen, obwohl er die ersten und berühmtesten Ärzte der Großstadt aufsuchte. Auf die Erklärung des berühmtesten Arztes der Gegend, daß da keine Heilung mehr eintreten könne und daß mit der Zeit die Schwindsucht sich einstellen werde, suchte der Herr seine Hilfe beim Wasser. – In sechs Wochen war er hergestellt und erfreute sich fortan guter Gesundheit. Auch das Gemütsleiden verschwand mit dem körperlichen Leiden vollständig.

Welche Anwendungen in unserem Falle vorgeschrieben waren, weiß ich nicht mehr genau zu sagen. Aber wenn du, lieber Leser, an genanntem Übel leiden solltest, so würde ich dir *folgendes* raten: Laß dir *dreimal in der Woche* den *spanischen Mantel* umlegen! *Nimm dreimal in der Woche ein Halbbad* mit Waschung des Oberkörpers und *zweimal einen Ober- und Unterguß!* Dieses setze mehrere Wochen pünktlich fort! Der ganze Organismus muß sich kräftigen und erstarken, und die von der verletzten und kranken Stelle ausgegangenen Gebrechen werden eines nach dem anderen schwinden. Auch der eingetriebene Wirbel wird Ruhe geben und verknöchern, wie wenn nach einem Beinbruch der wunde Teil vernarbt. Abermals wiederhole ich: *Wenn ein Teil am Körper schwer leidend ist, so kränkelt der ganze Körper.* Der ganze Organismus nimmt gleichsam teil an dem Schmerze des Gliedes oder Gliedchens. Wirf einen Stein ins Wasser, und die ganze Oberfläche des Baches oder Teiches wird bewegt und zeigt Wellenkreise. Der Stein ist der eingedrückte Wirbel. Die Schmerzenskreise durchziehen den ganzen Körper.

Dieses sind treffliche *Winke für das Heilverfahren. Sonach muß man beim Heilen immer auf den ganzen Körper einwirken, damit er stark werde und damit die gesunden Teile des Körpers die kranken und geschwächten unterstützen, gleichsam hegen und pflegen; die Organe stehen ja untereinander in innigstem Zusammenhange. Sie sind die nächsten Glieder einer Familie, die sich nur wohl befinden in einträchtigem, friedlichem Zusammenwirken.*

Scharlachfieber

Der Scharlach tritt meistens ein- oder auch zweimal im Jahre auf und verlangt nicht selten zahlreiche Opfer. Gewöhnlich trifft er die Kinder, verschont aber auch die Erwachsenen nicht. Die *Zeichen*

vor dem Eintreten sind Kopfweh, Drücken auf Magen und Brust, Müdigkeit, Wechsel von Hitze und Frost. So viele Kinder diese Krankheit wegrafft, *so leicht ist mit Wasser zu helfen.* Kinder sind meist schon in zwei Tagen vor Gefahr gesichert; bei Erwachsenen geht es etwas langsamer. Scharlach kann auf *zweierlei Weise recht leicht geheilt* werden. Sind bei einem Kinde, gleichviel, ob es noch auf den Armen getragen wird oder schon in die Schule geht, alle Zeichen dieser Krankheit vorhanden, so tauche man ein *Hemd in heißes Wasser,* in das man *etwas Salz* geworfen, winde es aus, so daß es nicht mehr träufelt, und ziehe es dem Kinde, das im Bette liegt, an! Dann wickle man es gut in eine Decke ein, so daß jeder Luftzutritt verhindert ist, und lasse es so eingehüllt eine Stunde liegen! Dann ziehe man das Hemd aus, und der ganze Körper des Kindes wird übersät sein mit dem Scharlachausschlage. Sollte *die Hitze übergroß* werden, *so wasche man das Kind ganz, aber schnell ab* und lege es wieder ins Bett! In *schwierigen Fällen,* in denen die Hitze sich steigert und es dem Kranken bange wird, kann in einem Tage das Hemd zwei- bis dreimal, seltener auch viermal angelegt werden müssen. Es kommt lediglich auf die Hitze und Stärke des Fiebers an. Nehmen die Hitze und das Fieber ab, so kann die Zwischenzeit zwischen den Neueintauchungen des Hemdes verlängert werden. Man merke sich nur, daß bei diesen späteren Anwendungen *stets kaltes* Wasser (mit Essig) gebraucht wird. Zudem sei man recht sorgsam bei der Umhüllung und dem Zudecken – gut, aber nie übermäßig. Nach Entfernung des nassen Hemdes bekleide man das kranke Kind mit einem sauberen Hemdchen! Bei solcher Behandlung wird in vier, höchstens in sechs Tagen der Scharlach völlig geheilt sein.
Eine Bemerkung sei hier beigefügt. *Selten ist Appetit* vorhanden. Dränge man dem Kinde ja keine Nahrung auf! (Wie der Ausschlag nach außen dringt, so ist er auch im Innern.) Der Durst ist gewöhnlich stark. Das Wasser bleibt das beste Linderungsmittel. Etwas Zucker, auch ein wenig Wein (roter oder weißer) können gut beigemischt werden. Landkinder trinken am liebsten Milch. Als Grundsatz gilt: Wenig trinken, aber öfter. Ich glaube nicht, daß ein Kind, das so behandelt wird, stirbt.

Ludwig, ein Knabe von zehn Jahren, kann vor Hitze kaum mehr reden. Das Gesicht ist gerötet, und er klagt, alles tue ihm weh. Ludwig wird, weil die Hitze stark und die Bangigkeit groß ist, *jede Stunde gewaschen,* und dieses zwei Tage lang. Am dritten

Tage fängt der Knabe schon an zu essen. Das Waschen geschieht nur noch zweimal während des Tages. Am fünften Tage fühlt sich Ludwig wohl; am sechsten geht er im Zimmer umher, und bald spielt er wieder im Freien mit anderen Kindern.

Maria, 20 Jahre alt, kann nicht mehr gehen, hat heftigen Kopfschmerz, fühlt sich wie zerschlagen an allen Gliedern; dazu hustet sie immer ganz trocken, und es drückt sie schrecklich auf der Brust. Sie weiß vor Bangen nicht, was tun, kann keinen Augenblick aus dem Bette sein. Ekel quält sie vor jedem Essen, aber sie kann nicht genug trinken. Maria wird in einem hohen Grade das Scharlachfieber bekommen. Was tun? *Alle Stunden* soll ihr der *Rücken* kräftig mit *kaltem Wasser,* in das etwas *Salz* gemischt wurde, gewaschen werden, ebenso die *Brust* und der *Unterleib.* Ist sie auf diese Weise gewaschen, was aber so schnell wie möglich geschehen soll, dann decke man sie ordentlich zu, aber ja nicht zu stark. Zwei Tage hindurch wurde die Kranke derart gewaschen. Gegessen hat sie gar nicht, um so fleißiger getrunken. Der *Hals* brennt fort und fort schrecklich. Fleckenweise steht der Scharlach ab (verschwindet, Häute und Krusten bildend). Der Durst läßt etwas nach. Noch 2–4 Tage lang soll die Kranke täglich zweimal, wenn die Hitze noch nicht nachgelassen hat, dreimal gewaschen werden. Nach weiteren drei Tagen war Maria vom Scharlach befreit.

Schlaflosigkeit

Jemand litt seit neun Wochen an Schlaflosigkeit. Seine Kräfte nahmen täglich ab, und der Geist wurde zur Denkarbeit mehr und mehr unfähig. Gedrücktheit, Müdigkeit, Mutlosigkeit traten an Stelle des früheren Fleißes und der gewohnten Berufsfreudigkeit. Große Anstrengung und widrige Verdrießlichkeiten hatten ihn in heftige Aufregung, das Gemüt in große Bitterkeit versetzt. So etwas rächt sich immer. Der Arme befand sich beständig wie in einem hitzigen Fieber. Das gehetzte Blut wollte wie ein verfolgtes Reh in wilder Flucht davonrennen. Man brachte dasselbe zur vollen Ruhe durch den *Kopfdampf, den spanischen Mantel, den Oberguß* mit dem *Knieguß,* den *Fußdampf,* den *kurzen Wickel,* den *Ober- und Unteraufschläger,* welche Übungen man zwölf Tage hindurch in täglich zwei, öfters drei Anwendungen wirken ließ. Schon am dritten Tage schlief der Herr drei Stunden. Er lebte noch lange als einer der Gesündesten.

Die *Schlaflosigkeit,* diese aufsässige Verfolgerin vieler, kann in *mancherlei Ursachen ihren Grund* haben: in Störungen des Blutumlaufes, in unterdrückter oder mangelhafter Transpiration, in Gasen, welche Magen und Unterleib quälen, usw.
Sie belästigt mit Vorzug solche Menschen, welche oft den lieben langen Tag mit angestrengter Kopfarbeit zubringen und hierin des Guten zuviel tun.
Die zuerst angeführten Ursachen sind an anderer Stelle zur Genüge behandelt worden.
Ob wohl auch für die letzteren, die *Kopfarbeiter,* ein Kräutchen wächst oder ein Wässerchen fließt, das als Schlaftrunk dienen kann?

Ich kenne einen *vornehmen Herrn,* dessen Körper wenig, dessen Geist sehr viel Arbeit tut. Am liebsten hätte er gar keinen Magen und keinen Leib und keine Füße. Solchen Herrn ist oft der Kopf nicht gut, nicht leicht zurechtzusetzen. In unserem Falle ging es. Der Mann gönnte dem armen Genossen der Seele, dem verkümmerten Leibe, wenigstens einige Brosamen. Er machte es sich zur Gewohnheit, *wöchentlich ein- bis zweimal den spanischen Mantel* anzuziehen. Die Schlaflosigkeit ließ bald nach, auch all die kleinen Übel, gleichsam die Störenfriede, die sie verursacht hatten.

Ein anderer Herr ließ jeden Abend in sein Schlafzimmer ein Gefäß mit frischem Wasser bringen. Dieses stellte er auf einen Stuhl neben das Bett. Kam in einer halben Stunde oder in einer Stunde der ersehnte Freund noch nicht, dann *wusch er sich den ganzen Körper* und stieg, ohne je sich abzutrocknen, wieder ins Bett. Er nickte ein. Die nächste Stunde fand ihn vielleicht wieder wach. Sofort griff er neuerdings zum Wasser und dieses ein drittes Mal, wenn er zu früh aufwachte. Ich habe den Herrn später über Schlaflosigkeit nie mehr klagen hören.

Kinder können oft nur mit großer Mühe in Schlaf gebracht werden und erwachen bald wieder. Man hat ihnen zuviel Nahrung gegeben; der kleine Körper seufzt unter der Last, und die Blähungen lassen mit dem Leibe auch das Köpflein nicht zur Ruhe kommen. Man nehme *ein kleines Handtuch* und lege es naß in Form eines *kurzen Wickels* um! Das Kleine wird bald schlummern.

Landleute hört man oft sagen: *Ein warmes Fußbad* schließt die Augen, wenn Anstrengung und Müdigkeit nicht einschlafen lassen. *Bei geistiger Ermüdung* wird jenes kaum ausreichen.

Wer von letzterer betroffen ist, ebenso allen jenen, welche *wegen Hämorrhoiden, eingebannten Gasen und anderen Unterleibsbeschwerden nicht zum Schlafen kommen*, rate ich *kalte Sitzbäder*, ein bis zwei in einer Nacht.

Eine letzte Ursache der Schlaflosigkeit kann die *ungleiche Erwärmung des Körpers* sein, rühre dieselbe von was immer her. Im Kopf und auf der Brust hat man zuviel Blut, deshalb Hitze; in den Extremitäten zuwenig, deshalb Blutarmut und kalte Hände und Füße. Wie diesem Übelstande abzuhelfen sei, wurde schon an verschiedenen Stellen gesagt.

Niemandem rate ich, zu künstlichen, betäubenden Schlafmitteln zu greifen. Sie gelten mir, um es mit *einem* Worte zu sagen, als unnatürlich; und was unnatürlich ist, kann der Natur niemals förderlich sein.

Schlaganfälle

Ein Mann, 45 Jahre alt, wurde plötzlich vom Schlage getroffen. Die rechte Hand und der rechte Fuß waren ganz lahm und ohne alles Gefühl; der Appetit fehlte gänzlich. Dem Kranken wurden täglich der Oberkörper und die Füße mit halb Wasser und halb Essig ganz warm gewaschen. Dreimal täglich nahm der Kranke 30 Tropfen von Wermut, Salbei und Bitterklee. Nach vierzehn Tagen hatten Hand und Fuß wieder die gehörige Wärme und das rechte Gefühl; auch war der Mann wieder imstande, im Zimmer zu gehen. Der Appetit nahm zu, die gelähmte Seite bekam wieder nach und nach Kräfte, und nach einigen Tagen war der Körper wieder in Ordnung. Bemerkt sei hier, daß dieser Kranke viel Schnaps getrunken hatte, und daher war sein Übel gekommen. Zur vollständigen Heilung und Kräftigung gehören noch acht bis zehn Bäder von gesottenem Haferstroh oder auch von gesottenen Fichtenreisern. Die Wärme betrage 37 bis 38 Grad Celsius, zehn bis fünfzehn Minuten lang; darauf folge eine kräftige kalte Abwaschung oder kaltes Halbbad mit Waschung des Oberkörpers.

Eine *allgemeine Bemerkung* könnte vielleicht manchem einmal dienen. *Wird jemand vom Schlage gerührt*, ist *teilweise Lähmung* eingetreten, so nehme man *ungesäumt* und *zuerst* kräftige *kalte Waschungen* vor *auf Rücken, Brust* und *Unterleib*, täglich zwei-, drei- bis viermal! In das Wasser kann etwas Salz oder Essig gemischt werden. – *Ebenso wasche man die Füße und Arme*, damit das Blut allseitig und gleichmäßig sich verteile, die Körperwärme eine allgemeine werde! *Sämtliche Waschungen* (ich kann dieses nicht streng genug einschärfen) geschehen *so schnell wie möglich; keine dauere über eine Minute!*

Man hüte sich besonders *anfangs vor ganzen Wickeln!* Die Naturwärme ist zu schwach und kann nicht ersetzt werden. Mir ist ein Fall bekannt, in welchem ein Arzt den Kranken durch Einwickelungen retten und heilen wollte. Der erste Wickel tat gut. Beim zweiten Wickel blieb der Kranke kalt, und der ganze Körper wurde blau. Nur durch Wärmezufuhr konnte er wiederum zurechtgebracht werden.

Ein Mann wurde vom Schlage getroffen. Eine Seite ist ganz gelähmt, ebenso die Zunge. Derselbe ist im bewußtlosen Zustande. So blieb er zehn Tage – behandelt von einem Arzt; der erklärte, es lasse sich nichts mehr machen, ein zweiter Schlaganfall werde nicht mehr lange ausbleiben. – Auf dringendes Bitten machte ich den Versuch und ließ allererst einen Kopfdampf anwenden. Der Kranke lag im Bett; auf einem Schemel wurde ein mit strudelndem Wasser (ein paar Hände voll Heublumen daran) halb gefülltes Gefäß aufgestellt, der Oberkörper an den Rand des Bettes gebracht und mit einer Decke zugedeckt, so daß der Dampf unter der Decke auf den Oberkörper und Kopf drang. Der Kranke kam in zehn Minuten in Schweiß und schwitzte so ungefähr fünfzehn bis zwanzig Minuten am ganzen oberen Körper, daß das Wasser tropfenweise hinunterlief. Gleich darauf wurden der Oberkörper und Kopf mit frischem Wasser und Essig daran kräftig gewaschen und der Patient zum Ruhen ins Bett hineingebracht. Am selben Tage wurde die Waschung ohne Dampf nochmals vorgenommen. Am zweiten Tage wurde ein Fußdampf angewendet (25 Minuten lang) im bewußtlosen Zustande. Der ganze Körper kam in den größten Schweiß und wurde darauf wieder gewaschen. Am dritten Tage folgte Kopfdampf, am vierten Fußdampf; am fünften Tage kamen wieder Bewußtsein und Leben in die Seite, der gelähmte Arm und Fuß konnten wieder bewegt werden. An den nächsten drei Tagen wurde er täglich zweimal am ganzen Körper mit Wasser und Essig gewaschen. Jetzt kehrte auch die Sprache teilweise zurück; bis zur vollkommenen Wiedererlangung derselben gingen drei Wochen vorbei. Von da an wurden dreierlei Anwendungen vorgenommen: a) Ganzwaschungen, b) Ober- und c) Unteraufschläger abwechselnd vormittags und nachmittags. In wenigen Tagen hatte sich der Kranke so erholt, daß jeden Morgen ein Knieguß und nachmittags ein Oberguß vorgenommen werden

konnte. Neben diesen Anwendungen wurde gewechselt mit einer Ganzwaschung. Als der Kranke zum Gehen gekommen, wurden Halbbäder und Oberguß mit Knieguß – im Wechsel jeden halben Tag – genommen.
Die Heilung war so glücklich, daß der Herr seit dem erlittenen Schlaganfall noch recht viele Jahre rüstig seinen Beruf versah.

Anmerkung: Bei jedem Schlaganfalle soll so bald wie möglich ein mit der Wasserkur schon gut vertrauter Mann (am besten Arzt) gerufen werden. Nur ein Erfahrener kann für den Fall das Rechte treffen. Bis zum Eintreffen solcher Hilfe kann und soll *ohne Ausnahme, ohne Bedenken die Waschung des Rückens, der Brust, des Unterleibes, der Füße und der Hände* der Reihe nach kalt und kurz vorgenommen werden. Diese Teilwaschungen sollen in zwei bis drei Stunden wiederholt werden.

Schweiß (Fußschweiß)

„Ja, das ist ein Kreuz, dieser Fußschweiß, der sich nun schon so lange an meine Sohlen heftet und mich überallhin auf der Ferse verfolgt!" So klagen manche, ja sehr viele. „Was ist doch das?" fragen sie. „Häufig ganz kalte Füße, dann wieder ein Brennen und Stechen, und – dieser Geruch!"
Wahr ist's, aber noch größeres Kreuz, *die traurigsten Folgen* bringt nicht selten, sogar meistens, *vertriebener Fußschweiß.* Mir ist ein Herr bekannt, dem geraten wurde, er solle täglich ein paarmal die Füße mit kaltem Wasser waschen; der Schweiß werde schon nachlassen. Freilich, der Fußschweiß ließ nach, er hörte zuletzt ganz auf. Die Folgen? Die letzten Dinge wurden ärger als die ersten; eine lästige und gefährliche Krankheit rächte den vertriebenen Fußschweiß.
Der Fußschweiß besteht in nichts anderem als in *faulen Säften,* welche auch die Gefäße, die sie anfüllen und verpesten, halbfaul machen. Dieses *die Ursache des schrecklichen Geruches,* der Menschen, selbst Tiere aus dem Hause treibt, den Fußschwitzern zur großen Plage gereicht und sie zu gemiedenen Menschen macht.
Was ist da zu tun? Ein Kleid, das in Teer gefallen ist und weithin üblen Geruch verbreitet, wird niemand zu reinigen suchen, indem er von Zeit zu Zeit es mit einem Schwamme abwischt. Die Wäscherin wird eine gute Lauge machen, das schmutzige Stück einbeizen und so den harzigen Teer ausziehen. Ein guter Wäscher des Fußschweißes wird sein, wer alle faulen und faulenden Säfte, so tief sie dringen mögen, auflöst und aus- und abwäscht resp. ausleitet.

Nebenbei muß er die Haut und die Gefäße, soweit sie durch Fäulnis gelitten haben, heilen und kräftigen.
Am besten und sichersten werden *beide Füße ganz eingewickelt in Tücher*, die in *Heublumenabsud* oder in *Absud von Fichtenreisern* getaucht sind. Diese Umschläge saugen die faulen Stoffe auf, und die beiden Kräuter haben zugleich kräftigende und heilende Wirkung. Man nehme fünf bis sechs solcher Wickel innerhalb zehn Tagen, hernach vierzehn Tage lang täglich ein *warmes Fußbad* (das bis an die Waden hinaufreicht) von je zehn Minuten mit dreimaligem Wechsel und jedesmaliger kalter Abwaschung (höchstens eine Minute dauernd)! Schließlich wird ausreichen *in der Woche* ein obenbeschriebener *Fußwickel* oder ein *solches Fußbad. Nach gestillten Fußschweißen* ist's vortrefflich, zuweilen eine Viertelstunde *im nassen Grase barfuß* zu gehen. Wer das nicht kann, gehe vor dem Schlafengehen einige Minuten *in seinem Zimmer barfuß* auf und ab! Man sollte nicht glauben, wie vorteilhaft, wie erfrischend, kräftigend und abhärtend die frische Luft auf so entblößte, dem Wollstrumpfzwange entrissene und einige Minuten der goldenen Freiheit sich freuende Füße wirkt. Probatum est! Das ist: Übung macht den Meister!

Viel- und Leichtschwitzen

Es gibt Naturen, die sehr leicht und viel in Schweiß kommen, die bei jeder, selbst der geringsten Anstrengung, wie im Schweiß gebadet und deshalb, abgesehen von der Mattigkeit und Müdigkeit, den Katarrhen, Erkältungen, Entzündungen usw. recht ausgesetzt sind.

Ein Beamter, der mich eines schönen Tages aufsuchte, klagte mir, er sei eben nicht gesund, er leide viel an schwerem Atem, und die Ärzte halten ihn für leber- und nierenleidend. Das größte Unglück aber bestehe darin, daß er keine Medizin ertragen könne; jeden Löffel voll müsse er stets wieder herausbrechen. „Das größte Glück, wollen Sie sagen", unterbrach ich den Herrn, dessen Leiden sich durch einen scharfen, peinlichen Schweißgeruch schon verraten hatte. Und ich begann als Wahrsager zum Staunen des Beamten: „Sie schwitzen viel beim Gehen, auch morgens beim Aufstehen." – „Ja, so ist's! Woher wissen Sie das?" Statt der Antwort gab ich den Rat, er möge sich eine Badewanne mit kaltem Wasser anfüllen lassen. Wenn er, in Schweiß gebadet, heimkomme, dann solle er sich rasch ausziehen, bis an die Magengegend sich in diese Wanne setzen und den Oberkörper schnell und kräftig abwaschen; das Ganze dürfe höchstens eine Minute dauern. Schnell, ohne abzutrocknen, solle er seine Kleider wieder anziehen und auf seinem Zimmer zirka eine Viertelstunde sich Bewegung machen. „Was", rief der Beamte aus, „Ew. Hochwürden treiben bittern Spott mit mir! Gott bewahre! Da würde mich ja augenblicklich der Schlag treffen! Wie oft bin ich vor der geringsten Vernässung und Verkältung gewarnt worden, und Sie heißen mich in eine Badewanne steigen, in kaltes Wasser!" Ich blieb ruhig, aber ich mußte alle Beredsamkeit aufbieten, dem Herrn das Unschädliche dieses Verfahrens begreiflich zu machen. Unter anderem fragte ich ihn: „Wenn Sie so im Schweiße nach Hause kommen, schwitzend, daß Ihnen das salzige Wasser über Gesicht und Stirne rinnt und die Finger aneinanderkleben, haben Sie Furcht und nehmen Sie den geringsten Anstand, sofort die Hände und das Gesicht zu waschen?" „Nein, das tue ich jedesmal." „Haben Sie je den geringsten Nachteil verspürt?" Der Herr besann sich – er fürchtete meine Folgerung –, sagte alsdann aber ein kräftiges „Nein!" „Nun gut", erwiderte ich, „lassen Sie diese Wohltat auch einmal dem ganzen schwitzenden Körper zukommen! Versprechen Sie mir, es auch nur einmal zu tun!" Nach kurzem Schweigen gab er das Versprechen. Nach vierzehn Tagen begegnete ich ihm wieder. „Nun, leben Sie noch? Wie ist's gegangen?" „Wie dankbar bin ich Ihnen, Herr Pfarrer!" sprach er. „Alle Furcht ist mir nun benommen. Kann ich's denn nun öfter so machen? Es tut gar so gut!" Ja, es tat gar so gut: Alle Armseligkeiten und körperlichen Übelstände wurden allmählich beseitigt. Der Herr wurde über 80 Jahre alt.

Noch eine Bemerkung schulde ich an dieser Stelle. Wohl *kaum etwas wird im Leben,* selbst von einsichtsvollen Menschen, *so sehr gefürchtet,* als wenn sie im *Schweiß* das *kalte Wasser anwenden* sollen. Diese Meinung mag von der Wahrnehmung herrühren, daß solche, die im Schweiße gebadet, plötzlich an die Kälte kommen oder sich der frischen Luft, besonders der Zugluft, aussetzen oder sich gar vernetzen, sich schon oft gründlich verdorben haben. Das gebe ich alles gerne zu. Es kommt eben hier wie sonst im Leben nicht allein und nicht in erster Linie auf das „Was", sondern auf das „Wie" an, *wie* die Leute die Anwendung mit Wasser vornehmen. Meine nach so langer Erfahrung und Übung gewonnenen *Grundsätze* sind:

1. *Wer naß ist* durch Schweiß, Regen usw., darf sich nicht der *Kälte* oder *Zugluft aussetzen;* das würde sich rächen.

2. *Wen friert, der soll ja nichts mit Wasser anfangen.*
3. *Wer vom Regen* usw. *durchnäßt* worden, soll sich so rasch wie möglich trocken umkleiden.
4. *Wer aber schwitzt*, sei es krankhaft oder durch Gehen oder durch Arbeit, *darf ganz kurz* (wie bei der Beschreibung der Anwendung genau gesagt ist) ein *kaltes Bad* nehmen oder eine *kalte Ganzwaschung vornehmen;* er muß aber (ohne abzutrocknen) schnell *trockene* Kleidung anziehen und sich Bewegung machen, bis auch der Körper trocken ist. Dieses sollte doch einmal selbst die heißblütigsten Sanguiniker beruhigen und befriedigen!

Schwindel

Ein Patient in den besten Mannesjahren fühlte eine fortschreitende Abnahme der Kräfte, besonders in den Beinen. Nur mit der größten Anstrengung konnte er eine Viertelstunde weit gehen und hatte das Gefühl, seine Beine brechen zusammen. Außer diesem Leiden hatte er sehr viel *Schwindel*, so daß er in einem offenen Raum gar nicht auf längere Zeit stehen konnte, ohne sich an einem festen Gegenstande anzuhalten. Wollte er sich umwenden, so mußte er sich stets festhalten. War der Schwindel etwas leichter, so fühlte er gewaltigen Druck in der Brust und eine Bangigkeit, als treffe ihn ein Schlaganfall.
Patient gebrauchte viel Mineralwasser und Medikamente, alles ohne Erfolg Sein Aussehen war nach dem allgemeinen Urteile sehr gut, Appetit in Ordnung, der Schlaf mangelhaft.
Erfolg: Bereits drei Wochen lang von seinem Berufe entfernt, ging er täglich viel barfuß (im Gras, auf nassen Steinen und im Wasser bis unter die Knie), bekam anfangs täglich zwei Obergüsse und einen Knieguß, später Halbbäder und Bäder im Schweiß. Am Schlusse seiner Kur machte er den Versuch, in einem Tage vier Stunden weit zu gehen, was ohne Ermüdung gut gelang. Er fühlte sich nun ganz gesund und war freudig gestimmt für seine Berufstätigkeit.

Schwindsucht

Ich könnte eine Reihe von Beispielen anführen, daß *beim Beginne der Schwindsucht das Wasser als das erste und sicherste Heilmittel sich bewährt.* Es erfrischt und belebt den welk werdenden Körper, wirkend wie Öl, das man in das Räderwerk der Maschine gießt; es bringt einen lebendigen Blutumlauf hervor und weckt so in dem schlaff gewordenen, untätigen Organismus neues Leben. Dann rüttelt es, wie ein Sieb die Mohnkörnchen, die faulenden Säfte auf und scheidet sie aus. *Man beachte indessen wohl: Es dürfen gar nie stark auflösende und stark ausleitende Anwendungen vorgenommen werden!* Man muß *vorherrschend auf Stärkung des Organismus abzielen, auf daß die wieder kräftig gewordene Natur selbst die faulen Stoffe ausscheide. Vor allem erheischt die Vorsicht, daß die Naturwärme nicht geschwächt, erschöpft, vollends ausgesogen werde.* Das hieße der Krankheit in die Hände arbeiten. *Nur ganz kurz dauernde Anwendungen* sind hier am Platze; sie sollen, wie gesagt, anregen, stärken, beleben. *Ich möchte es nicht wagen,* mehrere totale Anwendungen, die auf den ganzen Körper sich erstrecken, vorzunehmen, falls die Zeichen ein Fortschreiten der Schwindsucht andeuten.

Hat das Leiden *im oberen Teile des Körpers* seinen Sitz, so ist der *Oberguß* eine vorzügliche Anwendung, verbunden mit dem *Knieguß,* letzterer höchstens eine halbe Minute lang. Bei günstiger Jahreszeit wird kaum eine Anwendung und Übung übertroffen von dem *Barfußgehen im nassen Grase.* Das kräftigt den Körper am meisten, und *nie darf man Furcht hegen,* sich in irgendeiner Weise zu schaden. *Auch das Gehen auf nassen Steinen ist gut;* es leitet das Blut nach unten und fördert den rascheren Blutumlauf und so die Blutbildung überhaupt. Noch sei hier ein Wort gesprochen über die *Kost* solcher Kranken, die mehr als andere, oft bis zum Widerwillen, den Refrain hören müssen: „Nur gut essen und trinken!" *Die einfachste Kost* ist die *beste;* nichts Hitziges, Gewürzhaltiges, keine Säuren; jene Kost, welche das Kind am leichtesten ertragen kann und bei der es im Wachstum am besten gedeiht. *Eine merkwürdige Erfahrung* möchte ich nicht für mich behalten. Das *sicherste* und oftmals für das *Vorhandensein der Schwindsucht den Ausschlag gebende Zeichen* war mir, wenn der Kranke recht gern Gesalzenes aß, Salz auf Brot streute, Fleisch in Salz tauchte, mit Vorliebe nach Saurem, nach Gewürz haschte. *Ein sehr gutes Nahrungsmittel* ist die *Milch,* die vor allem empfohlen werden soll, aber ja nicht Milch allein: sie würde dem Kranken bald widerstehen. Auch die *Kraftsuppen* sind sehr zu empfehlen, wieder im Wechsel, selbst wenn die eine oder die andere dem Kranken besonders zusagt. Nicht zuletzt verdienen genannt zu werden *recht einfache bürgerliche Mehlspeisen* ohne alle komplizierte, gekünstelte Zubereitung. Das natürlichste und am wenigsten Widerwillen erzeugende *Getränk* bleibt stets das *Wasser,* vielleicht untermischt mit etwas Wein. Auch *Milch, gestockte Milch*, dient gut. Für *Bier* und *Wein trete ich nicht ein. Noch eine Bemerkung* möge hier Platz finden. *In den höheren* und *höchsten Stadien* dieser Krankheit treten *heftige Fieber ein* mit *stärkerem Schweiße* und darauffolgendem *Frost*. Es läßt sich mit *Erfolg* nichts dagegen tun. Dem Kranken indessen geschieht *Erleichterung*, wenn man nach dem Schweiße ihm *Rücken, Brust* und *Unterleib* mit frischem Wasser kräftig *abwäscht*.

Ein Herr erzählt: „Ich war nie fest und erfreute mich zu keiner Zeit einer solchen Gesundheit, wie sie manchem das ganze Leben hindurch geschenkt ist. Gleichwohl konnte ich meine Studien glücklich beenden, auch meinem Berufe bis dahin gut vorstehen. Seit ein paar Jahren ist dieses anders geworden. Wo ich hinkomme, werde ich von jedermann bedenklich angeschaut, und oft schon drang zu meinem Ohr das leise Flüstern der Freunde: ‚Der lebt auch nicht mehr lang.' Der Gedanke an den Tod ist mir selbst kein fremder Gast mehr; ich müßte ja blind sein für alle die Anzeichen. Wie die frische Gesichtsfarbe, so sind die Kräfte geschwunden. Der Appetit, dieser beste Uhrenzeiger, deutet zur Genüge an, daß im Körper die Feder, die Lebenskraft, ausgegangen, am Springen ist. Schon peinigt der recht schwere Atem, mehr noch ein Husten, der selbst andere schreckt, sichere Boten der ewigen Heimat. Die Ärzte erklären, *ich sei schwindsüchtig*. Sie haben mich seit einiger Zeit aufgegeben, raten mir aber noch, nach Meran zu reisen in ein milderes Klima." (Armer Schelm, dachte und fühlte ich, nicht einmal zu Hause, in der Fremde sollst du sterben!) *„Auf der Reise nach Meran* hörte ich von den Wirkungen des Wassers, und ich erkundigte mich, ob dasselbe auch für meine gebrechliche Natur etwa noch Heilkraft hätte. ‚Sie können es versuchen', lautete die Antwort. Der Anfang war nicht leicht. Ich trug sehr warme Kleidung, und doch fror mich noch immer. Nun hieß es auf einmal: ‚Das wollene Hemd, das Sie auf dem bloßen Leib tragen, der wollene Halsbund, doppelt geschlungen, müssen nach und nach wegfallen.' Es beschlichen mich ganz eigenartige Gedanken. Wie wird's mir gehen mit einer Kleidung, die mehr kühlend als wärmend ist? Dazu machte mich das kalte Wasser erschauern. Und es war schon so nahe. *Vorsichtig* und *überaus maßvoll begannen die Übungen*, ganz anders, als man es sich denkt und davon sprechen hört. Und merkwürdig! Nach zwei Tagen schon konnte ich ein Wollkleid ablegen, ohne nachteilige Folgen zu verspüren; nach fünf Tagen opferte ich mein zweites. Nach sechs bis sieben Tagen war der wollene Halsbund auch schon gefallen. Durch die Wasseranwendungen bekam ich eine sehr angenehme Naturwärme, die sich von Tag zu Tag steigerte. Mit der zunehmenden Naturwärme nahm das schwere Atmen ab, der Husten ließ nach. Wie die Besserung, so nahm zu die freudige Stimmung der Seele. Hörte ich früher sagen: ‚Wie lange wird der noch leben?', so jetzt: ‚Aber der gedeiht!' Sechs Wochen dauerte die Behandlung. Wider Erwarten und zum Staunen aller, die mich früher gesehen hatten, trat ich nicht den Weg zur ewigen Ruhe, sondern mit neuem Leben den alten Berufsweg wieder an. Ich dankte Gott, meinem Schöpfer, für meine Heilung und auch dafür, daß er uns im Wasser ein so kräftiges und naheliegendes Heilmittel gegeben. Allen Menschen möchte ich zurufen: Lernet das Wasser und seine Wirkungen kennen und schätzen, ihr werdet vielem Ungemach auf eurer Wanderung durchs Leben entgehen und viel glücklicher und zufriedener euere Berufsaufgabe lösen!"

„Du bist *begierig*, lieber Leser, *zu hören, wie das Wasser bei mir angewendet* wurde? Wie ein Hirtenknabe oft unter den Regen kommt, manchen Tag Guß auf Guß aushalten muß und dadurch abgehärtet wird, so bekam mein Oberkörper täglich *zwei Güsse* (Obergüsse). *Anfangs* spielte der Wasserstrahl *nur eine halbe Minute, nach einiger Zeit eine Minute lang.* Täglich mußte ich sodann im *nassen Grase gehen* oder *auf nassen Steinen.* Nach allgemeinem Vorurteil meinte auch ich, mir dadurch alle möglichen Beschwerden zuzuziehen. Recht bald indessen fühlte ich das größte Behagen, und ich wäre am liebsten Barfüßler geworden. Es nahte der Spätherbst; es fiel Schnee. Ich ging eine Minute lang im frischgefallenen Schnee. Das hört sich schauerlich an. Auch mich durchfuhr ein schauerliches Rieseln, da ich langsam Schuhe und Strümpfe ablegte. ‚Mutig voran!' rief ich mir selbst zu. Und einmal gewagt, war ganz (nicht halb) gewonnen. Ich überzeugte mich von der wohltätigsten Wirkung, welche ich nie erwartete. Ich durfte auf mein Begehren dieses öfter wiederholen und kann jedem Wasserscheuen hoch und teuer versichern, daß ich in meinem Leben nie solche Naturwärme empfunden habe wie nach diesen Schneepartien. Es brennen die Füße zwei, höchsens drei Minuten von der Schneekälte; dann aber entwickelt sich eine Wärme, die den Schnee nicht mehr achten läßt. In wenigen Tagen brachte ich es dahin, daß ich nicht mehr eine, sondern zehn Minuten bis eine Viertelstunde den Schneelauf fortsetzte. Gerade das *Schneegehen* brachte eine außerordentliche Zunahme der Kräfte und Verminderung des harten Atems. Von Katarrh zeigte sich keine Spur. Hätte man mir so etwas früher erzählt, ich hätte es für Torheit, ja Wahnsinn, für den Ruin der Gesundheit gehalten. Während vierzehn Tagen verfuhr ich also. Dann hörte das Barfußgehen auf, und es blieben nur die *Ober- und Untergüsse* in stärkerer Form ein- bis zweimal täglich. *Nach ungefähr drei Wochen* war der Organismus in Ordnung. Bis zu völliger Erstarkung vergingen wieder drei Wochen. Statt nach Meran zu gehen und dort zu sterben, kehrte ich zurück in die liebe Heimat, um dort von neuem tüchtig in meinem Berufe zu arbeiten."

Vergiftung des Blutes

Ein Metzger schlachtete eine Kuh und schnitt sich mit dem blutigen Messer eine tiefe Wunde in den Daumen. Er achtete nicht darauf, bis sich heftige Schmerzen einstellten und die Hand so anschwoll, daß er die Finger nur mehr mit großer Mühe bewegen konnte. Die Hitze stieg, und bald zeigten sich gelbliche und bläuliche Flecken an Finger und Hand. Ein Arzt gab ihm Mittel zum Waschen und Überschlagen. Allein die Schmerzen, die schon bis zum Ellenbogen reichten, wurden immer unausstehlicher, und der Arme fühlte recht gut, daß eine krampfartige Entzündung im Innern immer weiterfresse wie Feuer.
Man rief mich. Ich riet *Hand-* und *Armdämpfe* viermal des Tages, je eine halbe Stunde lang zu nehmen. Außer dieser Zeit wand er die Hand bis über den Ellenbogen in angeschwellte Heublumen[1]. Alle eineinhalb bis zwei Stunden, das ist jedesmal, so oft der Schmerz sich in besonders fühlbarer Weise steigerte, wurden die Heublumen erneuert, das ist neu angeschwellt und neu aufgelegt. Dieses Verfahren brachte nicht allein Linderung, sondern gänzliche Heilung. Das Umsichgreifen des unheilverkündenden Brandes hörte am Abend des ersten Tages auf. Die ganze Entzündung war nach vier Tagen beseitigt.

Ein Herr schnitt sich ein Hühnerauge aus, das entzündet war, und ahnte nicht das geringste. In wenigen Tagen war die Entzündung derart, daß offenbare Zeichen und Schmerzen einer Blutvergiftung

---

[1] Heublumen werden mit siedendem Wasser angeschwellt, gut ausgedrückt und auf ein Tuch gebreitet; darauf legt der Patient die Hand, und diese wird so umbunden, daß sie mitten in die feuchtwarmen Heublumen zu liegen kommt.

vorhanden waren. Viele, die Ähnliches mit angesehen, hielten den Armen für verloren.

Der Patient nahm *täglich zwei Fußbäder* von *abgebrühten Heublumen* (dieselben sollen im Fußbade mitgegeben werden), und *täglich* wurden die Füße *ein paarmal*, je auf zwei Stunden, *mit Tüchern, in Absud von Zinnkraut* getaucht (jede Stunde neu einzutauchen), umwunden. Da am Körper schon Spuren der Vergiftung offenbar wurden (schlechtes Aussehen, Appetitlosigkeit), kamen zu obigen Partialanwendungen *täglich eine Waschung des Oberkörpers* und *ein Unterwickel* von eineinhalb Stunden. In wenigen Tagen war der Herr außer Gefahr, in zehn Tagen gesund. Er trank *täglich zwei Tassen Wermut-* und *Salbeitee* (beide Kräuter gemischt).

Verstopfung

Gibt es viele Leute, die häufig an Diarrhöe leiden, so gibt es noch eine weit größere Anzahl von solchen, die mit *hartem Stuhlgang* geplagt sind, daher zu Mitteln ihre Zuflucht nehmen müssen, welche freilich auf den Stuhlgang wirken, deren Ende aber meist Verderben ist. Kühn kann man sagen: Je länger jemand solche Mittel gebraucht, um so mehr leidet die ganze Natur. *Wer möchte die Unzahl von Mitteln nennen, die zum Laxieren und zur Förderung des Stuhlganges verwendet werden?* Ich kannte einen Bader, der weit und breit den Ruf hatte, die Leute gut auszureinigen. Was tat er? Er nahm sehr häufig Gansdr..., sott ihn ab, und mit diesem Absud bediente er die geehrten Kunden. Noch anderes könnte ich auf Verlangen berichten. Mundus vult decipi! Die Welt will einmal betrogen werden! Doch das galt hauptsächlich den „dummen Bauern". Die vornehme Welt wird schon anders behandelt. Unzählige Fläschchen mit verschiedenen Mineralwässern werden da täglich durch den Körper gejagt, und in der Tat, sie bewirken die reichlichsten Stuhlgänge. Mir brachte einst ein Kranker ein gewaltiges Quantum Quecksilber, das er eben aus dem Leibstuhle genommen. Es wurde ihm eingegeben, um Stuhlgang zu bewirken. Wie viele Morrisonspillen wurden seinerzeit verschluckt, und wie viele Menschen haben viel zu früh ihr Grab gefunden! Kaum wird an irgendeiner Krankheit so mannigfaltig und so unglücklich operiert und probiert, als wenn es sich um harten Stuhlgang handelt. Und meistens ist die Folge, daß, je mehr und je länger man anwendet (und zuletzt erfolgt kein Stuhlgang mehr ohne Abführmittel), die Not stets um so größer wird. So klagte mir auch einmal ein von der Medizin gänzlich verlassener Mann, daß nicht ein Tag vorübergehen dürfe, wo er nicht ein Klistier oder sonst drastische Mittel nehmen müsse, um den notdürftigsten Stuhlgang zu haben. So weit haben ihn diese leidigen Hilfsmittel (?) gebracht, und der Mann zählte noch lange nicht 40 Jahre. Es ist ein großer Fortschritt der Medizin unserer Zeit, daß sie alle die gewaltsamen Mittel verpönt, und viele Ärzte – man muß es zu ihrem Ruhme sagen – haben Hunderte von sogenannten Geheimmitteln chemisch zerlegt und allen Vernünftigen den Betrug aufgedeckt. Dennoch schleicht das Gespenst der Geheimmittelei noch in tausend Familien ein und richtet Schaden an.

Wem es an Stuhlgang fehlt, *dem fehlt es meistens* im *ganzen Organismus*, nicht bloß im Magen oder in einem anderen besonderen Körperteil; und ich lebe der festen Überzeugung, die eine große *Anzahl von Fällen* mir stets bestätigte, daß wieder das Wasser das allersicherste und das unschädlichste Heilmittel ist, das auf Gottes Erde gefunden werden kann. Es hilft, indem man es nach innen anwendet und von außen wirken läßt.

Eine der ersten Fragen, die der Arzt an den Kranken stellt, lautet: Wie ist's mit dem Stuhlgang bestellt? *Ist der Stuhlgang geregelt*, so hat man das erste Zeichen der Gesundheit; *ist der Stuhlgang ungeregelt*, so ist's ein Zeichen einer beginnenden Krankheit; und wird einem *ungeregelten Stuhlgang nicht abgeholfen*, so geht man früher oder später einer schweren Krankheit, vielleicht dem frühen Tode entgegen.

Vor vielen Jahren schon nahm man zur Heilung dieses Übels seine *Zuflucht zur Wasserkur*, zum Wassertrinken. Ich selbst habe Leute gekannt, die täglich drei, ja vier bis sechs Maß Wasser tranken. War das gut? Es war des Guten zuviel, und der größere Teil der sich brüstenden „Wasserhelden" hat sich mehr geschadet als genützt. Der Körper hielt diese unvernünftige Wasserkur nicht lange aus. *Mein Grundsatz* ist: Wer am gelindesten mit Wasser einwirkt, kuriert am sichersten und besten.

Wer an hartem Stuhlgang leidet, *nehme morgens* vom Frühstück an bis Mittag jede halbe Stunde einen Löffel Wasser. Er wird bessere Wirkungen erzielen mit diesem kleinen Quantum, als wenn er einen halben Schoppen oder noch mehr auf einmal trinkt. Am Nachmittag kann der Patient ebenfalls jede halbe Stunde oder jede Stunde einen Löffel voll Wasser nehmen. Das stetige, wenn auch sparsame Aufgießen wirkt kühlend und mehrt die Säfte. Nebenher kann der Leidende Wasser trinken, wenn's ihn dürstet.

Statt des Wassers dient auch eine *größere Anzahl von Tees,* die aus leicht zu findenden Pflanzen gewonnen werden. Wer kennt nicht die *Dornschlehblüte?* Ihr Tee wirkt trefflich. Tee von *Holunderblüten* wirkt kühlend, lösend und benimmt die innere Hitze; werden drei bis vier Körnchen Aloe darangemischt, ist er ein reinigendes, kühlendes, auflösendes und ableitendes Arzneimittel; sechs bis acht *Holunderblätter,* grün zur Frühlings- und Sommerszeit gepflückt und als Tee gesotten, sind ebenfalls kühlend. Man trinke morgens eine halbe Tasse und abends eine Tasse. Keine Hausapotheke sollte diese schuldlosen Arzneipflänzchen verwerfen, zumal sie der liebe Herrgott, der oberste Doktor und Apotheker, uns allen umsonst wachsen läßt.

Zur Anwendung des Wassers nach innen kommen nun die *äußeren Anwendungen.* Der Patient *wasche* beim Aufstehen oder Schlafengehen *kräftig den Unterleib* mit einer Handvoll Wasser. Das Mittel ist höchst einfach und wirkt doch recht gut, bei manchen (schwächeren Naturen) genügend.

Wem diese Anwendung zu leicht ist, dem gieße man von Zeit zu Zeit *frisches, kaltes Wasser auf die Knie,* ein bis drei Minuten lang (Knieguß), eine vorzügliche Anwendung, um Stuhlgang zu erzeugen.

Ist dieses nicht ausreichend und große Hitze im Innern vorhanden, so lege sich der Patient *in der Woche ein paarmal* auf einen *Unteraufschläger;* auch der *Oberaufschläger* tut gute Wirkung. Desgleichen wirkt kräftig ein *kaltes Sitzbad,* in der Woche zwei- bis dreimal zu nehmen. *Ein kaltes Vollbad,* wenn es ganz kurz genommen wird, ist auch nicht zu verschmähen.

All die genannten Anwendungen werden den trägen, schlaffen Organismus wecken, beleben, in neue Tätigkeit bringen, stärken. Die Rädchen sind neu geölt, die ganze Maschine läuft wieder gut, und der ergiebige Stuhlgang wird sicherlich nicht ausbleiben.

Nichts geht über die unschädlichen und sicheren *Wassermittel;* und was ist leichter, als Wasser zu trinken, sich mit Wasser zu waschen?

Wassersucht

Die Wassersucht zählt *verschiedene Arten.* Entstehen die Anstauungen zwischen Haut und Fleisch, so haben wir die *Hautwassersucht.* Wird der Unterleib an einem oder mehreren Orten gleichsam ein See, so nennt man es *Bauchwassersucht.* Wird die Körper-Blutpumpe, das Herz, bzw. der Herzbeutel wassersüchtig, so heißt es die *Herzwassersucht* usw. Auch *nach vielen Krankheiten* entsteht gerne die Wassersucht, und es geht dann in der Regel nicht mehr lange. Gar vielen ist sie die Botin zu Tod und Grab geworden, oder sie war gleichsam die letzte Sturzwelle, die das Lebensschifflein, nur mehr ein Wrack, in den Grund bohrte. Nach Scharlach erscheint sie besonders häufig, wenn er nicht gut ausgeheilt wird, wenn noch Giftstoff drinnen bleibt und der geschwächte Körper nicht die Kraft hat, ihn hinauszuwerfen. Der ganze Körper fängt dann an zu schwellen.

Hat die Wassersucht schon weit um sich gegriffen, *einen hohen Grad* erreicht, *so ist meistens nicht mehr zu helfen.* Im Beginne (bei noch nicht fortgeschrittener Zersetzung) kann oft schnell geholfen werden, wenn man von innen und von außen zugleich das faule Wasser auszupumpen sucht. Beispiele sollen dies klarmachen.

Einer *Bäuerin,* zirka 48 Jahre alt, beginnt der ganze Körper anzuschwellen; sie kann kaum mehr gehen. Die Entkräftung ist schon groß, das Atmen eine große Last. Ich riet ihr, sie solle sogleich *Rosmarin in Wein* ansetzen und täglich zwei Weingläser Rosmarinwein trinken, im ganzen ungefähr einen Viertelliter. Der Wein stärkte die Kranke ungemein, wie sie sagte, und trieb sehr viel Wasser ab. *Äußerlich* gebrauchte sie *täglich* während mehrerer Tage den *kurzen Wickel,* je eineinhalb Stunden, längere Zeit hindurch (ungefähr vier Wochen) täglich zwei *Halbbäder* mit Waschung des Oberkörpers. Die Bäuerin gesundete und konnte ihrem Beruf wieder ganz und ungehindert nachgehen.

Ein *Knabe* von zwölf Jahren hatte Scharlach und wurde nach aller Meinung gesund. Nach sechs Wochen bekam er die Wassersucht. Der ganze Körper schwoll an. *Ein Hemd, in Salzwasser* getaucht, drei Tage nacheinander je eineinhalb Stunden vorschriftsmäßig getragen, hat den Knaben vollständig geheilt.

Bei einer *Frau* von 54 Jahren setzte sich die *Bauchwassersucht* an. Die Füße und der Leib seien, wie mir berichtet wurde, entsetzlich geschwollen. Die Kranke soll durch ihre Tochter *täglich zwei Messerspitzen Attichwurzelpulver* in einem Schoppen Wasser drei Minuten lang sieden lassen und den Tee in zwei bis drei Intervallen (Zwischenräumen) trinken. Dazu bekomme sie *acht Tage lang täglich einen Unterwickel* von je einer Stunde. Die folgenden zehn Tage werde der Wickel jeden zweiten, die weiteren vierzehn Tage

jeden dritten Tag gegeben. – Die Kranke genas vollkommen, und zwar schon nach drei Wochen. Das Wasser sei, erfuhr ich später, in großen Quantitäten als Urin abgegangen.
Attichwurzel hat sich mir bei der *Bauchwassersucht*[1], wie *Rosmarin* bei der *Herz-* und *Brustwassersucht* als das beste innere Mittel erwiesen.
Bei der *Herzwassersucht* kann als vortreffliche äußere Anwendung täglich ein *Ober-* und *Unteraufschläger* angewendet werden. Nach innen gebe man täglich zwei Gläser Rosmarinwein zu trinken!
Eine Notiz darf ich hier nicht vergessen, da gerade bei dieser Krankheit jeder Anfänger mit Wasser leicht sich und andere täuschen könnte. *Bei der Wassersucht darf das Wasser nie warm* angewendet werden, *weder in Form von Dämpfen noch in Form von warmen Bädern.* Das Übel gewänne dadurch außerordentlichen Vorsprung, da das warme Wasser schlaff und welk macht und die Schlaffheit der Organe, die Untätigkeit derselben bei dieser Krankheit nachgerade das Hauptübel ist. Die *kältesten Anwendungen sind hier die besten;* nur sollen sie nie zu lange und nicht anders als vorgeschrieben gebraucht werden; bei schwachem Blute ist auch die Naturwärme eine schwache.

Ein Gastwirt, 50 Jahre alt, erzählt: „Mein ganzer Leib ist schon ziemlich stark geschwollen. Der Arzt behauptet, ich bekomme die Wassersucht. Ich habe schon viel eingenommen, es wird aber von Tag zu Tag schlimmer. Mein linker Fuß, besonders der Oberschenkel, ist sehr stark angeschwollen. Der rechte Fuß fängt auch schon an, dicker zu werden. Durst habe ich viel; beim Bier wird der Durst noch ärger; auch das Wasser hilft nichts. Muß ich sterben oder gibt's für mich noch eine Hilfe?"
Ich erwiderte: „Gebrauchen Sie folgendes: 1. Jeden Tag einen Oberguß und Knieguß; 2. in der Woche dreimal einen kurzen Wickel, das Tuch vier- bis sechsfach, eineinhalb Stunden lang; 3. in jeder Nacht einmal ganz waschen vom Bett, nicht abtrocknen, gleich wieder ins Bett; so drei Wochen lang, dann Bericht."
Dieser lautete sehr günstig. Darauf verordnete ich folgende Anwendungen: 1. In jeder Woche drei Halbbäder; 2. in der Woche drei Rückengüsse; 3. zweimal den spanischen Mantel, eineinhalb Stunden lang; 4. täglich eine Tasse Tee in drei Portionen von zer-

[1] Als *Hausmittel* gelten Wacholderbeeren, gesotten und wie Tee getrunken. Dieser Tee wirkt gut, aber stets zu schwach. Die Wirkungen der Attichwurzel sind viel kräftiger und nachhaltiger.

stoßenen Wacholderbeeren und etwas Zinnkraut, zehn Minuten lang gesotten, während des Tages trinken.

Nach sechs Wochen war der Kranke vollständig gesund. Es stellten sich außer Schlaf der beste Appetit und die volle Kraft wieder ein. Diese Erklärung sandte mir der Geheilte drei Monate nach der Kur.

Kleines Nachwort des Herausgebers

Wie schon in der „Einführung“ betont, entsprechen die Beschreibungen einzelner Krankheitsfälle und deren Behandlung keiner Wiedergabe aus sorgfältig geführten Krankengeschichten, sondern Kneipp diktierte sie aus seiner Erinnerung, wie sein langjähriger Sekretär Reile einmal berichtete. Nach seinem zeitgebundenen Verständnis von der Sache gab Kneipp die Fälle wieder. Heute stehen uns klarere Unterscheidungsmöglichkeiten zu Gebote. Man kann von Kneipp nicht verlangen, daß er schon damals nach jeder Richtung hin hieb- und stichfeste Angaben hätte geben sollen, abgesehen davon, daß hierfür die Grundlagen fehlten, die nur durch ein medizinisches Studium erworben werden können.

Man muß bei den Ausführungen Kneipps immer daran denken, daß er in seiner Behandlung darauf hinausging, mehr auf das Ganze des Organismus einzuwirken, er strebte dahin, die körpereigene Heilkraft und die Abwehr anzuregen, „Heilung aus dem Gesunden heraus“.

Für zahlreiche Krankheitsfälle ist dieser Heilgrundsatz, namentlich bei Verwendung naturgemäßer Mittel, absolut richtig, aber es gibt für ihn auch Grenzen.

Die Grundrichtung des Vorgehens Kneipps ist zu beachten.

Der Ausbau des Kneippschen Heilverfahrens im Zusammenhang mit vielen Erkenntnissen, die Kneipp noch nicht zur Verfügung stehen konnten, hat es inzwischen möglich gemacht, genauer und in der Wirkung klarer erkennbare Mittel in der naturgemäßen Krankenbehandlung anzuwenden.

Nicht nur die Wasserheilkunde, sondern auch die Kräuterheilkunde hat heute bessere Grundlagen erhalten. Auch die Ernährungsbehandlung ist weit fortgeschritten.

Die Übersicht über die Krankheitsgeschehnisse ist vollkommener geworden, und man kann das naturheilkundliche Vorgehen nicht neben den allgemeinen medizinischen Fortschritt stellen. Sie ergänzen sich gegenseitig.

Jeder Leser möge daher nochmals gemahnt sein, sich ärztlicher Führung anzuvertrauen und nicht nach dem einen oder anderen Beispiel ein unüberlegtes Selbstkurieren zu beginnen. Was in einem Falle geholfen hat, tut es nicht immer in einem zweiten!

Erkannt möge vor allem werden, daß die Kneippsche Lehre ihren Hauptwert in der naturgemäßen Vorbeugung und Lebensweise hat, was aber im einzelnen Erkrankungsfalle am zweckmäßigsten zu tun ist, das entscheidet der des Verfahrens kundige Arzt.

STICHWORTVERZEICHNIS